临床急诊影像诊断案例精粹

主　编　张思伟　陈志光

科学出版社

北京

内 容 简 介

本书立足于各种急诊病例的影像诊断思路解析。内容从广东省中医院真实病例出发，分析各系统的各种急诊病变，具体到每一种急症，对疾病的临床表现、影像解剖、影像表现进行剖析，配以典型病例的影像图片，可以帮助临床医师分析、解决急诊诊断的实际问题。本书具有简明、浅易、实用的特点。

本书可作为医学影像诊断学的教学辅助用书及急诊科临床医生的参考用书。

图书在版编目（CIP）数据

临床急诊影像诊断案例精粹 / 张思伟，陈志光主编.—北京：科学出版社，2022.4

ISBN 978-7-03-071617-0

Ⅰ. ①临… Ⅱ. ①张… ②陈… Ⅲ. ①急诊-影象诊断 Ⅳ. ①R495.7 ②R445

中国版本图书馆 CIP 数据核字（2022）第 031876 号

责任编辑：鲍 燕 李 媛 / 责任校对：申晓焕
责任印制：徐晓晨 / 封面设计：蓝正设计

科 学 出 版 社 出版
北京东黄城根北街 16 号
邮政编码：100717
http://www.sciencep.com

北京虎彩文化传播有限公司 印刷
科学出版社发行 各地新华书店经销
*

2022 年 4 月第 一 版 开本：787×1092 1/16
2022 年 4 月第一次印刷 印张：17 1/2
字数：412 000

定价：108.00 元
（如有印装质量问题，我社负责调换）

前　言

急诊医学是非常重要的医学学科，急诊医疗水平在一定程度上反映了医院的综合实力，甚至反映了一个国家的临床医疗水平。临床危急重症发病突然、起病急，病因复杂多变，病情进展迅速，早期明确诊断、及时开展治疗是改善患者预后的重要前提。医学影像学的发展日新月异，影像诊断设备不断推陈出新，影像诊断水平不断提高，在临床危急重症的应用越来越广泛，对临床的诊疗价值越来越重要，现已成为危急重症检查不可或缺的组成部分。

本书是一本针对全身各个系统典型危急重症病例如何根据临床及影像资料诊断疾病，并合理选择影像学检查方法、做出恰当的影像诊断与鉴别诊断的专著。我们搜集了近 5 年来本院急诊病例的临床及影像资料，根据外伤与否，按系统归类疾病，在每一章中分别按临床常见病种，从患者的临床基本资料，如主诉、查体、相关辅助检查、诊疗经过到影像图像的分析和诊断，配以病例的典型影像图片，对案例的临床特点及影像诊断进行综合讨论，最后总结诊断要点。本书既有类似教材的全面基础内容，又有影像诊断思路的实际应用，具有很强的指导性和实用性。

本书介绍的临床危急重症病种典型且比较全面，涵盖了大部分常见危急重症的临床及影像诊断知识，按创伤与否分类，同时按照系统排序，影像图像资料丰富，具有逻辑性、创新性及较强的临床实用性。本书适合于急诊科、放射科及部分临床相关科室，在医疗、教学及科研工作中具有较高的参考价值。

由于经验有限，书中部分内容描述不够全面，或存在一些不足之处，敬请各位读者给予指正。

编　者

2021 年 3 月

目　　录

第一部分　影像技术在危急重症中的新进展

第二部分　外　　伤

第三部分　非　外　伤

第一部分

影像技术在危急重症中的新进展

第一章

超高端螺旋 CT 新技术在危急重症中的应用

危急重症患者是指患者的病情发病急骤、危重，变化迅速，稍有不慎常造成不可弥补的后果，因此要求医生必须能够在短期内做出正确的判断，并确定治疗措施。随着医学影像技术的发展，影像学在危急重症病因的诊断、鉴别诊断、病情动态观察及预后随访过程中发挥着越来越重要的作用。计算机体层成像（computed tomography，CT）技术不断发展，由于其成像速度快、密度分辨率高、组织结构影像无重叠、可行多种图像后处理等优势，现在已成为临床危急重症患者不可或缺的检查手段。近年来飞速发展的超高端螺旋 CT 在提高图像质量、提升扫描速度、降低辐射剂量、优化图像后处理方面有了巨大突破，已被公认为急诊检查的首选影像学检查手段。

一、超高端螺旋 CT 简介

超高端螺旋 CT 是一部在硬件及软件配置上均具备最先进、最高端技术的 CT 机。超高端 CT 时代的到来，为临床疾病诊断和治疗提供了质量越来越高的图像。不仅开拓了新的临床应用范围，而且也推动了现代医学的发展，是 CT 发展史上的又一座里程碑。

（一）超高端螺旋 CT 核心技术特点

1. 探测器技术

探测器是 CT 最核心的部件，好比 CT 的眼睛，决定着图像的质量。

西门子 SOMATOM Definition 系统是全球首台双源计算机断层成像系统，它改变了目前常规使用的 1 个 X 线源和 1 套探测器的 CT 系统。在成熟的 SOMATOM Sensation 64 技术和 Straton 零兆球管的基础上，机架内一体化整合了 2 个 X 线源和 2 套探测器来采集 CT 图像（两个探测器呈 90°，分别对应 1 个球管）。该系统具有 78cm 的大机架孔径和成像视野，以及 200cm 的扫描范围，通过数字精控摇篮床技术，使扫描床往返连续运动，时间分辨率达到 83 毫秒，可不受患者体型或身体状况限制，对患者实施最恰当的扫描，拓展了临床应用的范围。

飞利浦的 Brilliance iCT 彻底摒弃了传统技术，以平衡发展的设计理念实现了机架、驱动、球管、探测器等全部重要结构的整体跨越。其采用 8cm 超宽 NanoPanel 三维球面探测器设计，通过纳米高集成探测器技术将传统 CT 探测器组件高度集成于一个模块，每块 NanoPanel 都相当于 256 个传统 CT 的探测器单元。由于采用了球面排列，在探测器 Z 轴上的每个探测器模块均垂直于球管光源。这种设计使 NanoPanel 成为唯一一种可以使用三维滤线器来同时过滤 X、Y、

Z 三轴的 X 线散射线的探测器，首次从硬件上消除散射线伪影，不仅改善了图像清晰度，更显著降低了为克服以往清晰度降低所额外付出的射线剂量。

东芝公司的 Aquilion One 320 排 CT 是一款动态容积 CT，具有 0.5mm 探测器，其采用动态容积扫描模式，一圈扫描覆盖 160mm 的范围，可以完成全身各个脏器各向同性和各时同性的扫描和成像，把 CT 模式从"拍照"变为"高清摄像"，成就了 CT 的功能成像，实现了 CT 从常规形态学检查到功能性成像的飞跃。其独有的 coneXact 锥形束重建算法突破大范围成像的瓶颈，保证了成像质量。

GE 公司的宝石能谱 CT 采用宝石作为探测器材料，据了解是在宝石中加入稀土元素，达到宝石的分子结构，故称为"宝石"CT（Discovery HD 750 型）。宝石透气性好、纯度高，稳定性比传统的稀土陶瓷探测器和钨酸镉探测器高出 20 倍，再加上无缝切割技术，可以保证更好的图像质量和更低的辐射剂量。此外，通过引入能谱栅成像的新技术，把 CT 推向了前所未有的五维空间（X 轴、Y 轴、Z 轴、时间和能量）成像。其不但能够分析人体组织的化学组成，而且能够使用能谱栅成像观察和分析解剖病理信息。资料显示，其密度分辨率达到类磁共振软组织成像，空间分辨率可达 1mm 冠状动脉，临床常规扫描能显示支气管的 5～7 级分支，清晰显示毫米级血管。

2. 低剂量控制

辐射剂量一直是制约 CT 发展的主要因素之一，也越来越受到人们的关注。四大高端 CT 生产商都很重视低剂量控制技术。

西门子双源 CT 由于使用两套影像系统同时工作，不需要进行多扇区采集，机架只需要旋转 90°就可以采集到高质量的心脏图像。另外，可根据心率的快慢自动选择最快的扫描速度，通过实时的适应性心电图（ECG）脉冲剂量调控技术以减少心脏图像采集时的高剂量曝光，它的心脏图像采集剂量可减少一半以上。

飞利浦 Brilliance iCT 采用大面积探测器在心脏成像方面以非螺旋扫描取代螺旋扫描，从而消除螺旋扫描的重叠覆盖，在得到优质图像的前提下整个心脏成像的辐射剂量减少 80%以上，降低至 2～3mSv。成人冠状动脉扫描在 1～2mSv（BMI＜28kg/m^2 时，Step&shoot 模式下），肺部扫描低至 0.34mSv，婴幼儿心脏扫描均在 1mSv 以下。

东芝公司的 Aquilion One 320 排 CT 的剂量调节模式可以使心脏扫描只在默认的期相使用常规剂量，而其他大多数时间的扫描剂量只有常规的 20%。另外，东芝最新开发的婴幼儿安全扫描模式软件包可自动根据婴幼儿的年龄、体积大小、体型等因素调整每次扫描的剂量以获取最佳的图像质量，与螺旋扫描相比，在相同噪声水平下降低了 30%以上的扫描剂量。

GE 公司的宝石能谱 CT 采用宝石作为探测器材料，可使管球瞬间变化发射能量，能够扫描出常规 CT 不能发现的细小病灶，心脏检查的辐射剂量最低可至 0.62mSv。

3. 后处理技术

西门子双源 CT 综合应用多种后处理技术，其中心脏"一站式"的后处理技术仅需一个程序就可以对冠状动脉、心肌瓣膜进行多种重组和分析，从而对心脏进行全面的形态学与功能学诊断。

飞利浦 Brilliance iCT 与 Brilliance 诊断工作站和太空站口服务器兼容，配有 4 核处理器，并采用独有的激光滑环数据传输系统，可瞬间完成超大数据量的传递，其每秒传输的数据量是传统技术的 5 倍。Rapidview 重建单元进一步提高了重建速度。

东芝公司的 Aquilion One 320 排 CT 采用双处理控制台，副台在进行图像后处理或者照相时，不会影响主台扫描患者。而且使用东芝全球战略合作伙伴 Vital 公司开发的全新版本的工作站 DV 数据重建，在一些非心脏检查部位 DV 数据处理速度比 64 排 CT 更快，对心血管的处理速度快且效果好，但在选件种类上不如 GE 公司的宝石能谱 CT 全面。

GE 公司的宝石能谱 CT 在后处理技术上表现了强大的优势。它是目前唯一能够精确观察冠状动脉狭窄程度与 3mm 以下支架腔内结构的 CT 设备。其采样率高达 7131Hz，冠状动脉周围的钙化与支架的伪影问题得到彻底解决，显著提高了诊断的成功率。

4. 先进的临床应用软件

超高端螺旋 CT 计算机系统一般由四部分组成，即重建计算机、主操作台、并行操作台和高级影像后处理工作站。重建计算机进行 CT 数据的预处理及重建；主操作台计划并进行扫描，包括 CT 图像的处理和管理以及图像后处理；并行操作台进行特殊图像的处理，如实时多平面重建（MPR）、3D、CT 血管成像（CTA）等。工作流程的程序及处理中通过前瞻性和（或）回顾性重建可自由选择厚度；0.5～10.0mm 层厚任意选择。螺旋扫描同步实时无失真图像显示，可形成以下程序处理。

（1）CT 电影：在图像序列显示大量图像时，可以用鼠标控制交互式操作或自动显示，形成 CT 电影，最大图像显示速率＞10 幅/秒，以便大量图像的预览。

（2）2D 后处理：①图像放大和复原；②图像处理，包括平均值、图像灰阶反转、镜像显示以及数字减影；③图像滤过功能，包括颅后窝优化去伪影（PFO）、低对比强化（LCE）显示、高对比强化（HCE）显示、高级平滑重建算法（ASA）。

（3）三维后处理

1）三维容积重建：①遮盖容积重建（SVR）；②密度容积重建（IVR）；③最大密度投影（MIP）（图 1-1-0-1）；④最小密度投影（Min-IP）；⑤X 线模拟投影；⑥透明化 X 线模拟投影。

2）三维表面重建（SSD）：应用表面不同密度对软组织、骨骼和增强血管进行三维重建，可清楚显示颅内、骨盆、髋关节等复杂组织，有助于制订外科手术治疗计划。

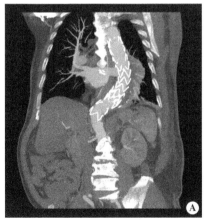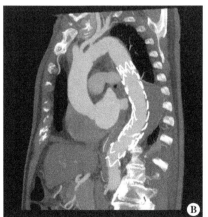

图 1-1-0-1　主动脉支架植入术后 CTA 检查

冠状面（A）及矢状面（B）厚层 MIP 重建图像显示支架形态及主动脉管腔情况

（4）二维后处理

1）实时多平面重建（MPR）：可进行冠状面、矢状面、斜位或双斜位及任意面（曲线设定）的实时重建，也可以使图像透视透明。

2）曲面重建（CPR）：是 MPR 的一种特殊方式，适用于展示人体曲面结构的器官（如颌面部、骶骨、走行纤曲的血管、支气管和胰腺等）的全貌。

3）计算机容积重建（CVR）：是 MPR 的另一种特殊方式，通过适当地增加冠状面、矢状面、横断面和斜面图像的层厚，以求能够较完整地显示与该平面平行走向的组织和器官的结构形态，如血管、支气管等。

（5）CT 血管造影软件：将螺旋数据的图像进行重建，使用最大密度投影，采用旋转显示方式获得三维效果，用于显示和诊断动脉瘤，血管板块、血管狭窄、血管变异及血管起始状态。

（6）高级三维容积漫游（VRT）：基于 3D 浏览软件基础上的高级容积漫游软件包括容积漫游透明和高级图像编辑功能，可以从不同的参考面观看三维物体的内部信息和透明容积成像效果。对不同物体容积的光线明暗度、透明效果、折射特性进行分析，最后图像效果的密度和色彩可以储存记录。能够同步处理 4 种组织的色彩、明暗度及透明效果。可以在随机图像库中预先设置需要的 VRT 成像参数。

（7）对比剂自动追踪软件（CARE Bolus）：是一种对比剂自动增强触发技术，在目标解剖部位流过的对比剂，其平坦的峰值阶段最宜被利用，操作者确定一个用于触发扫描的 CT 阈值，在选定的感兴趣区内监测对比剂的增强效果，当增强达到预定的阈值时，立即触发扫描。

（8）灌注软件：一般分为头颅灌注软件包及体部灌注软件包。CT 灌注软件是快速注射高浓度碘对比剂后，对组织器官（如头颅、肝脏、肾脏及心脏等）的动态扫描数据进行量化分析的软件，显示组织功能成像和快速组织灌注评价，主要应用于急性缺血及肿瘤病变的诊断及鉴别诊断。

（9）高级自动去骨（auto-bone software）：将容积扫描数据通过 3D 后处理，选择对应预设定组织部位进行数据分析，计算机对骨骼组织准确测量并自动重建出去掉骨骼的 3D 图像，同时可以进行储存、交互结合等图像处理（图 1-1-0-2）。

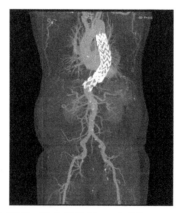

图 1-1-0-2　应用了一键去骨软件，可更直观地显示主动脉全貌

（10）去金属伪影软件：用软件对含有金属伪影图像数据进行自动量化分析（图 1-1-0-3、图 1-1-0-4），优化组织成像效果，生成无金属伪影组织结构图像数据，可再进行其他后处理重建。

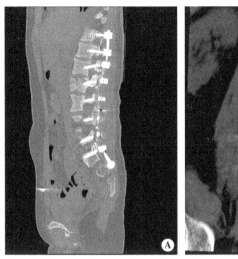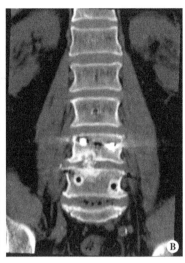

图 1-1-0-3 矢状面（A）及冠状面（B）去金属伪影重建技术

去除了金属伪影的干扰，更准确地评估内固定周围骨质及软组织情况

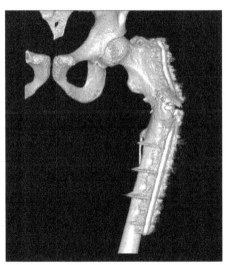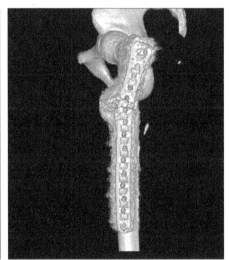

图 1-1-0-4 内固定术后容积重建图像

同时应用了去金属伪影技术，通过多角度旋转可生成多张图像并以CT电影模式连续播放

（11）CT心脏成像软件：是指进行心电门控数据采集和图像重建的扫描技术和程序，该软件提供前瞻性心电门控序列扫描和回顾性心电门控螺旋扫描，以获得心动周期中预期的心脏某时段的图像。前瞻性心电门控序列扫描，快速扫描由心电信号触发，时间分辨率可达210毫秒。回顾性门控是基于同步心电记录的连续螺旋扫描，利用特殊的图像重建方法得到心动周期中任意选择时相的容积图像，在严重心律不齐时，回顾性心电门控扫描同样可以利用心电信号重建高质量的图像。回顾性心电门控螺旋扫描利用心电脉冲调节电流，可以降低近50%的管电流，独特的扫描参数"Cardio Care"和"Cardio Sharp"可以进行特殊滤过功能，提高心脏检查锐利度、降低剂量。心电门控成像技术时冠状动脉钙化量化分析和心脏3D重建以及冠状动脉造影的基础，使回顾性心电门控可以进行心脏的功能成像分析。图1-1-0-5同样该技术可以消除搏动引起的肺成像伪影和靠近心脏大血管的搏动伪影。心电信号来源于与机架一体

化的心电监护仪。

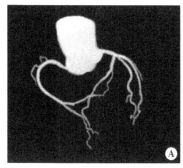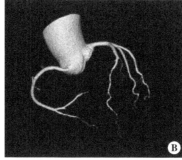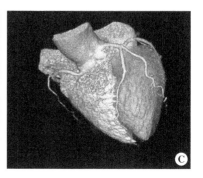

图 1-1-0-5 冠状动脉 CTA 检查 MIP（A、B）及容积重建图像（C）

在高级后处理工作站应用 CT 心脏成像软件（含冠状动脉成像，冠状动脉探针等技术）可将冠状动脉各分支清晰显示并借助人工智能自动分析处理

（二）超高端螺旋 CT 新技术

1. 能谱 CT

能谱 CT 可在一次扫描后获得双能量图像，具有成像速度快、图像质量高、辐射剂量低等优点，在获得多个连续单能量的同时，能够显示解剖信息和功能信息（图 1-1-0-6、图 1-1-0-7、图 1-1-0-8）。其临床应用研究主要有以下 3 个方面。①物质分离技术：通过物质分离去除或提取某种特殊物质，如去金属伪影、虚拟平扫、碘图等。②物质定量分析技术：如诊断痛风石、泌尿系统结石、脂肪含量的测量等。③降噪技术：如最佳单能成像能够优化图像质量和对比噪声比，且应用于脑创伤性出血、肺灌注、骨关节成像、心肌评估等方面，取得了较大的成果。

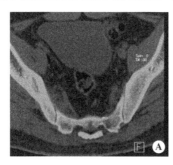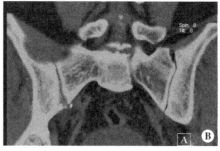

图 1-1-0-6 骶髂关节横断面（A）及冠状面（B）能谱扫描

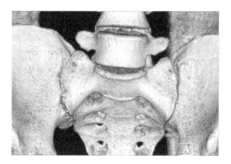

图 1-1-0-7 容积重建后处理图

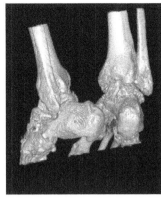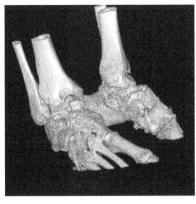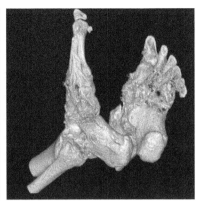

图 1-1-0-8　双侧足踝关节痛风石能谱扫描容积重建图

能清晰显示痛风石的位置、数量及其与邻近骨质的关系

2. 人工智能

目前，基于大数据以及深度学习技术的人工智能（artificial intelligence，AI）算法，可以根据患者的性别、年龄及体位等各项指标，自动根据扫描协议，精准匹配扫描部位，最终达到系统智能判断。AI 算法可以优化 CT 检查流程、提高扫描速度，能够覆盖人体 CT 常规扫描 70%的部位，在临床上广泛使用。此外，基于智能剂量调制技术，AI 算法能够根据患者解剖信息优化扫描剂量分布，使得不同体型的患者均可获得扫描质量一致的图像效果。AI 通过算法的图像映射技术，将采集的少量信号恢复出与全采样图像同样质量的图像，同时通过图像重建技术，将由低剂量扫描的 CT 图像重建转换得到高剂量质量图像，在满足临床诊断需求的同时，大大降低了辐射的危害。

3. "一站式"联合成像

随着技术的发展，临床要求也在不断提高，现在大部分临床患者都需要行多部位 CT 检查，如急诊胸痛三联征检查、急性脑卒中检查等，而如果让患者分开几次预约检查，既会增加医疗成本，又会增加患者的辐射剂量和对比剂用量。探测器作为 CT 最核心部件，它决定着 CT 图像的质量及时间分辨率。无论是双源还是宽体技术，都使得 CT 检查的时间分辨率大大提高。胸痛三联征 CT 扫描具有较高的临床价值，可同时显示冠状动脉、肺动脉、胸主动脉和邻近胸腔内的情况，与常规检查相比，可减少患者所需的检查次数和辐射剂量。脑卒中多模式 CT 检查包括头颅 CT 平扫、头颅 CT 灌注、头颈部 CTA 在内的"一站式"CT 检查。"一站式"CT 检查可以精确评估脑卒中的责任血管和梗死周围脑组织的血流灌注情况，为临床医生对受检者精确和个性化的治疗方案提供保障，提高受检者的疗效及预后。

4. 纳米 CT

Xradia 公司开发的 nanoXCll8 利用专用的容器和物镜光学，可达到 50nm 的分辨率，在细胞和分子水平上对生物组织样品进行在体成像。在生命科学研究、药物研究等领域，纳米 CT 将发挥更大的作用。

二、超高端螺旋 CT 新技术在临床危急重症中的应用

（一）卒中

急性缺血性脑卒中（AIS）是最常见的脑卒中类型，占全部脑卒中的 60%～80%。急性脑卒中患者的诊治临床路径遵循"时间就是大脑"原则，强调早期诊断、早期治疗、早期康复和早期预防再发。判断是缺血性脑卒中还是出血性脑卒中，CT 是最常用、最快捷的影像学方法。各大高端 CT 厂家的设备，基本都有快速处理急性脑卒中患者的成像技术。例如，GE 公司基于《2018 版中国急性缺血性脑卒中诊治指南》要求的急性缺血性脑卒中解决方案 Fast Stroke，优化了脑卒中专用的扫描序列：第一步进行 CT 平扫，明确是缺血还是出血；第二步多期相 CTA（头颈动脉期、颅脑静脉期、颅脑延迟期），使用专用多期相 CTA 分析功能进行叠加融合和彩色标记，直观显示血流延迟，评估侧支循环，可以在 5 分钟内快速诊断缺血性脑卒中，即使需要增加灌注扫描，也可以在 10 分钟内完成。Fast Stroke 可大大缩短 CT 检查到出报告的时间，为救治急性脑卒中患者争取宝贵的时间。除此以外，还有西门子双源 CT 基于往返穿梭扫描方式使动态成像最大覆盖范围高达 48cm 的自适应动态摇篮床技术，使脑卒中动态灌注成像可以提供丰富的动态评估参数。飞利浦的 IQon Spectral CT 能谱技术使常规扫描可同步获得光谱结果，通过多模态光谱数据，同时得到形态学及功能性信息，快速获得脑卒中的全面诊断信息（图 1-1-0-9）。

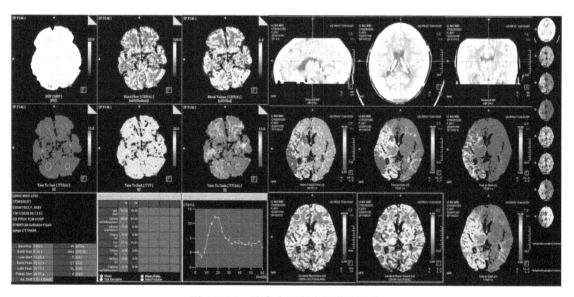

图 1-1-0-9 脑卒中患者头颅灌注图像

通过灌注后处理软件，可得到脑组织各项血液循环动力学指标，包含脑血流量（CBF）、局部脑血流量（rCBF）、脑血容量（CBV）、TTP、平均通过时间（MTT）等

（二）胸痛

急重症胸痛是急诊科常见的就诊症状，与之相关联的疾病涉及多个器官和系统，其中致命性的疾病主要有组成胸痛三联征的急性冠脉综合征（ACS）、肺栓塞（PE）和主动脉夹层（AD）。

这些疾病的治疗时间窗较窄，快速、准确地完成临床诊断对患者预后至关重要。近年来，随着超高端 CT 的面世，胸痛"一站式"CT 检查普遍应用，仅在一次检查中即可获得图像质量良好的肺动脉、冠状动脉及主动脉的血管信息（图 1-1-0-10、图 1-1-0-11），大大节省了急重症胸痛患者的确诊时间。西门子双源 CT 可通过大螺距胸痛模式，在一个心动周期（1 秒）即可获得整个心血管系统的图像，一次打药，一次扫描，"一站式"完成肺动脉、冠状动脉及主动脉的联合成像。GE 公司研发的 MIX Switch 智能快速切换技术平台通过矢量技术协调各种扫描模式的切换和配合，做到在 2 秒内从轴扫切换到螺旋扫描，使得在一个扫描序列里可以任意组合不同的扫描模式，快速切换、无须等待，一次对比剂即可实现全身多部位低剂量联合扫描。

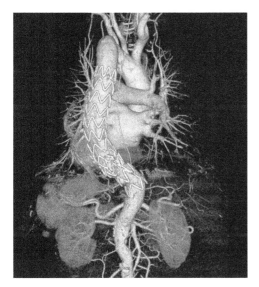

图 1-1-0-10　主动脉夹层支架术后胸痛查因，应用肺动脉及主动脉 CTA 联合扫描后容积重建图

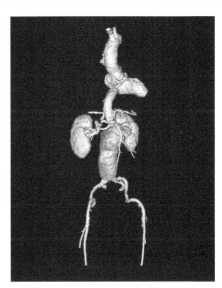

图 1-1-0-11　腹痛患者临床怀疑主动脉瘤行全主动脉 CTA 联合扫描后容积重建图，以明确动脉瘤情况

（三）腹痛

随着人们生活方式的不断改变，临床上急腹症的发病率不断提高，而且许多疾病发病迅速、病情发展快。临床上常见的急腹症有急性胃溃疡、急性胆囊炎、急性肠梗阻、急性输尿管结石、急性阑尾炎、急性胰腺炎、急性肠系膜动静脉栓塞及急性子宫出血等。在对急腹症应用的多项检查中，超高端螺旋 CT 具备操作简便、无创性、检查图像清晰、检查快捷便利等优势而被广泛应用。能谱成像技术能分析物质的原子系数，定量评估物质的物理及化学性质；宽体探测器、大螺距扫描模式及超高时间分辨率使大范围联合扫描得以实现，对组织器官进行全方位扫描，有利于明确诊断。

（四）创伤

急性创伤包括急性颅脑创伤、急性脊柱创伤、急性胸腹部创伤及急性骨关节创伤等。高处坠落、交通事故等常造成临床上的急性创伤，其临床表现复杂，往往具有合并性及隐秘性，病情较为危重，如果处理不及时，很可能导致患者发生实质器官或血管大出血、感染等情况。超高端螺旋 CT 扫描速度极快，可获得连续性层面信息，图像质量、成像分辨率以及诊断信息有了极大的改善，可清晰地显示受损部位及严重情况，还可以通过三维立体成像后处理技术更加真实地显示各器官的损伤情况及更好地显示细微病变（图 1-1-0-12）。创伤患者往往需要多部位大范围扫描，使得患者需要接受较大的辐射剂量，超高端螺旋 CT 的光子探测器、迭代技术及能谱技术等应用则能够使患者在更低的辐射剂量情况下也获得清晰的图像。

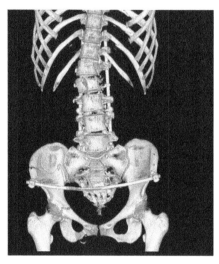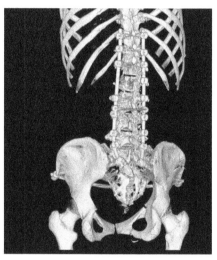

图 1-1-0-12　高处坠落多发骨折患者内固定术后大范围联合扫描容积重建图，同时应用了去金属伪影技术

三、超高端螺旋 CT 在临床危急重症检查过程中的注意事项

随着 CT 的普及及在病情病因判断中的重要性，更多的危急重症患者常规选择 CT 检查，约占急诊总量的 10%。但在此过程中，因种种因素可能会加重或耽误病情甚至导致死亡。为了减少 CT 检查可能出现的弊端，应做到以下几点。

首先，临床医生需要提高对 CT 检查的认识程度，主要有以下几种方法。①提高专业能力：部分医生可能过高地评价了 CT 在临床治疗过程中的地位，这样容易忽视 CT 只是一项检查手段，只能通过 CT 检查出患者的病情，因此，这就要求临床医生需要提高自身工作能力，增强自身业务水平，这样才能正确地判断患者进行 CT 检查的目的。②根据病情的严重程度选择检查时机。患者的状态要在生命体征允许的情况下才可以进行 CT 检查，很多急诊患者抢救的黄金时间较短，因而检查时机上一定要进行科学选择。③危急重症患者进行 CT 检查时，主管医生一定要陪同在患者身边，并准备好抢救的工具和药物，制订具体的救治方案及护理方案，在患者出现意外时，能够及时采取措施进行抢救。

其次，CT 检查操作人员及护理人员需要提高对危急重症患者的重视程度，履行自身的职责，做法主要如下。①提高工作能力：危急重症患者需要尽快完成检查，要求 CT 操作人员熟悉检查设备，熟练掌握各种操作技术。②对患者进行筛选，完善签字制度：在 CT 检查时，部分患者需要进行增强扫描注射对比剂，在检查开始之前需要向患者或其家属详细讲解使用对比剂容易发生的意外，并等本人或家属确认签字后再进行检查；当发生对比剂过敏反应时，需要准确判断病情，并积极开展抢救。③医学人文关怀：在进行 CT 检查时，医护人员要关心和体贴患者，并和家属积极沟通，取得配合，实时观察患者的面色、状态、呼吸等，如出现紧急情况，要对患者及时采取抢救措施，待病情稳定后再进行检查。④科室内常备抢救药品和氧气等：检查医护人员定期参与抢救培训，一旦患者出现病情恶化情况，本科室医护人员能够迅速进行现场抢救。

再次，在对危急重症患者进行 CT 检查时，医护人员一定要有专业的能力，能够满足工作的需要，而且还要有良好的责任心，这样才能更好地进行检查和抢救工作，对患者有利。

随着科技的不断进步，超高端螺旋 CT 还将继续向前发展，带来更多的新技术并应用于临床。影像组学将从这些 CT 图像中高通量地提取分析大量高级、定量的影像学特征；而影像基因组学是建立基因表达谱数据和影像学特征之间关联的基础。两者能提供分子和基因水平的生物学信息，也能提供个性化治疗所需的信息，有望成为精准影像医学的重要基石，这些将为临床危急重症的诊断及治疗带来重大变革。

（林俊杰　张思伟　梁海龙）

第二章

MRI 新技术在危急重症中的研究

急诊，意味着病情突发、危急及凶险，需及时得到诊断与救治。磁共振成像（magnetic resonance imaging，MRI）无辐射、组织分辨率高、多序列多方位成像，特别是功能成像序列的应用使得 MRI 在疾病的早期诊断和动态检测中能发挥重要作用，如脑梗死的早期诊断和严重程度的精确评估、外伤后骨小梁骨折、骨髓水肿、韧带损伤、脊髓损伤等均能依靠 MRI 及时发现。

一、MRI 新技术在危急重症中的应用

（一）中枢神经系统

1. 弥散加权成像（diffusion weighted imaging，DWI）

DWI 能反映活体组织中水分子布朗运动，是在 T_2WI 基础上采用平面回波成像（EPI）的快速成像技术对组织内水分子随意运动进行测量和显像的方法，通过计算表观弥散系数（ADC）评估水分子扩散能力，从而灵敏地反映病变部位的病理生理状态及疾病严重程度。DWI 通过测量施加扩散敏感梯度场前后组织发生的信号强度变化，来检测组织中水分子的扩散状态，间接反映组织的微观结构特点及其变化。DWI 用于急诊脑梗死诊断，可较常规影像学检查更早地发现梗死病灶，且根据 ADC 下降程度对脑组织的缺血程度进行评估（图 1-2-0-1～图 1-2-0-5）。DWI 对于超急性期（发病<6 小时）和急性期（发病 6～24 小时）脑梗死均具有重要诊断价值，可较 CT 更早、更准确地识别急性脑梗死病灶，为溶栓治疗提供影像学支持。

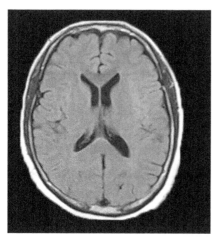 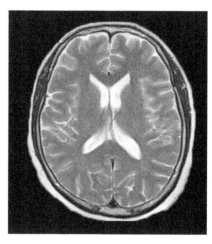

图 1-2-0-1　T_2 压水序列脑内未见明确异常信号影　　图 1-2-0-2　T_2 序列脑内未见明确异常信号影

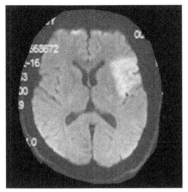 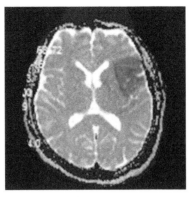 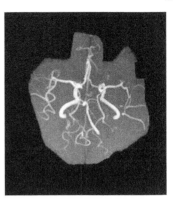

图 1-2-0-3　DWI 图　　　　　图 1-2-0-4　ADC 图　　　　　图 1-2-0-5　MRA 图

MRI：颅脑磁共振平扫未见明确异常信号。

DWI：左侧额岛叶见大片状高信号，相应 ADC 图呈低信号。

MRA：左侧大脑中动脉 M2 段上干闭塞。

结论：左侧额岛叶超急性脑梗死。

2. 灌注加权成像（perfusion weighted imaging，PWI）

PWI 能描述血流通过组织血管网的情况，测量某些血流动力学参数，无创地评价组织的血流灌注状态。目前最常用的方法为动态对比剂增强磁敏感性 MRI，其基本原理是当顺磁性对比剂（Gd-DTPA）进入毛细血管床时，组织血管腔内的磁敏感性增加，引起局部磁场变化，进而引起邻近氢质子共振频率发生改变，后者引起质子自旋失相，导致缩短 T_1、T_2 或 T_2^* 效应。对比剂首过期间，主要存在于血管内，血管外极少，血管内外浓度梯度最大，信号的变化受扩散因素影响很小，故能反映组织血流的灌注情况，间接反映组织的微血管分布情况。这样就可得到对比剂通过组织的时间-信号曲线（TIC），进而推算出局部组织的血流灌注情况。

PWI 为一种结合血流动力学分析的脑功能成像，可对症状性脑卒中患者在脑缺血早期局部血流处于可代偿状态时检测出缺血区域，并提供缺血区域周边侧支血管建立的情况，对于患有高危因素疾病且出现轻微脑卒中症状的中老年患者可作为首选检查，为患者及早得到有效治疗赢得宝贵时间。

PWI 可有效评估病变区域微循环状态和血流灌注水平。急性脑梗死患者由于病灶区域脑血管闭塞或梗阻，PWI 可显示出信号衰减幅度变小甚至不衰减而呈明显高信号，采用磁共振多模态 DWI-PWI 是临床判断急性脑梗死缺血半暗带的主要标准（图 1-2-0-6）。其中 DWI 代表脑组织不可逆梗死中心，PWI 主要显示低灌注脑组织，二者匹配情况对判断缺血半暗带和脑卒中病情变化具有重要参考价值，是时间窗内溶栓治疗的主要影像学依据；DWI-PWI 不匹配即 DWI<PWI 可判定为缺血半暗带，是积极进行溶栓治疗恢复血流灌注的重要指征，随着病情进展，DWI 异常信号可逐渐增加，导致 DWI-PWI 不匹配区域逐渐缩小直至相等，则意味着缺血半暗带发展为不可逆脑梗死；若 DWI>PWI，则提示侧支循环存在或梗阻血管再通，可不进行急诊溶栓治疗并随访观察病情。

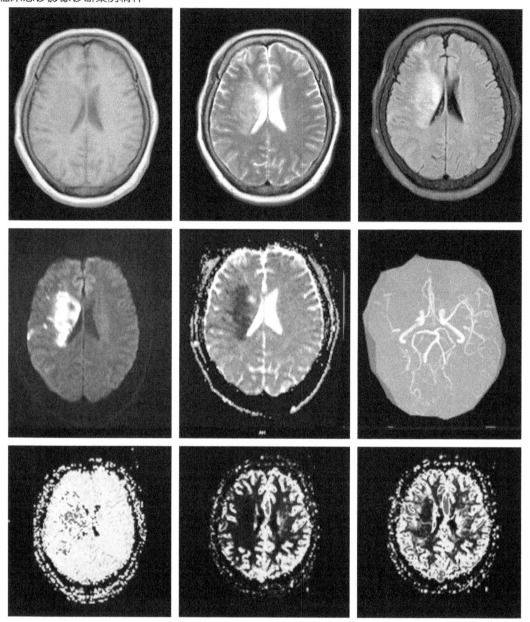

图 1-2-0-6　急性脑梗死影像图

MRI：右侧放射冠、右侧额顶叶见大片状、点片状异常信号影，T_1WI 呈稍低或等信号，T_2WI 及 FLAIR 压水像呈稍高信号；DWI 图示病灶表现为高信号，相应 ADC 图呈低信号。

MRA：右侧大脑中动脉全程闭塞。

PWI：右侧大脑中动脉供血区平均通过时间（MTT）、达峰时间（TTP）明显延长，局部脑区脑血流量（CBF）明显降低。

结论：右侧放射冠、右侧额顶叶急性脑梗死，并缺血低灌注改变；DWI＜PWI，存在缺血半暗带区域，提示可积极溶栓治疗。

3. 磁敏感加权成像（susceptibility weighted imaging，SWI）

SWI 运用采集强度数据和相位数据的方式，并在此基础上进行数据的后处理，可以把处理后的相位信息叠加到强度信息上，强调了组织间的磁敏感差异，形成图像。SWI 与常规的 MRI 检查技术比较，在分辨率、三维成像及其降噪上独具个性特征，可以利用组织磁敏感改变来反映组织成分和结构的变化。正是由于其对于去氧血红蛋白等顺磁性成分敏感，可以显示小静脉，在脑创伤、血管畸形、脑血管病的检查上可发挥重要作用，尤其对于外伤后 CT 平扫难以发现的小出血灶具有更高的敏感性。此外，SWI 还可以更好地显示脑梗死并发出血的情况，其不同于单纯梗死的治疗，所以对于临床治疗决策有重大意义；另外，可以将 CT 难以鉴别的脑梗死动脉溶栓后颅内对比剂渗出与少量出血区分开来，从而指导抗凝治疗。

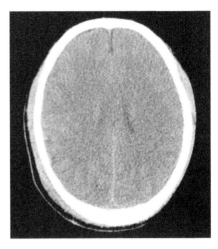

图 1-2-0-7　CT 图

CT：右侧颞叶、顶叶内可见点片状稍高、低混杂密度影（图 1-2-0-7）。

MRI：右侧颞顶叶皮质区见多发点片状异常信号影，T_1WI 呈高信号，T_2WI 及 FLAIR 呈低信号，周围见稍高信号影环绕，边界不清；SWI 示右侧颞叶、顶叶病灶呈低信号（图 1-2-0-8）。

结论：右侧颞叶、顶叶皮质区多发脑挫裂伤，伴局部少许出血。

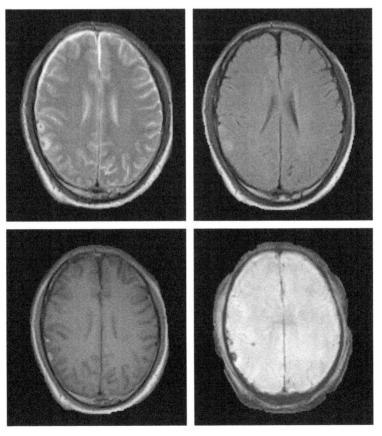

图 1-2-0-8　MRI 图

4. 弥散张量成像（diffusion tensor imaging，DTI）

DTI 是一种在扩散加权成像的基础上发展起来的用于观察水分子弥散运动的新技术，具有可以定量分析组织内水分子的弥散特性，对神经纤维束走行具有较好的成像效果，是目前在活体水平显示轴索结构的成像方法之一；具有无创伤、检查迅速等优势。DTI 可以提供更多解剖信息以识别细微的神经异常，其参数指标不但可以表达具体受损部位（图 1-2-0-9），还可通过相关系数的改变间接反映认知和精神功能。DTI 合理的使用在脑损伤患者的诊断及治疗等方面具有重要意义。

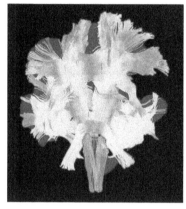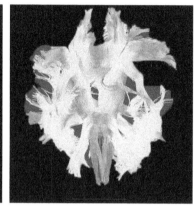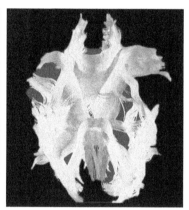

图 1-2-0-9　DTI 图

DTI：于双侧大脑脚、内囊后肢、中央前回放置合适 ROI，测量 ADC 及 FA 值。

结论：左侧中央前回近左侧额顶叶交界病灶 FA 值略减低，ADC 明显升高，FT 成像示局部纤维束稀疏、中断、移位。

5. 磁共振血管成像（magnetic resonance angiography，MRA）

MRA 是对血管和血流信号特征进行显示的一种技术。MRA 作为一种无创伤性的检查，与 CT 及常规放射学相比具有特殊的优势，它不需使用对比剂，流体的流动即是 MRI 固有的生理对比剂。流体在 MRI 影像上的表现取决于其组织特征、流动速度、流动方向、流动方式及所使用的序列参数。其原理是利用血管内流动血液与组织产生的信号差异，采用"流动相关增强"，在血管成像时不需要注入对比剂，该血管成像技术可进行 2D 或 3D 血管成像，为临床提供了更广的应用范围。无对比剂血管成像技术无须注入对比剂，因此没有过敏、不良反应和绝对禁忌证，得到了临床的较大关注和广泛应用。

常用的 MRA 方法有时间飞越（TOF）法和相位对比（PC）法。三维 TOF 法的主要优点是信号丢失少、空间分辨力高、采集时间短，它善于查出有信号丢失的病变，如动脉瘤、血管狭窄等；二维 TOF 法可用于大容积筛选成像，检查非复杂性慢流血管；三维 PC 法可用于分析可疑病变区的细节，检查流量与方向。

危急重脑血管病中，脑动脉瘤破裂发病急、预后差，及时诊断动脉瘤破裂及发现破裂的动脉瘤对外科手术方案的确定有重要意义。同时动脉瘤破裂后，出血刺激血管痉挛导致脑梗死和脑水肿，也容易被 MRI 早期显示出来。与 CT 不同之处在于 MRI 可通过血管流空异常提示动脉瘤存在或所在位置。尤其是 MRA 对筛选动脉瘤破裂有很大价值。MRI 检查不仅无创伤，而且可以多方位、多序列成像，加之 MRA 可以多角度旋转，可通过三维 MIP 的感兴趣区域任意切割，可选择某一条或某一支血管成像，而避免与其他血管重叠，在某些方面优于数字减影血管造影（DSA），或与 DSA 具有互补性。但是 MRA 检查可造成假阳性和假阴性，目前还不能代替 DSA，所以外科手术前应行 DSA 进一步明确。MRA 对脑动静脉畸形、颈内动脉海绵窦瘘患者诊断也具有很大优势。

磁共振静脉成像（magnetic resonance venography，MRV）技术已成为颅内静脉系统及其疾病评价的重要方法，是诊断急诊脑静脉窦血栓形成的无创、有效手段。

CT：上矢状窦-窦汇、双侧顶叶表浅静脉密度增高（图 1-2-0-10）。

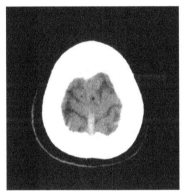 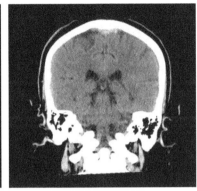 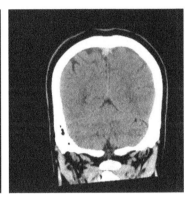

图 1-2-0-10　上矢状窦、双侧顶叶表浅静脉密度增高

MRV：上矢状窦中后部-窦汇未见显示，大脑表面见多支静脉显示（图 1-2-0-11）。

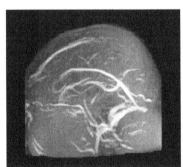 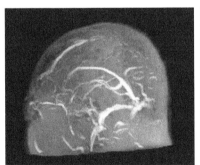 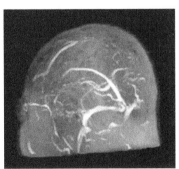

图 1-2-0-11　上矢状窦中后部、窦汇未见显示

结论：上矢状窦中后部-窦汇静脉窦血栓形成。

（二）肌骨系统

1. MAGiC 序列

MAGiC 序列是 MRI 集合序列中的一种，一次快速采集可生成多组对比图像（T_1WI、T_2WI、T_1 FLAIR、T_2 FLAIR、STIR 等）及多组定量图像。目前 MAGiC 集合序列在肌骨系统的应用越来越常见。

MAGiC 序列是基于多个回波多个延迟序列的一种新型 MRI 集成序列，具有快速扫描、多组成像等特点，通过调整回波时间（TE）、重复时间（TR）及反转时间参数可得到任意对比的图像，以满足不同临床诊断需求。MAGiC 序列扫描时间较常规序列短，在不影响诊断的情况下，应用快速扫描序列有利于提高患者的检查成功率。

骨关节系统外伤、感染性病变的活动期往往都伴有骨髓水肿（bone marrow edema，BME），常规 X 线及 CT 难以发现 BME，多依靠 MRI 检出。MAGiC 序列可以"一站式"获得定性的对比图像和定量图像，通过后处理重建不仅可以获得 MAGiC STIR 序列，还可以获得与常规序列图像相媲美的对比图像和额外更多的多组定量图像，提供更多信息，帮助病变诊断。

MRI：腰椎各椎体形态未见异常；L$_3$、L$_4$ 椎体信号欠均匀，L$_4$ 椎体内见条形 T$_1$WI、T$_2$WI 低信号影，压脂 T$_2$WI 示 L$_3$、L$_4$ 椎体内条片状高信号影（图 1-2-0-12）。

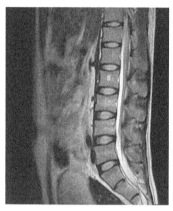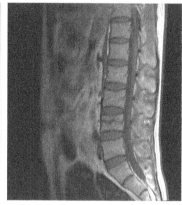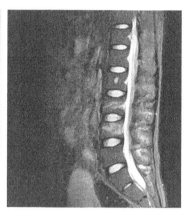

图 1-2-0-12 L$_3$、L$_4$ 椎体内见 T$_1$WI、T$_2$WI 低信号影，压脂 T$_2$WI 呈条片状高信号

结论：L$_4$ 椎体隐匿性骨折，并 L$_3$、L$_4$ 椎体骨髓水肿。

MRI：股骨髁骨质信号异常，见片状 T$_1$WI、T$_2$WI 低信号影，质子序列病灶呈高信号（图 1-2-0-13）。

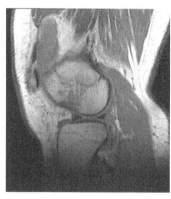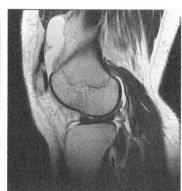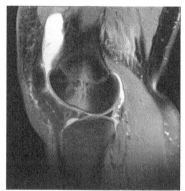

图 1-2-0-13 股骨髁见片状 T$_1$WI、T$_2$WI 低信号影，质子序列病灶呈高信号

结论：股骨髁骨髓水肿。

2. 高分辨率 MRI 采集技术

MRI 软组织分辨率高，可多方位、多参数成像，高场强图像能清晰辨别关节软骨、盂唇、滑膜囊及关节周围肌腱、韧带，能更清楚地显示关节内结构。

快速、准确地评价外伤后关节损伤的结构、程度，对关节功能的快速恢复及预后有重要意义。常规X线及CT能较好地显示关节损伤后的骨性结构、关节对位情况、关节间隙等，但在显示损伤关节周围软骨、盂唇、肌腱、韧带等方面能力不足，不能满足临床需求；多方位、多参数MRI，软组织分辨率高，在关节急性损伤中具有重要的应用价值。

MRI：前交叉韧带连续性中断，走行区见团片状T_1WI、T_2WI低信号影，质子序列呈高信号（图1-2-0-14）。

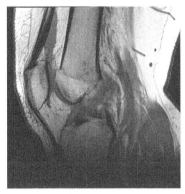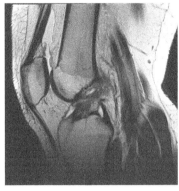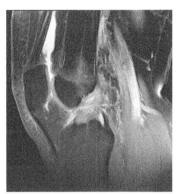

图1-2-0-14　前交叉韧带中断，局部水肿

结论：前交叉韧带损伤、撕裂。

MRI：距腓前韧带未见显示，走行区见片状质子序列高信号影（图1-2-0-15）。

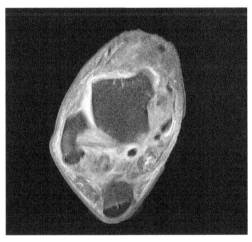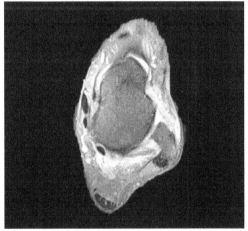

图1-2-0-15　距腓前韧带未见显示

结论：距腓前韧带损伤、撕裂。

二、MRI在危急重症检查中伪影的产生与解决策略

MRI技术原理比较复杂，很多伪影的产生都会影响图像质量，从而影响医生诊断。在急诊或危重患者的检查中，不确定因素会更多，因此如何避免图像伪影、提高图像质量，是MRI技术的重要方面。

伪影是指MRI信号中与实际解剖结构不相符的信号，可以表现为图像变形、重叠、缺失、模糊等。MRI 信号伪影的产生往往严重影响图像质量，干扰医生对病变的准确判断，甚至导致误诊或漏诊。MRI 伪影主要包括设备伪影、患者伪影及外源性伪影。

1. 设备伪影

设备伪影是指与 MRI 设备及 MRI 固有技术相关的伪影。这主要取决于生产厂家的设备质量、参数选择等，如在行头部 MRI 扫描时，若线圈内部出现漏波、接触不良或其他故障，扫描的图像易出现伪影，这种情况下需要及时联系售后工程师来检测并维修。采集技术或序列参数设置不当易导致卷褶伪影、化学位移伪影、截断伪影等，要会识别伪影，不断优化成像序列，才能有效地限制、减少和消除伪影，提高图像质量。

2. 患者伪影

患者伪影是指行 MRI 扫描时由于患者自身运动产生的伪影，称为运动伪影。运动伪影是由周期性运动频率与相位编码频率不一致、相位编码时间长、频率编码时间短，磁化组织的相位移动造成的。主要表现为图像模糊或者相位编码方向上的重影。不同类型的运动导致的 MRI 图像出现伪影的机制和表现形式不尽相同，急诊头部 MRI 检查带来的运动伪影主要来自头部运动，主要原因为：患者不自主运动，包括打喷嚏、咳嗽、打哈欠、吞咽、眨眼等不规律的动作以及癫痫患者不自主晃动等；患者自主运动，包括长时间扫描导致身体不适而换姿势、紧张导致眼球运动等；周期性运动，如血管搏动和脑脊液流动等。对于运动伪影而言，一般原则为避免或降低图像采集期间运动的速度和幅度；检查前利用耳套或海绵套等固定患者头部且缩短扫描时间。对于癫痫患者，若胳膊晃动严重，可将手压在患者身体下面或绑带固定，以减弱肢体不自主晃动引起的头部运动；对于感冒咳嗽以及其他不适易引起头部运动的情况，尽量选择扫描时间快的序列；对于紧张或焦虑的患者，检查前应进行心理辅导或者由家属陪伴；如果急诊患者躁动严重，可酌情考虑使用镇静剂。如果运动伪影严重且影响诊断，在保证患者病情稳定的情况下，需要重复扫描至图像清晰。

3. 外源性伪影

外源性伪影主要是指体外物件或环境条件所致的伪影，主要包括射频干扰、患者辅助装置以及呕吐物所致伪影等。射频干扰伪影是 MRI 设备附近的外界随机性射频电磁波被成像系统接收时产生的，与频率编码方向垂直的一条或多条噪声线。在行颅脑 MRI 扫描时，有一些金属物件造成金属伪影，如患者头部发卡、假牙、金属置入物、携带的硬币等都会造成图像在物体周围出现低信号盲区、图形畸变、空间错位、几何失真等。改善措施可以包括在 MRI 检查室门口设置金属扫描门或操作人员手持扫描仪，并询问家属及患者本人，提醒去除携带外源性金属异物。

总之，修正合理的扫描参数以及定期设备维护有助于避免和消除设备伪影，患者的良好配合有助于改善运动伪影，修复屏蔽设施或者远离大功率干扰源可避免或减少外源性伪影，从而提高图像质量，辅助临床精确诊断。

三、MRI 在危急重症应用中的安全性问题

急诊患者 MRI 检查的安全性问题不容忽视，因危急重症患者多数不清醒或无意识，所以

要做好检查前的准备以及检查过程中的监测，以免出现患者损伤或者突发意外情况。患者体内的置入物，包括动脉夹、人工血管、心脏起搏器、避孕环、人工关节等，都有各种特点，有的可形成图像伪影，有的是 MRI 检查的禁忌证。一般铁磁性置入物是不建议接受 MRI 检查，以免造成体内置入物受磁场作用而移位、电子置入物的失灵或者置入物发热。近年来，MRI 兼容心脏起搏器越来越多，但是在没有明确的可行 MRI 检查的依据前还是要谨慎。所以尽管是急诊检查，检查前的筛查也是十分必要，切勿急中生乱。急诊患者 MRI 检查中的监测也很重要，可配备 MRI 兼容呼吸机，病情严重者医生或者家属在旁观察，扫描技术人员也要时刻观察患者，以免突发情况出现。

目前，新领域基于人工智能的影像组学方法与 MRI 技术的融合，成为探索的新目标，更大大激发了 MRI 新技术的发展，相信以后的 MRI 新技术能在急诊影像诊断中发挥更重要的作用。

（梁　爽　陈志光　梁海龙）

第二部分

外伤

第一章

中枢神经系统

第一节　弥漫性轴索损伤

【病例资料】

患者男，32 岁。

主诉：车祸伤后头痛 1 天。

现病史：患者 1 天前骑电动车时被货车撞倒，伤后短暂昏迷约 30 分钟，自行苏醒后觉头痛，不能回忆受伤经过，伴下颌、双下肢流血，无明显头晕，无恶心、呕吐，无四肢抽搐，无发热，无胸闷气促，被路人呼叫"120"送院急诊科。

既往体健。

查体：体温 36.2℃，脉搏 60 次/分，血压 108/71mmHg，呼吸 18 次/分。神清，精神疲倦，对答可，右眼周围皮肤淤血肿胀，双侧瞳孔等大等圆，直径约为 2.5mm，对光反射灵敏，右下颌部可见长约 3cm 伤口，已清创缝合。四肢肌力、肌张力正常。四肢腱反射正常，病理征未引出。颈软，脑膜刺激征（－）。

辅助检查：头颅螺旋 CT 平扫示弥漫性轴索损伤。

【影像图像及分析】

颅脑 CT 表现：胼胝体压部（图 2-1-1-1A 白箭头所示）、右侧额叶（图 2-1-1-1B 白箭头所示）见散在斑片状高密度，边缘清楚。余双侧大脑半球对称，灰白质分界清晰，未见明显异常密度影。脑室系统对称，未见明显扩张。幕下小脑、脑桥未见异常。脑池、脑沟无明显扩张。中线结构居中。

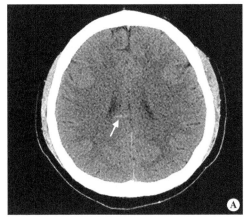 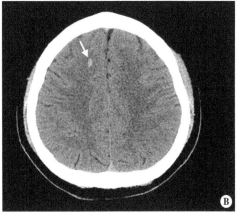

图 2-1-1-1　横断位 CT 平扫

影像诊断：弥漫性轴索损伤。

【案例讨论】

弥漫性轴索损伤是指颅脑损伤时旋转，瞬时产生剪应力，不同密度的脑组织在受压及回位过程中相对运动，导致神经轴索损伤，并以轴索损伤为主要改变的一种原发性脑实质损伤，可伴有小血管撕裂，受伤病灶主要分布于脑白质，占闭合性颅脑损伤近半数，重症颅脑损伤几乎均可见本病。在大体标本上可发现：①胼胝体的局灶损伤。在脑冠状切面标本上，胼胝体的损伤常位于下方，偏向一侧，呈偏心性。损伤部通常有 2～3mm 的出血点，前后延续数厘米。②一侧或两侧脑干上部背外侧 1/4 的局灶性损伤，并常累及小脑上脚或大脑脚。③弥漫性轴索损伤，只能在显微镜下看到主要受累部位为海马、穹窿、内囊、脑室旁和小脑脚等。

典型表现包括外伤后即刻昏迷并呈持续状态，昏迷时间长，恢复慢，一般无中间清醒期。严重的患者伴有去大脑僵直、自主状态或痴呆，依病情轻重可有瞳孔改变或者颅内压升高，常并发急性硬膜下血肿、脑室内出血及基底节区出血。

CT、MRI 不能直接显示轴索损伤，主要显示轴索断裂引起的脑水肿和出血等间接征象。CT 有以下几种表现：①大脑、胼胝体、脑干等部位白质有小的多发非占位性出血灶，直径＜2cm；②蛛网膜下腔或脑室内出血；③第三脑室旁出血灶；④弥漫性脑肿胀；⑤病情严重，但CT 未见异常；⑥晚期患者显示脑室扩大及脑萎缩。MRI T_2WI 表现为灰白质交界区、胼胝体等部位多灶性稍高信号，T_1WI 根据是否有出血及出血时间不同而表现不同，DWI 表现为明显异常高信号；MR 磁敏感加权成像（SWI）对微出血灶的显示更敏感，但弥漫性轴索损伤患者常症状较重，故并不推荐 MRI 作为首选影像学检查。

【诊断要点】

（1）突然的加速、减速运动或旋转的力量导致脑组织的剪切伤，患者一般在损伤即刻出现意识丧失。

（2）好发部位有脑白质（特别是灰白质交界区）、胼胝体、内囊、脑干背外侧等。

（3）CT 为首选影像学检查，20%～50%的患者在急性期可见异常，表现为斑点状的出血。

（4）MRI 亦不能显示受伤轴索，但对识别轴索损伤区组织间隙内增多的液体敏感，因此能很好地显示非出血性损伤，MRI 的诊断价值优于 CT。因患者症状常较重，不能配合 MRI 检查，故并不推荐 MRI 作为首选，但在怀疑该病的患者，即使 CT 检查阴性，亦应在条件许可时及时完善 MRI 检查。

（李宁娜　陈志光）

第二节　脑挫裂伤

【病例资料】

患者男，45 岁。

主诉：跌倒致头痛 2 天。

现病史：患者于昨日 1m 高梯子上跌倒后枕部着地，当时意识丧失，未见呕吐及肢体抽搐，遂由亲属送院急诊，急诊查体示患者神志清楚，无逆行性遗忘，恶心呕吐，呕吐物为胃内容物，非喷射状，自诉头晕头痛，四肢可见自主活动。

既往体健。

查体：体温 36.7℃，脉搏 55 次/分，血压 110/69mmHg，呼吸 19 次/分。神清，精神疲倦，对答可，双眼睑瘀紫水肿，双侧瞳孔等大等圆，直径约为 2.5mm，对光反射灵敏，四肢肌力、肌张力正常。四肢腱反射正常，病理征未引出。颈软，脑膜刺激征（-）。

辅助检查：颅脑 CT 平扫+三维重建示左侧额叶挫裂伤；右枕骨骨折，邻近枕部头皮下血肿形成。

诊断：左侧额叶挫裂伤。

【影像图像及分析】

颅脑 CT 表现：左侧额叶接近脑表面可见片状低密度影，边缘不清，内部密度欠均匀，可见斑片状稍高密度影（图 2-1-2-1、图 2-1-2-2 白箭头所示），病灶肿胀，呈轻度占位效应。余脑实质密度未见异常。脑室系统大小及形态未见异常。脑裂及脑沟未见增宽。脑中线结构居中。幕下小脑及脑干未见异常。右侧枕骨可见线状低密度影，未见错位。颅骨内板下未见明显异常密度影。右侧枕部头皮下可见扁丘状稍高密度影。

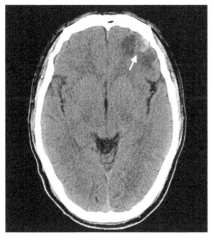 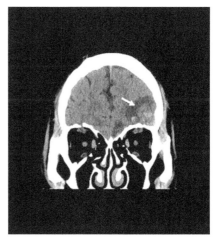

图 2-1-2-1　横断位 CT 平扫　　　　图 2-1-2-2　冠状位 CT 平扫

影像诊断：左侧额叶挫裂伤；右枕骨骨折，邻近枕部头皮下血肿形成。

【案例讨论】

脑挫裂伤是脑挫伤和脑裂伤的统称，始于外力作用所致的颅骨、软脑膜、脑血管和脑组织所造成的形变，其严重程度取决于形变发生的部位和裂度。病理上脑挫裂伤是脑外伤所致的皮层和深层散发的小出血、脑水肿和脑肿胀，以及脑内小动静脉的断裂，结合脑挫裂伤具有固定的好发部位，即颅腔内面凹凸不平的部位，提示脑挫裂伤的发病机制，除了局部组织的形变外，脑组织与粗糙骨质结构的接触损伤也是因素之一。

脑挫裂伤的分布与受伤方式有关，又分为冲击点伤和对冲伤，当脑损伤发生在暴力打击点下面，称为冲击点伤，而暴力作用的对侧所产生的脑损伤，称为对冲伤。

1. 当患者受到加速性损伤时，头部于静止状态受击，由于头部连接颈部和躯干，暴力不能借助头部运动而得到相应的衰减，受击部位承受大部分的冲击力，脑挫裂伤于受伤部位较重；而头部受颈部和躯干的限制，以及颅骨变形甚至颅骨骨折，使冲击力受到衰减，因此对冲侧的脑部在颅腔内运动范围相对受限，桥静脉被撕裂的可能性也较小，脑损伤较为轻微，冲击点伤大于对冲伤。

2. 当患者受到减速性损伤时，头部较高速度的运动因突然触碰物体而停止，脑因惯性作用仍继续向前运动。着力点处脑表面与颅骨内板相冲撞的同时由于着力点处颅骨暂时变形或骨折内陷，造成着力点下面脑组织损伤，即冲击点伤；着力的对侧即对冲部位，由于全脑向着力侧运动，对冲部位的脑底面与颅前窝和颅中窝底凹凸不平的骨嵴产生摩擦，脑表面与骨突起部分冲撞，产生对冲性脑损伤，并可发生脑表面注入静脉窦的桥静脉撕裂，冲击点伤小于对冲伤。

脑挫裂伤患者临床症状分为三类，即局部软组织损伤症状、局部脑组织损伤症状及全身性症状，表现为头痛、呕吐、意识障碍、局部神经功能障碍、精神异常、抽搐、失语等，严重的脑挫裂伤还可因脑组织肿胀导致颅内高压。脑挫裂伤多有进行性加重的趋势，临床症状的严重程度与影像学表现相符，因此连续性的影像学检查监察病情变化非常重要。

脑挫裂伤患者首选 CT 检查，CT 扫描能清晰地显示脑挫裂伤的部位、范围和程度，表现为片状低密度水肿区散在高密度的出血灶，病灶肿胀，呈占位效应，严重时可引起脑疝形成，是目前最常应用、最有价值的检查手段；临床上部分患者在外伤后最初几个小时头颅 CT 检查未发现脑挫裂伤病灶，但是不能因此排除脑挫裂伤的存在，必须短时间内复查。

【诊断要点】

（1）有明确的外伤病史。

（2）急性期主要表现为脑内低密度病灶，伴有点片状高密度出血。

（3）随着病情进展，部分病例逐渐出现脑水肿，表现为脑挫裂伤灶周围的低密度改变。

（4）部分病例表现为脑池、纵裂、脑沟等处的高密度改变，提示蛛网膜下腔出血，这也是脑挫裂伤的一种直接征象。

（李宁娜　陈志光）

第三节　脑　疝

【病例资料】

患者男，67 岁。

主诉：跌倒致头部疼痛，伴意识不清 2 小时。

现病史：患者 2 小时前不慎跌倒，头部着地，导致头部疼痛活动受限，家属将其扶起后于床上休息，后患者逐渐出现意识不清，呼之不应，遂至院急诊。

既往有"前列腺增生"病史 1 年余；分别于 2016 年 6 月及 2018 年 8 月 2 次诊断为脑梗死，遗留右上肢拘挛，双下肢及左上肢乏力。

查体：体温 37.8℃，脉搏 112 次/分，血压 142/75mmHg，呼吸 21 次/分。患者昏迷状，无言语，双侧瞳孔不等大，右侧瞳孔 2.0mm，左侧瞳孔 2.5mm，直间接对光反射消失，四肢肌张力偏低，四肢肌力无法配合检查，未见不自主运动。共济运动（−）。病理反射未引出。颈硬，脑膜刺激征（＋）。

辅助检查：血型为 B 型，RhD 血型为阳性；血常规示白细胞计数（WBC）15.63×10⁹/L，中性粒细胞百分比（NEUT%）88.6%，红细胞计数（RBC）3.99×10¹²/L，血红蛋白测定（Hb）

119g/L；凝血功能检查示活化部分凝血活酶时间（APTT）21 秒，D-二聚体（DDi）7.95mg/L FEU，纤维蛋白（原）降解产物（FDP）15.50mg/L；超敏肌钙蛋白 T（TnT）0.018μg/L，肌红蛋白（MYO）347μg/L；钾离子（K$^+$）3.40mmol/L，肌酸激酶（CK）323U/L。

诊断：颅脑 CT 平扫+三维重建示左侧额颞顶枕部创伤性硬膜下血肿；左侧大脑镰下疝；创伤性蛛网膜下腔出血。

【影像图像及分析】

颅脑 CT 表现：左侧额、颞、顶、枕部颅骨内板下方可见一不规则高、低混杂密度影（图 2-1-3-1、图 2-1-3-2 长白箭头所示），CT 值 12～75HU，密度略不均匀，边界欠清楚，占位征象明显，同侧侧脑室明显受压变形，中线结构向对侧移位（图 2-1-3-1、图 2-1-3-2 短白箭头所示）。

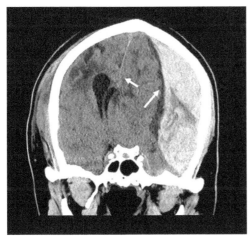 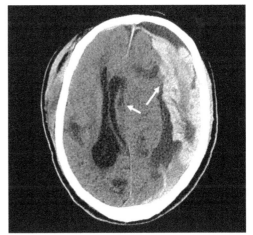

图 2-1-3-1　冠状位 CT 平扫　　　　　图 2-1-3-2　横断位 CT 平扫

影像诊断：左侧额颞顶枕部创伤性硬膜下血肿，并左侧大脑镰下疝形成。

【案例讨论】

脑疝是由于颅内压增高，尤其是颅内占位病变或外伤引起某些部位的颅内压压力不平衡，造成部分组织从压力较高处通过附近的解剖上裂隙（如大脑镰、小脑幕等硬脑膜裂隙）或颅骨生理孔道（如枕骨大孔）向压力较低处移位、嵌顿，压迫相应的脑组织（如脑干）、脑神经、血管而形成；另外，疝入组织本身亦产生缺血、水肿、坏死等病理改变，或阻塞正常脑脊液的循环引起脑积水。

脑疝是一系列临床综合征，并非独立疾病。引起脑疝的常见原因为颅脑外伤、颅内肿瘤、脑血管意外等。不同的脑疝所引起的临床表现也各不相同。脑疝可分为颅外疝和颅内疝。颅外疝是指脑组织通过颅骨缺损向外疝出；颅内疝包括小脑幕裂孔疝、枕骨大孔疝、大脑镰下疝、蝶骨嵴疝。临床以大脑镰下疝、小脑幕裂孔下疝和枕骨大孔疝多见；小脑幕裂孔上疝少见，一旦发生可严重危害生命。以上四类脑疝有时可以两种或两种以上疝同时形成，产生所谓"复合型脑疝"。

1. 大脑镰下疝

大脑镰下疝由一侧幕上占位性病变引起。病变同侧大脑半球的扣带回在大脑镰的下缘向对侧疝出。因此，又称扣带回疝。有时可因大脑前动脉受大脑镰压迫而发生同侧额叶内侧面或旁中央小叶的软化，出现对侧下肢瘫、感觉减退和排尿功能障碍等症状。

2. 小脑幕裂孔疝

小脑幕裂孔疝是由硬脑膜构成的小脑幕，其游离缘与鞍背围合成一个前宽后窄的裂孔。颞叶的海马沟、海马回和邻近的部分舌回都位于小脑幕上方，紧靠小脑幕游离端边缘处。如海马沟回陷入脚间池内，使同侧中脑受压，称沟回疝或颞叶前疝；胼胝体压部和扣带回后部位于四叠体池上方，常由于枕、顶部压力增高，将海马回后部，有时包括舌状前回内端、穹窿回狭部甚至与此池相邻的距状裂等部分枕叶陷入四叠体池，称四叠体池疝（又称颞叶后疝）；海马回和部分舌回位于环池上方，常因颞区的压力将上述组织突入环池，称环池疝，因疝内容物主要为海马回（又称海马回疝）；以上三型小脑幕裂孔疝，各型既可单独出现，也可合并发生。临床表现为动眼神经受压（同侧瞳孔散大），同侧大脑脚受压（同侧偏瘫），意识障碍，生命体征紊乱。影像显示前述的解剖结构移位，鞍上池一侧缺损，同侧大脑脚池、环池、脑桥外侧池扩大，四叠体池倾斜。

3. 枕骨大孔疝

小脑扁桃体和（或）部分脑干经枕骨大孔向下疝入椎管，交感神经、延髓、颈髓及颈神经受压，下移的小脑扁桃体和部分延脑组织被下移到枕骨大孔边缘坚硬的骨性组织，造成严重血液循环障碍，使受压组织缺血、水肿乃至出血性梗死；如果四脑室出口被堵，便可形成梗阻性脑积水，并进一步构成恶性循环，引致延脑的生命中枢功能衰竭、呼吸心搏骤停。临床表现为剧烈头痛，生命体征紊乱，呕吐、呼吸骤停等。小脑扁桃体疝最佳观察方位为矢状位，小脑扁桃体低于基线 5mm（成人）或 7mm（儿童），轴位示小脑扁桃体位于齿状突水平，四脑室变小或拉长下移，延脑上段脊髓受压。

CT 及 MRI 是诊断脑疝及指导治疗决策最常用的检查方法，对于外伤急诊患者，CT 是首选检查，扫描时间短，价格低廉，但是脑组织分辨率远远不如 MRI，特别是在颅后窝疾病中更是如此，CT 对脑疝的诊断更多为间接征象。故影像科医生需熟悉不同脑疝的临床表现，有目的性地主动发现脑疝的形成，在条件许可时尽快完善 MRI 检查。

【诊断要点】

（1）大部分患者由于症状严重，只进行 CT 检查。CT 对脑疝的诊断更多为间接征象而不是看到脑组织移位的直接征象。当患者出现脑疝的临床表现时，需重点注意是否有脑疝形成。

（2）MRI 可很好地从多个角度显示脑组织的移位，并可敏感地发现脑疝组织是否发生缺血、水肿等改变，故在条件许可时，应尽快完善 MRI 检查。

（李宁娜　陈志光）

第四节　硬膜外血肿

【病例资料】

患者男，37 岁。

主诉：车祸导致头部、右肩部疼痛、活动受限 1 小时。

现病史：患者于 1 小时前发生车祸，头部着地，导致头痛头晕，右肩部疼痛、活动受限，当时无昏迷，无胸闷气促，无心慌心悸，无腹胀腹痛，未行特殊处理，呼叫"120"出车接至院急诊就诊。

既往体健。

查体：体温 36.7℃，脉搏 88 次/分，血压 128/72mmHg，呼吸 22 次/分。嗜睡，查体欠配合，双侧瞳孔不等大，左侧瞳孔直径为 4mm，右侧瞳孔直径约为 3mm，双侧对光反射稍迟钝。左侧肢体偏瘫，肌力约 1 级，疼痛刺激下可见屈曲反应，右侧肢体可见自主活动，病理征未引出，脑膜刺激征（－）。

辅助检查：颅脑 CT 平扫+三维重建示右侧额顶部创伤性硬膜外血肿；右额骨骨折。

【影像图像及分析】

颅脑 CT 表现：右侧额顶部颅骨内板下可见双凸透镜状高密度出血灶（图 2-1-4-1、图 2-1-4-2 白箭头所示），边界清楚锐利，密度欠均匀，邻近脑组织受压移位；右侧额骨见线样低密度骨折线影（图 2-1-4-3 白箭头所示）。

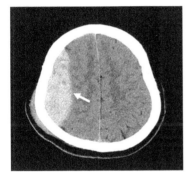 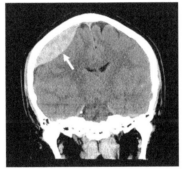 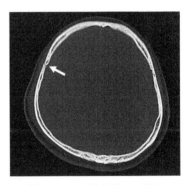

图 2-1-4-1　横断位 CT 平扫　　　图 2-1-4-2　冠状位 CT 平扫　　　图 2-1-4-3　横断位 CT 骨窗

影像诊断：右侧额顶部创伤性硬膜外血肿；右额骨骨折。

【案例讨论】

硬膜外血肿是位于颅骨内板下方与硬脑膜之间的血肿，一般发生在冲击伤及其附近，经常伴有骨折。老年人硬膜和颅骨粘连紧密，硬膜下腔不容易分离；婴幼儿脑膜血管细小，颅骨脑膜血管沟尚未形成，不容易造成大量出血以致撕裂硬膜下腔，故老人和婴幼儿较少发生硬膜下血肿。首先是脑膜中动脉容易被骨折损伤，占硬膜外血肿的 3/4，其次是静脉窦、板障静脉被骨折损伤而导致血肿，故硬膜外血肿以额颞部和顶颞部居多。

主要临床表现是意识障碍，其最典型的症状是受伤后昏迷，清醒后再次昏迷，血肿对侧肢体出现无力，甚至瘫痪、失语。其次是颅内压增高症状，在继发性昏迷前常有躁动不安，此时常伴有视盘水肿。由于血肿的压迫，故常见局灶性神经症状。血肿位于运动区皮质和其邻近部位较多，中枢性面瘫、轻偏瘫、运动性失语等常见；矢状窦旁血肿可出现下肢偏瘫，颅后窝硬膜外血肿可出现眼球震颤和共济失调，血肿所在侧瞳孔散大，对光反射减弱或消失。

硬膜外血肿的首选影像学检查方法是 CT，CT 不仅可以清晰地显示骨折的情况，对于急性期血肿的显示也较为清晰，可直接显示血肿的位置、形态及对邻近脑组织压迫的情况，如能发现血肿邻近的骨折，则可进一步明确硬膜外血肿的诊断。典型的硬膜外血肿 CT 平扫为均匀一致的高密度或高、低混杂密度，表现为双凸镜形状，可以跨过硬膜附着处，但不跨颅缝，多合并颅骨骨折，邻近脑组织受压移位，严重者可发生脑疝。另外要注意的是，部分硬膜外血肿由于其出血血管是静脉，或硬膜和颅骨粘连较为紧密，可表现为迟发的硬膜外血肿，可在外伤后 24～48 小时出血，因此对于有症状的患者或颅脑 CT 已发现颅骨骨折的患者一定要注意随诊复查。

【诊断要点】

（1）患者有明确的外伤史，具有典型的 CT 表现者，不难做出诊断。

（2）部分硬膜外血肿表现为迟发性，因此对于有症状的患者或颅脑 CT 已发现颅骨骨折的患者，一定要注意颅脑 CT 复查。

（李宁娜　陈志光）

第五节　硬膜下血肿

【病例资料】

患者男，79 岁。

主诉：跌倒后头痛头晕 3 小时余。

现病史：患者于昨日晨间 7 时不慎跌倒，疑似后仰头部磕碰地板，当时无不适症状，行动如常，夜间 8 时始觉头晕，头部闷痛不适，无震颤抽搐，无肢体麻木，无口角歪斜，无饮水呛咳，无恶心呕吐、无胸闷心悸、无恶寒发热等。当晚于院急诊科就诊。

既往体健。

查体：体温 36.8℃，脉搏 73 次/分，血压 139/70mmHg，呼吸 20 次/分。神清，意识清楚，稍有头晕，右侧肢体乏力，左眼瞳孔直径约为 4mm，右眼瞳孔直径约为 3mm，左眼对光反射消失，右眼直接对光反射灵敏，间接对光反射消失，右侧视野手试法未见缺损，左眼视物不清。四肢肌力、肌张力正常，生理反射存在，病理征未引出，脑膜刺激征阴性。

辅助检查：颅脑 CT 平扫+三维重建示左侧额颞顶枕部硬膜下血肿。

【影像图像及分析】

颅脑 CT 表现：左侧额颞顶枕部颅骨内板下方可见一新月形高密度影（图 2-1-5-1、图 2-1-5-2 长白箭头所示），密度略不均匀，边界欠清楚，占位征象明显，同侧侧脑室明显受压变形（图 2-1-5-1、图 2-1-5-2 短白箭头所示）。

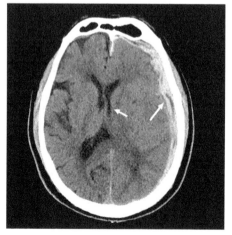
图 2-1-5-1　横断位 CT 平扫

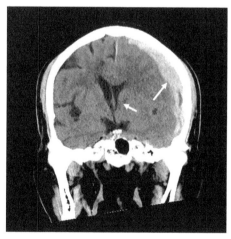
图 2-1-5-2　冠状位 CT 平扫

影像诊断：左侧额颞顶枕部硬膜下血肿。

【案例讨论】

硬膜下血肿发生在硬脑膜与蛛网膜之间，占颅脑损伤的 5%～6%，占全部颅内血肿的 50%～60%，可分为急性期、亚急性期、慢性期。外伤性急性和亚急性硬膜下血肿是由脑挫裂伤导致皮质血管破裂引起的出血。不同的受伤方式，所引起的血肿分布也有所不同。加速性损伤所致脑挫裂伤，血肿多在同侧；减速性损伤所致脑挫裂伤，血肿多在对侧（加速性损伤及减速性损伤机制，请参阅本章第二节"脑挫裂伤"）。头颅侧方加速性损伤，伤侧可引起复合型硬膜下血肿。头颅侧方减速性损伤，同侧多为复合型硬膜下血肿或硬膜外血肿，对侧可致单纯型或复合型硬膜下血肿。一侧枕部减速性损伤的患者，在对侧额颞部前份发生复合型硬膜下血肿，甚至发生脑内血肿；枕部中线减速性损伤易致双侧颅中窝血肿。

急性期、亚急性期病程短，病情发展迅速，当血肿体积不断增大，就可引起颅腔内压力分布不均，使脑组织从高压区向低压区移位，从而引起脑疝（脑疝的症状及机制，请参阅本章第三节"脑疝"）。患者症状严重，表现为颅内压增高、意识改变、运动障碍、生命体征紊乱，当出现脑疝的时候，因脑疝类型的不同产生不同的体征和症状。急性期患者临床表现近似脑挫裂伤，并可因脑挫裂伤出现神经定位症状和体征，但是颅内压增高比脑挫裂伤更为迅速和显著。慢性期于 3 周以上逐渐出现颅内压增高症状、神经功能障碍及精神症状。

急性硬膜下血肿在 CT 上呈新月形，由于紧贴脑组织，血肿压力直接作用于脑组织，故脑水肿反应明显，占位效应也显著。血肿呈混杂高密度，并逐渐出现液液分层，在 2～4 周呈现等密度表现。

颅脑 CT 平扫是急性硬膜下血肿的首选检查方法，对于急性硬膜下血肿，CT 扫描及三维重建技术可直观显示血肿的部位、形态及占位征象等信息。等密度硬膜下血肿在平扫 CT 上难以显示，需借助占位效应等间接征象协助诊断。增强 CT 能显示硬膜下小血肿和贫血患者的等密度血肿。

【诊断要点】

（1）硬膜下血肿位于硬脑膜和蛛网膜之间，不同的受伤方式所引起的血肿分布也有所不同。

（2）硬膜下血肿病程短，病情发展迅速，需短时间内复查以及时发现血肿增大及脑疝形成等危及患者生命的征象。

（李宁娜　陈志光）

第二章

头 颈 部

第一节 鼻 骨 骨 折

【病例资料】

患者女，22 岁。

主诉：外伤导致鼻梁处疼痛 3 小时。

现病史：患者于 3 小时前被拳脚击伤鼻部，当即出现鼻部疼痛，未见出血、鼻塞及嗅觉减退。无意识障碍，无头晕头痛，无胸闷胸痛，无心悸气促。未行特殊治疗，急诊入院。

既往体健。

查体：体温 36.3℃，脉搏 75 次/分，血压 101/54mmHg，呼吸 19 次/分。鼻根部塌陷明显，可见皮损，无鼻出血，无鼻漏，无头晕头痛。鼻黏膜稍充血，双侧下鼻甲肥大，双侧总鼻道未见明显新生物；鼻咽暴露欠佳。

辅助检查：血常规示 Hb 123g/L，血小板（PLT）150×10⁹/L。鼻部 CT 平扫示鼻骨骨折。

【影像图像及分析】

鼻骨 CT 表现：双侧鼻骨骨质断裂不连续，右侧远端轻微塌陷（图 2-2-1-1 白箭头所示），骨折端对位对线尚可，未见明确移位、成角，周围软组织稍肿胀。鼻中隔骨质连续。双侧鼻泪管结构未见破坏。

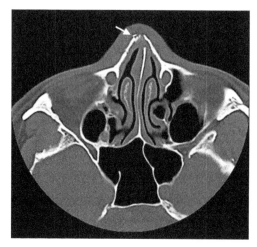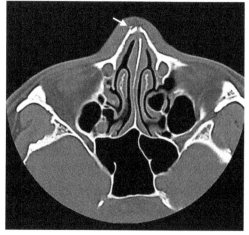

图 2-2-1-1　横断位 CT 骨窗

影像诊断：鼻骨骨折。

【案例讨论】

鼻骨骨折是耳鼻喉科常见的外伤，多由直接暴力引起，如跌伤或拳击等外力直接作用，常累及周围骨质结构，以及合并局部软组织的肿胀、出血，影响面部外形及鼻腔通气。

鼻骨骨折可分为单纯线状骨折、粉碎性骨折及复合型骨折3种类型。鼻骨骨折常发生在鼻骨中下部，线状骨折无明显移位，如发生塌陷、移位，则为凹陷骨折或粉碎性骨折。外伤轻微者鼻骨骨折可单独发生。部分患者可伴有鼻骨间或鼻骨-上颌骨额突之间的骨缝分离，也可伴有上颌骨、额骨、鼻中隔的骨折。

据外伤的程度不同可有各种临床表现：鼻骨骨折、外鼻肿胀引起的鼻部变形；鼻黏膜、血管损伤出血；软组织肿胀、鼻中隔偏曲、鼻中隔血肿导致的鼻塞；合并颅底骨折时可出现脑脊液漏；合并眼眶及视神经受损时可出现视力异常；合并颅内损伤时可出现头痛、头晕及意识障碍。

影像学检查是鼻骨骨折的重要检查手段，常采用鼻骨X线侧位片和（或）鼻骨CT扫描，可显示骨折部位及骨片对位对线等信息。当只有一侧鼻骨骨折或骨折无明显移位时，或骨折位于鼻骨上部时，鼻骨X线侧位片容易发生漏诊，而鼻额缝、鼻颌缝及鼻睫神经血管外鼻分支的沟纹偶尔因投影角度显示在片中时，容易误诊为骨折。CT扫描及三维重建可进一步显示鼻骨及其相邻部位的损伤情况，并且可避免前述鼻骨X线片的误诊、漏诊，因此鼻部外伤首选CT检查，尤其是患者症状指向合并周围组织创伤时，如鼻塞、出血以及脑脊液漏，鼻骨CT扫描比鼻骨X线侧位片有更大的诊断价值。

【诊断要点】

（1）怀疑鼻骨骨折的患者，除在图片中认真观察骨折线及骨折断端的移位之外，还需紧密结合患者的临床症状，避免漏诊其他部位的损伤。

（2）X线片对骨折断端分离不明显、骨碎片较小及隐性骨折，易漏诊。如X线片阴性，不能解释患者鼻部变形及鼻骨擦感时，以及患者合并症状较多时，尽量选择鼻骨CT扫描加三维重建。

（徐　莉　陈志光）

第二节　颧　骨　骨　折

【病例资料】

患者男，65岁。

主诉：外伤致右侧颌面肿痛2小时。

现病史：患者2小时前不慎跌倒，导致右侧面颊部流血疼痛，当时无昏迷、呕吐，无胸闷气促，无腹胀腹痛，自行来院急诊就诊。患者神清，精神好，右侧面颊部流血疼痛，无逆行性遗忘。

查体：患者神清，右侧鼻内见少许出血，右侧眉骨部见面积约 $1cm^2$ 的挫裂伤口，部分表皮缺损，少许渗血。

辅助检查：头颅平扫+三维重建示右侧颧骨骨折，Zingg B 型。

【影像图像及分析】

颅脑 CT 表现：右侧颧骨（图 2-2-2-1 长白箭头所示）、上颌窦外侧壁（图 2-2-2-1A 短白箭头所示）、前壁（图 2-2-2-1B 短白箭头所示）见骨皮质断裂，周边软组织肿胀，右侧上颌窦积液、积血。

影像诊断：右侧颧骨骨折；右侧上颌窦外侧壁、前壁骨折。

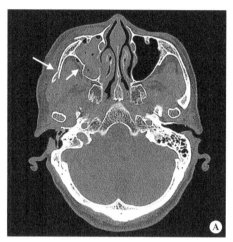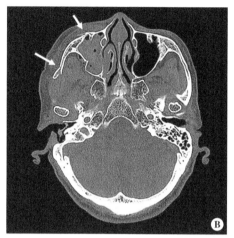

图 2-2-2-1 横断位 CT 骨窗

【案例讨论】

颧骨骨折是颌面部最常见的骨折之一，主要病因是颌面部受到直接或间接的外力损伤。

颧骨、颧弓骨折后，可出现一系列的急性症状和体征：骨折块移位，多为内陷移位，表现为颧面部凹陷；张口受限、复视、瘀斑以及眶下神经、面神经受损症状。

颧骨是面部突出的部分，与上颌骨、额骨、蝶骨和颞骨相连结，其中与上颌骨的连结面最大，颧骨骨折常伴发上颌骨骨折。颧骨的颞突与颞骨的颧突连结构成颧弓，较细窄，也是骨折好发的地方。颧骨与颌面部其他骨质连结较多，故颧骨骨折常合并周围骨质的骨折或是骨质连结处的分离。根据骨折的情况，即 Zingg 分类法，将颧骨、颧弓骨折分为三型：A 型骨折，不完全性颧骨骨折，即颧弓骨折或眶外侧壁、眶下缘骨折，没有发生颧骨复合体的移位；B 型骨折，完全性单发性颧骨骨折，发生颧骨复合体的分离移位；C 型骨折，多发性颧骨骨折，即颧骨复合体的粉碎性骨折。该分类法对骨折块的解剖复位、固定及眶部重建有重要的临床意义。

影像学检查可采用 X 线检查或 CT 检查。X 线检查常取鼻颏位和颧弓位，X 线片可清楚地显示颧弓的骨折及移位情况。CT 结合三维重建，可清晰地显示颧骨骨折及邻骨骨折，同时可显示骨折碎片对周围软组织的影响，并可准确进行 Zingg 分类。

【诊断要点】

（1）颧骨、颧弓骨折根据损伤史、临床症状和 X 线、CT 检查，可明确诊断。

（2）根据 CT 图像，应对患者的颧骨骨折进行 Zingg 分类诊断，以指导临床下一步的诊治。

（徐 莉 陈志光）

第三节　舌骨骨折

【病例资料】

患者男，53 岁。

主诉：车祸外伤致意识障碍 6 小时。

现病史：患者于今日凌晨 1 时与小汽车相撞，过程不详，外院"120"出车，到医院时患者意识尚清，对答切题，头晕，全身多处疼痛不适。

既往体健。

查体：浅昏迷状，发育正常，形体适中，查体不合作。

辅助检查：颈部 CT 平扫示舌骨骨折。

【影像图像及分析】

颈部 CT 表现：舌骨右份骨质中断（图 2-2-3-1 白箭头所示），局部骨质向内侧移位，周围软组织肿胀；右侧梨状窝及喉室较对侧稍窄。

影像诊断：舌骨骨折。

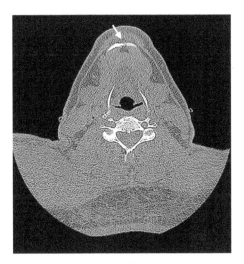

图 2-2-3-1　横断位 CT 骨窗

【案例讨论】

舌骨骨折多为颈前部各种钝力直接挫伤，如拳击伤、勒伤、车祸等，或由于猛烈的肌肉牵拉伤导致的舌骨骨质受力折断。强烈的吞咽动作及突然的颈部过度伸展与扭转，亦可致舌骨骨折。患者颈部受到剧烈的外伤后，除注意颈椎是否受到外力作用骨折外，喉部、舌骨的损伤也需要重点关注。

舌骨骨折常见临床症状为喉部疼痛、吞咽困难、声嘶，如骨折片刺激喉部，可引起局部软组织肿胀，导致气道狭窄。查体可触及舌骨区的骨擦感。

根据病史有颈部、下颌骨或上胸部挫伤史及临床表现，结合 CT 检查，不难进行诊断，须认真观察，避免漏诊。

当怀疑患者有喉部及舌骨的骨折时，CT 为首选的影像学检查。舌骨骨折好发于舌骨大角与舌骨体连结处及舌骨大角，因肌肉猛烈收缩所致骨折者为舌骨大角尖端骨折，结合患者的受伤方式，认真观察骨质及周围软组织改变，可避免漏诊。影像诊断需与舌骨未完全钙化相鉴别。

【诊断要点】

（1）舌骨骨折是一种具有隐蔽性、危险性及延误处理、预后不佳的疾病，准确诊断、及时处理是改善预后的关键。

（2）当怀疑患者有喉部及舌骨的骨折时，CT 为首选的影像学检查。

（徐　莉　陈志光）

第四节 外伤性视网膜出血剥离

【病例资料】

患者男，45岁。

主诉：车祸致意识障碍1天。

现病史：患者于昨日21：30左右被小轿车撞倒在地，具体情况不详，由路人呼叫"120"送至院急诊就诊。

查体：体温37.8℃，脉搏83次/分，血压122/78mmHg，呼吸18次/分。格拉斯哥昏迷评分（GCS）：5分，E1V1M3。患者呈浅-中昏迷状，疼痛刺激下无反应，左侧瞳孔直径约为5mm，对光反射消失，右侧瞳孔直径为3mm，对光反射迟钝，四肢肌力查体不配合，肌张力稍增高，双侧巴宾斯基征阳性，颈稍硬，脑膜刺激征（-）。形体偏胖，发育正常，营养中等，查体欠合作，被动体位。全身皮肤巩膜无黄染，浅表淋巴结无肿大。头颅大小正常，后枕部可触及一巨大头皮下血肿，五官端正，耳、鼻无异常分泌物，双睑结膜无充血；咽无充血，双侧扁桃体无肿大。颈静脉无怒张，气管居中，双侧甲状腺无肿大，无血管杂音。胸廓对称，经鼻气管插管，双肺呼吸音粗，可闻及湿啰音，无胸膜摩擦音；心前区无隆起，无抬举样搏动，心率83次/分，律齐，各瓣膜听诊区未闻及病理性杂音。腹部平坦，无浅表静脉怒张，未见胃肠型及蠕动波，腹肌无紧张，无压痛及反跳痛，全身多处擦伤，局部无渗血渗液，麦氏征（-），墨菲征（-），肝脾肋下未触及，双肾区无叩痛，移动性浊音（-），肠鸣音正常，右髋部可见一"Y"形陈旧性切口。

辅助检查：头颅平扫+三维重建示左侧额颞叶多发小斑片状、团片状高密度血肿，出血量约为49ml。双侧大脑半球、脑桥、中脑、双侧小脑半球弥漫肿胀，脑沟明显变窄，以左侧大脑半球肿胀为著。双侧额顶颞叶脑沟、纵裂池、双侧侧裂池、桥前池、双侧小脑幕密度增高，密度弥漫性不均匀减低。脑室系统受压变窄，中线结构明显右移。鞍上池、桥前池、双侧小脑延髓池明显变窄。右侧颞顶部内板下见少许弧带状高密度影。双侧顶骨、右侧颞骨可见线状透亮影。双侧额顶枕颞部、颌面部皮下软组织肿胀、密度增高。双侧上颌窦、筛窦、额窦、蝶窦内见大量积液。双侧眼球后缘可见条片状不均匀高密度影，边缘清晰。

【影像图像及分析】

颅脑CT表现：双侧眼球后缘可见条片状不均匀高密度影（图2-2-4-1、图2-2-4-2长白箭头所示），边缘清晰。左侧额颞叶可见多发小斑片状、团片状高密度血肿（图2-2-4-1、图2-2-4-2B短白箭头所示）。双侧额顶颞叶脑沟密度增高（图2-2-4-2A短白箭头所示）。双侧额顶枕颞部、颌面部皮下软组织肿胀、密度增高。

影像诊断：双侧眼球后缘条片状高密度影，提示外伤后视网膜出血剥离。

【案例讨论】

眼外伤是眼球及其附属器由于机械性、物理性、化学性等因素直接作用于眼部，引起眼的结构和功能损害。其中机械性眼外伤较为常见，常合并颅脑或颌面部的外伤。机械性眼外伤包括非穿孔性外伤、穿孔性眼外伤和异物伤。

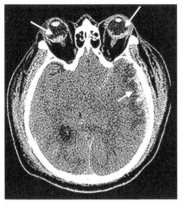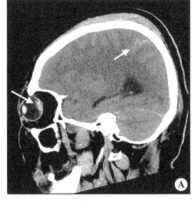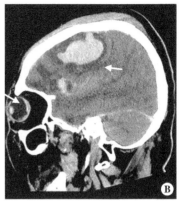

图 2-2-4-1　横断位 CT 平扫　　　　　　　　图 2-2-4-2　矢状位 CT 平扫

　　眼球结构复杂精密，外伤的临床表现也较为复杂，常见表现为眼睑皮下出血和气肿、角膜上皮剥脱、前房积血、虹膜根部断离、外伤性瞳孔散大、玻璃体积血、睫状体脉络膜脱离、视网膜出血、视网膜震荡、外伤性白内障和晶状体脱位、脉络膜出血和破裂、眼球破裂或异物残留，影像科需紧密结合患者的眼部症状和体征认真阅片，以免造成遗漏，延误治疗。

　　视网膜脱离是视网膜的神经上皮层与色素上皮层的分离。脱离部分的视网膜无法感知光刺激，导致眼部的图像不完整或全部缺失，是视力下降和失明的主要原因之一。视网膜的常规检查方法主要是直接检眼镜、间接检眼镜检查以及超声，但是综合性医院夜间急诊常无法满足检查要求，且患者常合并严重的颅脑或颌面部损伤，CT 是较为常用且实用的检查。

　　视网膜脱离的 CT 表现：根据脱落的程度和范围，分为完全脱离和部分性脱离。视网膜完全脱离时两端达锯齿缘，呈漏斗状，仅在视盘和锯齿缘附着，CT 横断面表现为"V"形或"Y"形，向眼球前方开口，尖端指向眼球后极视神经。在外伤患者，引起视网膜剥离的原因常为视网膜出血，此时 CT 上显示为剥离视网膜下方的高密度出血影。

【诊断要点】

　　在综合性医院，当患者合并其他部位的严重损伤不能配合专科检查时，眼部症状和专科情况是晚于影像学检查的，需要影像科医生对眼外伤的影像学表现有较深的认识和细致的观察。

（徐　莉　陈志光）

第五节　下颌骨骨折

【病例资料】

患者男，27 岁。

主诉：外伤致左下颌肿痛 30 分钟。

现病史：30 分钟前，患者因外伤致左下颌肿痛，当时无昏迷，无呕吐，无头晕，口吐血液，胸腹、颈腰背部无疼痛，四肢无麻木。步行来诊。否认发热、咳嗽、呼吸困难、乏力、腹痛等不适。

查体：体温 36.4℃，心率 118 次/分，呼吸 19 次/分，血压 123/85mmHg，神清，语言流利，对答合理，查体合作，耳鼻无渗血，颜面部可见伤痕，伤口表浅、清洁，无渗液，左侧下颌部肿胀，压痛（＋），无明显凹陷及骨擦感，双侧瞳孔等大等圆，对光反射灵敏；颈软，无抵抗感。胸腹、脊柱压痛（－）。右手可见伤痕，压痛（±），活动可，肢端感觉及血运可。四肢肌力及肌张力正常，无麻木，病理征（－）。

辅助检查：颌面部 CT 平扫+三维重建示左侧下颌骨骨折。

【影像图像及分析】

颌面部 CT 表现：左侧下颌骨见透亮骨折线影（图 2-2-5-1、图 2-2-5-2 白箭头所示），骨折端稍错位，邻近软组织肿胀，密度增高；左侧颞颌关节对位良好。

影像诊断：左侧下颌骨骨折。

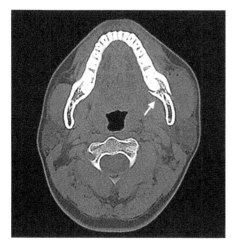 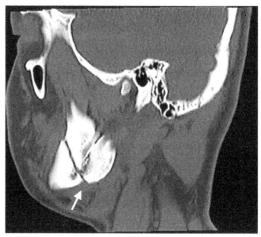

图 2-2-5-1　横断位 CT 骨窗　　　　　　　图 2-2-5-2　矢状位 CT 骨窗

【案例讨论】

下颌骨位置突出，易受到外力致伤，机动车交通事故是主要致伤原因。

下颌骨骨质远较上颌骨致密，骨松质较少，这是由于下颌骨是参与咀嚼活动的主要骨骼，且有两组强大的咀嚼肌附着，分别是下颌骨升颌肌群（咬肌、翼内肌、颞肌）以及降颌肌群（颏舌骨肌、二腹肌），可为咀嚼活动提供强大的力量，且在活动中保持平衡。当下颌骨骨折时，强大的牵引力引起下颌骨发生错位甚至累及所附着的组织结构，从而出现一系列的急性症状和体征：骨折部位疼痛、肿胀、皮下瘀斑；牙龈撕裂和牙齿损伤；触诊可发现骨折移位以及异常活动度、骨擦音；当累及颞颌关节时可引起咬合紊乱、功能障碍；外观出现面部畸形，部分患者可因为神经受损并发感觉异常；下颌骨正中联合部的粉碎性骨折或正中联合部的双侧并发骨折可引起降颌肌群牵拉，导致舌后坠，引起窒息。

下颌骨尽管坚固，但存在几个解剖薄弱区域（即颏孔区、下颌角、下颌骨正中联合、髁颈部），在直接或间接力量作用下，容易在这些部位发生骨折。影像学检查手段可选择平片或者CT。平片可选择下颌骨曲面体层片和下颌骨正侧位片；下颌骨开口后前位片可较好地显示髁突骨折。CT 为下颌骨损伤首选检查，横断位片、冠状位片结合三维重建影像可以准确地显示下颌骨骨折以及周围软组织改变，如舌体后坠、牙齿脱落等。

【诊断要点】

（1）详细询问病史，了解受伤原因，进行口腔颌面部体查，结合症状及影像学检查可进行明确诊断。

（2）颌骨正中联合部的粉碎性骨折或正中联合部的双侧并发骨折，可引起呼吸困难乃至窒息，该类骨折需重点提及。

（徐 莉 陈志光）

第六节 眼 眶 骨 折

【病例资料】

患者男，66岁。

主诉：车祸外伤导致全身多处流血疼痛30分钟。

现病史：30分钟前发生车祸撞伤，具体过程不详，导致右眼眶周流血、右眼瘀肿，四肢多处皮损流血疼痛，旁人呼叫"120"出车。

患者仰卧在地上，神清，汗出，疼痛面容，右眼眶周瘀肿流血，四肢多处疼痛，诉欲呕吐，少许头晕，胸闷，少许胸痛，无逆行性遗忘。

查体：患者神清，左侧瞳孔直径约为2.5mm，对光反射灵敏，右眼瘀肿，无法观察，耳鼻未见异常分泌物，右侧眉弓外上缘可见约3cm伤口，右眼眶外侧部见约3cm不规则伤口，部分皮肤缺损、渗血，深达肌层。

辅助检查：眼眶CT示右眼眶内侧壁骨折。

【影像图像及分析】

眼眶CT表现：右眼眶内侧壁及邻近后下壁连续性中断，向邻近筛窦腔内凹陷（图2-2-6-1、图2-2-6-2白箭头所示）；右眼眶内直肌、上斜肌增粗，肌锥内见条絮状稍高密度影及少许斑点状积气征，前者与邻近视神经分界不清，视神经较对侧略显增粗。右侧筛窦、额窦、上颌窦、鼻腔及邻近鼻咽腔内见低密度影充填。右眼眶周局部软组织肿胀，表面不光整，内见点状致密影。

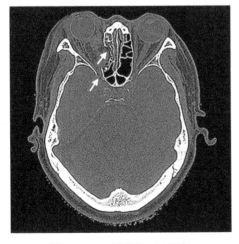 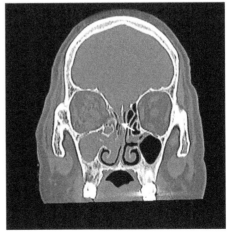

图 2-2-6-1 横断位 CT 骨窗　　　　　图 2-2-6-2 冠状位 CT 骨窗

影像诊断：右眼眶内侧壁骨折。

【案例讨论】

眼眶或眶周骨骼遭受外力打击，可出现眼眶骨折，是常见的颅面损伤之一，常与颅面其他骨折联合发生。

眼眶骨折根据其外伤原因分为以下三种类型。

1. 眼眶爆裂骨折

当眼眶被钝器正面打击时，眶内压力急剧升高，从而使眶壁的薄弱处发生骨折。一般常见于眼眶内侧壁，因此处结构最为脆弱、复杂，由前向后依次为上颌骨、泪骨、筛骨和蝶骨，主要结构为极薄（0.2～0.4mm）的筛骨纸板，在骨折的同时容易发生眼外肌嵌顿，如果患者眼眶内侧壁骨折的同时出现复视、眼球运动受限、眼外肌牵拉试验阳性等症状时，须注意是否存在眼外肌及其周围组织嵌顿。

2. 眼眶直接外力骨折

眼眶直接外力骨折指外力直接作用于眼眶所致骨折，如外力未能缓冲，冲击力传导可造成着力点远端骨折。

3. 眼眶复合骨折

眼眶复合骨折，即爆裂骨折及直接外力骨折并存，其损害范围较广泛，多合并颌面部颅骨的多发骨折。

眶骨骨折的直接征象为骨质中断，骨缝分离，这是诊断眶骨骨折的唯一标准。螺旋CT扫描结合图像后处理重建，是目前显示眶骨骨折的首选检查以及最佳检查方法，可通过冠状位重建显示眼眶四壁，矢状位图像可很好地显示眶上、下壁，任意角度的MPR重建能显示受伤眶壁的形态、骨折断端对位的情况，眼肌是否嵌顿，眶内脂肪及视神经的改变，眶内是否存在积气、出血、异物等，为治疗方案的制订提供良好的保证。

【诊断要点】

（1）当患者存在眶内出血、眶周水肿、眶周瘀斑、结膜下出血以及皮下气肿、眼球内陷畸形、眼球运动障碍、复视、视力障碍、眶周麻木等症状时，须注意眼眶骨折的可能性。

（2）眼眶CT为首选辅助检查，须结合横断位、冠状位和三维重建CT图像，对眶缘和眶壁骨折以及软组织损伤进行综合判断。

（徐　莉　陈志光）

第三章

脊　柱

第一节　C_1 骨　折

【病例资料】

患者男，56 岁。

主诉：重物砸伤致头部疼痛流血 1.5 小时。

现病史：1.5 小时前被重物砸伤致头部疼痛流血，伴头晕头痛，无恶心呕吐，无心悸胸闷。由旁人呼"120"入院。

既往史：高血压病史 1 年，平素服硝苯地平控释片 30mg 口服，每天 1 次，自诉血压控制可。2019 年 8 月查颈动脉彩超示双侧颈总动脉内中膜层增厚，服匹伐他汀钙片/铝镁匹林片（Ⅱ）至今，现无明显不适。否认糖尿病、肾病等其他内科疾病病史；否认肝炎、肺结核等传染病病史；否认其他重大外伤、手术及输血史。

查体：体温 36.4℃，脉搏 76 次/分，呼吸 18 次/分，血压 159/86mmHg。

专科检查：头顶部可见一长约 20cm 的头皮撕脱伤口，余无特殊。

辅助检查：血常规示白细胞计数 10.81×10^9/L↑，淋巴细胞计数 4.16×10^9/L，单核细胞计数 0.63×10^9/L。

【影像图像及分析】

颈椎 CT 表现：寰椎骨皮质不连续，前弓左侧（图 2-3-1-1 长白箭头所示）、右侧侧块（图 2-3-1-1 短白箭头所示）可见透亮线，断端稍分离，累及右侧横突孔（图 2-3-1-2 白箭头所示），齿状突周围见小斑片状高密度影，周围软组织轻度肿胀。

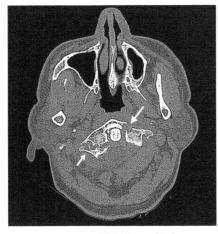 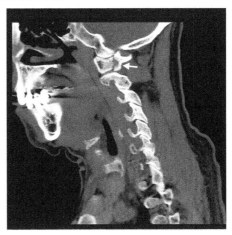

图 2-3-1-1　横断位 CT 骨窗　　　　图 2-3-1-2　矢状位 CT 骨窗

影像诊断：寰椎骨折，累及右侧横突孔。

【案例讨论】

寰椎（第 1 颈椎，C_1）无椎体棘突，由前后弓和侧块组成，呈环状，两侧的上关节突与枕骨髁关节面形成寰枕关节。该关节通过附着于枕骨髁的翼状韧带与齿状突及横韧带构成连结，可产生较大程度的伸屈运动和较少的侧屈及旋转运动。而下关节面与枢椎的上关节凸面形成寰枢椎的外侧关节，关节面近水平位，略向外方倾斜，其间无椎间盘，关节囊松弛。枢椎棘突特大，椎体前上方为骨性突起，称齿状突；齿状突伸入寰椎内，后缘的横韧带附着于颈椎两侧，并将齿状突固定于前部，形成可有较大轴位旋转和一定程度屈伸侧屈的寰枢正中关节，该关节又为寰齿前关节和寰齿后关节。寰枢关节之间轴位旋转受翼状韧带的调节和限制，而横韧带则限制寰枢关节屈曲时向前的滑动。

C_1 骨折是少见病，约占上颈椎损伤的 50%，占脊柱骨折的 1%~2%，占急性颈椎骨折的 7%~10%；C_1 骨折主要表现为颈部疼痛、僵硬及枕下区域疼痛，可合并脑神经损伤。

颈椎前后弓与侧块连结处较薄弱，容易发生骨折。如发生多处骨折，常分为典型不稳定性寰椎骨折（Jefferson 骨折，即 C_1 环 4 处骨折伴明显的分离和脱位）、非典型不稳定性寰椎骨折（C_1 环 4 处以上骨折伴横韧带损伤）。稳定性寰椎骨折（C_1 环单处骨折，寰椎稳定性不受影响）。寰椎的稳定性主要由齿状突前方的寰椎前弓和齿状突后方的横韧带决定，失去前弓的阻挡即发生寰椎向后脱位，失去横韧带阻挡即发生寰椎前脱位。

X 线片重叠结构较多，可能出现误漏诊。

CT 检查及后处理技术能明确显示骨折部位，有无关节脱位，骨性椎管有无狭窄。MRI 能明确显示脊髓的损伤情况。

【诊断要点】

（1）外伤史，颈椎肿痛，旋转不能。

（2）CT 显示 C_1 骨折更明确，并可协助判断有无关节脱位，有无椎管狭窄；MRI 能清楚显示脊髓损伤情况。

（易云平　张思伟）

第二节　C_2 齿状突骨折

【病例资料】

患者男，48 岁。

主诉：跌倒致颈痛伴活动受限 2 天。

现病史：患者诉于 5 月 27 日不慎从约 3m 高的树上摔下，头部着地，自觉颈痛，伴头痛头晕，呈昏沉感，当时无昏迷，无外伤，无肢体麻木乏力，无呼吸困难，可行走，休息后头晕头痛可缓解，但仍颈痛，至当地医院行头颅 CT 示未见异常（未见纸质报告），予颈托固定。后于 5 月 28 日至某大学附属医院就诊，行颈椎 CT，提示枢椎骨折。后至本院急诊就诊，患者为求进一步治疗由急诊拟"第 2 颈椎骨折"收入科室。

入院症见：患者神清，精神可，颈托制动，颈枕部疼痛，无头晕头痛，无肢体麻木乏力，无呼吸困难，无发热，纳、眠一般，二便可解。

既往史：否认高血压、糖尿病病史，否认心脏病、肾病等内科疾病病史；否认肝炎、肺结核等传染病病史；否认其他外伤、手术及输血史。

查体：体温 36.7℃，脉搏 88 次/分，呼吸 20 次/分，血压 128/86mmHg。

专科检查：颈曲变直，颈枕部压痛，无肿胀，四肢肌力感觉反射正常，肌力正常，病理征未引出。

辅助检查：外院颈椎 CT 提示如下。①枢椎骨折；②$C_{5\sim6}$、$C_{6\sim7}$ 椎间盘病变，建议完善 MRI 检查；③C_7 椎体平面韧带钙化，骨性椎管稍狭窄。

【影像图像及分析】

颈椎 CT 表现：颈椎生理曲度变直；齿状突可见骨折线，骨折线呈斜行至椎体下缘及左侧椎间孔区（图 2-3-2-1、图 2-3-2-2、图 2-3-2-3 白箭头所示），C_2 左侧横突亦见骨折；齿状突位置略欠居中，右侧间隙略增宽，其余可见颈椎骨质增生。

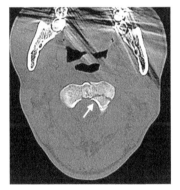 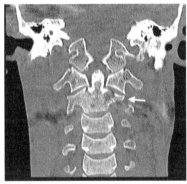 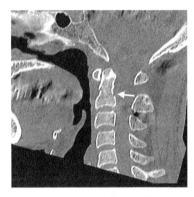

图 2-3-2-1　横断位 CT 骨窗　　　　图 2-3-2-2　冠状位 CT 骨窗　　　　图 2-3-2-3　矢状位 CT 骨窗

影像诊断：枢椎齿状突骨折，累及 C_2 椎体及左侧椎间孔，C_2 左侧横突骨折。

【案例讨论】

枢椎（第 2 颈椎，C_2）齿状突骨折是指由外部因素导致的第 2 颈椎椎体齿状突部分骨质完整性或连续性破坏。枢椎齿状突骨折是一种常见病，主要病因为外伤导致。主要临床症状包括颈部疼痛、颈部活动受限和被迫双手托头，可导致呼吸骤停和骨折不愈合的并发症。齿状突骨折在成人颈椎骨折脱位中占 10%～15%，任何外伤后出现颈部持续疼痛和僵硬，伴或不伴神经压迫症状的患者应当给予影像检查，包括 X 线、CT 及 MRI 检查，以免造成齿状突骨折遗漏。

有关齿状突骨折分类有几种不同的系统，临床上最为流行的分类是 Anderson 分类和 D'Alonzo 分类，将齿状突骨折分为Ⅰ、Ⅱ、Ⅲ三型。

Ⅰ型骨折又称齿尖骨折，为齿状突尖韧带和一侧的翼状韧带附着部斜行骨折，约占 4%。

Ⅱ型骨折又称基底部骨折，为齿状突与枢椎体连结处的骨折，最为常见，约占 65%。

Ⅲ型骨折为枢椎体部骨折，骨折端下方有一大的松质骨基底，骨折线常涉及一侧或双侧的寰枢上关节面，约占 31%。

张口位 X 线片可显示齿状突骨折、移位，但对非移位性细小骨折显示欠佳，容易漏诊；CT 检查及后处理技术能明确显示骨折部位、范围，有无关节脱位，骨性椎管有无狭窄，是首选检查方法。MRI 能明确显示脊髓及周围肌肉的损伤情况，是 CT 检查的有益补充。

【诊断要点】

（1）外伤史，典型症状为颈部疼痛、颈部活动受限和被迫双手托头。

（2）CT 显示齿状突骨折更明确，并可协助判断有无关节脱位，有无椎管狭窄；MRI 能清楚地显示脊髓及周围肌肉的损伤情况。

（易云平　张思伟）

第三节　骶尾椎骨折

【病例资料】

患者女，55 岁。

主诉：意外跌倒致骶尾部疼痛 1 天。

现病史：患者于下楼梯时不慎踩空跌倒在地，骶尾部着地，伤后骶尾部疼痛，活动痛性受限。现疼痛不能缓解，遂至院门诊就诊。

入院症见：轮椅入院，神清，精神可，右臂部疼痛，骶尾部疼痛，活动受限，无头晕头痛，无胸闷胸痛，无恶心欲呕，无腹痛腹泻，纳一般，少许腹胀，眠可，二便调。

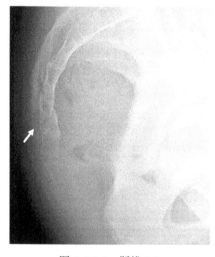

图 2-3-3-1　骶椎 DR

既往史：患者慢性浅表性胃炎病史，已愈。体检时发现左肾结石，无明显症状。

查体：体温 36.3℃，脉搏 84 次/分，呼吸 20 次/分，血压 121/84mmHg。

专科检查：右臂部疼痛。腰部活动无受限，各棘突无压痛，骶尾部压痛，未见瘀斑，平躺时疼痛较甚；双下肢肌力、肌张力、感觉未见异常，生理反射存在，病理征未引出。

【影像图像及分析】

骶椎数字 X 线摄影（DR）表现：第 5 骶椎见斜行骨折线（图 2-3-3-1 白箭头所示），折线清晰，对位尚好；余未见异常。

影像诊断：第 5 骶椎骨折。

【案例讨论】

骶尾骨由 5 块骶椎及 3～5 块尾椎组成，上与腰椎相连。骶尾骨骨折是指骶骨和（或）尾骨的骨折，以第 4、5 骶椎骨折最常见，尾骨骨折次之，骶骨骨折大多由交通致高处坠落伤等高能暴力引起，且常合并有严重的其他器官损伤和其他部位骨折；尾骨骨折的外伤暴力方式以臀坐式跌伤为主，但多见尾骨脱位。患者可出现疼痛、皮下淤血、惧坐等典型症状，部分患者还会出现类似坐骨神经痛的症状。

骶骨骨折可采用 Denis 三型分类法：Ⅰ型，骶骨翼部骨折；Ⅱ型，骶孔区骨折；Ⅲ型，正中骶管区骨折。Ⅱ型和Ⅲ型分别引起骶神经与马尾神经的损伤。

X 线检查可明确显示骨折线及骨折分型，但对非移位性细小骨折显示欠佳，容易漏诊；CT 检查及后处理技术能明确显示骨折部位、范围，当 X 线诊断不明确时应行 CT 检查。MRI 能明确显示神经、周围肌肉及韧带的损伤情况，是 CT 检查的有益补充。

【诊断要点】

（1）外伤史，典型症状包括疼痛、皮下淤血、惧坐。

（2）X 线片及 CT 显示骶尾骨突骨折，CT 显示更明确；MRI 能清楚显示神经、肌肉及肌腱的损伤情况。

（易云平　张思伟）

第四节　寰枢关节脱位

【病例资料】

患者男，59 岁。

主诉：四肢乏力麻木、走路不稳 1 年半。

现病史：患者于 1 年半前开始无诱因下出现双侧肢体麻木，多次至当地医院查 MRI 提示寰枢椎半脱位并脊髓受压变性，行保守治疗效果不佳。现患者为求进一步诊治，遂至本院门诊就诊，门诊医生建议入院系统治疗，由门诊医生拟"脊髓型颈椎病"收入科室。

入院症见：患者神清，精神可，步行入院，四肢麻木乏力，以远端指关节麻木为主，行走伴少许踩棉花感，精细动作尚协调，无恶寒发热，无胸闷心悸，无腹痛腹泻，无咳嗽咳痰等不适，纳、眠可，二便调。

既往体健。

查体：体温 36.6℃，脉搏 75 次/分，呼吸 18 次/分，血压 130/86mmHg。

专科检查：颈部活动无受限，颈椎未见明显侧弯，压颈试验（－），椎间孔挤压试验（－）、臂丛牵拉试验（－），屈颈试验（－）、腰部生理屈度存在，未见明显侧弯畸形，腰部肌肉稍紧张，腰部棘突、椎间隙/椎旁压痛（－），叩击痛（－）。双侧直腿抬高试验（－），加强试验（－），双侧"4"字试验（－），双侧跟臀试验（－），双侧侧股神经牵拉试验（－），髋、膝活动可。

辅助检查：外院 MRI 提示寰枢椎半脱位并脊髓受压变形。

【影像图像及分析】

颈椎 CT 表现：颈椎寰齿前间隙增宽（图 2-3-4-1 白箭头所示）约 0.6cm，侧块与双侧齿状突间距不等，右侧较宽（图 2-3-4-2 白箭头所示），未见明确骨折。

颈椎 MRI 表现：颈椎矢状位示齿状突后移，寰枢关节结构紊乱，间隙增宽（图 2-3-4-3、图 2-3-4-4 长白箭头所示）约 0.6cm，横韧带增厚，相应节段椎管狭窄，最窄处约 0.57cm，颈脊髓明显受压变细，T_2WI 信号不均匀增高（图 2-3-4-3 短白箭头所示）。

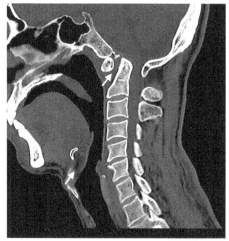
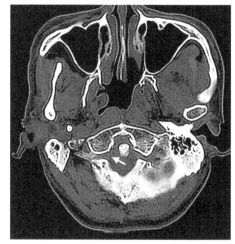

图 2-3-4-1　矢状位 CT 骨窗　　　　图 2-3-4-2　横断位 CT 骨窗

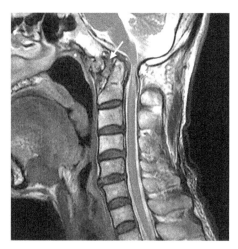
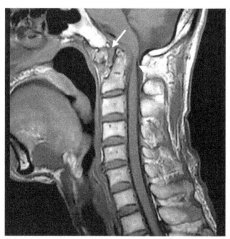

图 2-3-4-3　矢状位 T₂WI 平扫　　　　图 2-3-4-4　矢状位 T₁WI 平扫

影像诊断：寰枢关节脱位，相应节段脊髓受压变形，椎管狭窄。

【案例讨论】

寰枢关节脱位是指颈椎的寰椎、枢椎之间的关节失去正常的对合关系。寰枢关节脱位是上颈椎最常见的损伤，若未经及时治疗，其脱位程度常进行性加重，导致脊髓高位受压而危及生命。寰枢关节脱位分前、后脱位和旋转脱位。主要表现为颈部疼痛、颈部活动受限、僵直、四肢无力、走路不稳、二便异常；严重者或晚期病例可伴有呼吸功能障碍，若合并颅底凹陷等，还可出现吞咽困难、构音障碍、视物不清等脑神经并发症。

从解剖学角度看，如果没有暴力外伤史，寰椎横韧带、翼状韧带、关节囊韧带和齿状突均完整，就不可能出现寰枢关节脱位，寰齿侧间隙不对称可能是正常解剖现象，没有临床意义。X 线侧位或 CT 矢状位寰椎前弓后缘与齿状突距离正常成人和儿童分别约 2.5mm 和 3mm，如成人寰齿间距（寰椎前弓结节后缘中点至齿状突距离，ADI）为 3～5mm，常提示横韧带损伤，如间距为 5～10mm，则提示横韧带及部分翼状韧带损伤，如达 10～12mm，则提示有全部韧带损伤断裂可能。MRI 检查可以明确显示横韧带及翼状韧带的损伤情况。

【诊断要点】

（1）明确有无外伤、先天畸形、寰枢关节炎（如类风湿关节炎、银屑病关节炎等）。

（2）环齿侧间隙及 ADI 有无增宽（大于 3mm），ADI 更有意义；同时注意观察椎管有无狭窄，齿状突有无骨折等。

（易云平　张思伟）

第五节　脊　髓　损　伤

【病例资料】

患者男，45 岁。

主诉：车祸致全身多处疼痛，活动受限 12 天。

现病史：患者于 2020 年 6 月 8 日 15 时左右在骑电动车上班路上与小轿车相撞致全身多处疼痛、流血，活动受限，患者当即昏迷，肇事人逃逸，由路人报警并拨打"120"后送入院。

入院症见：平车入院，患者神清，精神稍倦，全身多处疼痛，活动受限，喉中闻及痰鸣音，无明显咳嗽，留置右锁骨下中心静脉导管（CVC）、尿管固定通畅在位，尿量多，质清，淡黄色，无恶寒发热，无头晕呕吐，无胸闷气促等其他不适，纳、眠一般，大便失禁。

既往体健。

查体：体温 36.6℃，脉搏 92 次/分，呼吸 20 次/分，血压 124/81mmHg。

专科检查：头顶部可见长约 15cm 弧形术后瘢痕，胸廓挤压征（+）；左肩关节广泛压痛，双上肢感觉肌力正常，血运良好；左腹股沟压痛（+），平脐以下平面感觉障碍，双下肢肌力 0 级，浅感觉存在，深感觉丧失。

【影像图像及分析】

胸椎 CT 表现：T_{11} 椎体爆裂性骨折（图 2-3-5-1 长白箭头所示），部分骨碎片后移，压迫硬膜囊，相应层面椎管稍变窄；$T_{9\sim11}$ 棘突骨质连续性中断（图 2-3-5-1 短白箭头所示）。

胸椎 MRI 表现：T_{11} 椎体压缩变扁（图 2-3-5-2、图 2-3-5-3 长白箭头所示），骨质不连续，累及中柱，信号不均匀，T_1WI 呈稍低信号，T_2WI 呈不均匀稍高信号影，T_2 压脂序列呈不均匀高信号，部分骨碎片后移，压迫硬膜囊，相应层面椎管稍变窄，邻近脊髓呈受压改变，信号不均匀；T_4、T_5 椎体轻度楔形变扁（图 2-3-5-2、图 2-3-5-3 短白箭头所示），信号不均匀，见斑片状异常信号影，T_1WI 呈低信号，T_2WI 呈稍高信号，T_2 压脂呈稍高信号；$T_{3\sim10}$ 椎体水平脊髓增粗（图 2-3-5-2、图 2-3-5-3 黑箭头所示），信号不均匀，T_1WI 呈等信号，T_2WI 呈高信号。$T_{9\sim11}$ 棘突骨质不连续，信号不均匀增高，邻近椎旁软组织见多发 T_2 压脂高信号影，边界不清。

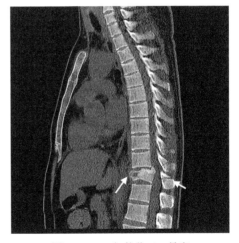

图 2-3-5-1　矢状位 CT 骨窗

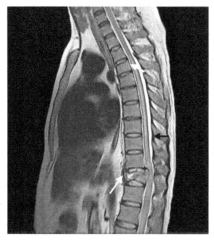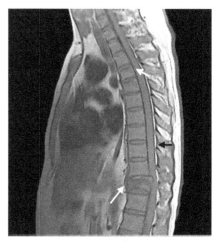

图 2-3-5-2　矢状位 T_2WI 平扫　　　　图 2-3-5-3　矢状位 T_1WI 平扫

影像诊断：①T_{11} 椎体爆裂性骨折，相应层面椎管变窄，脊髓受压；$T_{3\sim10}$ 椎体水平脊髓异常信号影，考虑脊髓损伤；②T_4、T_5 椎体轻度压缩性骨折，椎体骨髓水肿；③$T_{9\sim11}$ 棘突骨折并椎旁软组织水肿。

【案例讨论】

多数脊髓损伤患者的受伤原因在于机体脊柱受到间接性暴力，使得人体头部、肩部、足部或者臀部直接着地，导致机体强烈弯曲，受各个方位力的作用造成了椎体骨折或者脱位。根据物理学原理，垂直分力越大，机体椎体压缩性骨折的发生率越高；水平分力越大，人体脊柱脱位的发生率越高。一般而言，震荡伤以脊柱颈段最为常见，而胸腰和颈胸的交接位置活动量较大，所以容易发生损伤。脊柱在人体中占据重要地位，一旦相邻脊柱受到损伤或者破坏，便会影响人体脊柱的稳定性，如果脊柱不稳定，便可在一定程度上损伤任意脊髓。所以临床应尽早掌握外伤者的脊柱、脊髓受损状况，以此制订最佳的治疗方案。

对于临床而言，脊髓损伤合并相应节段神经根性功能障碍患者的病情非常复杂，针对脊髓损伤患者，最好的救治方案便是及早诊断、及早治疗。普通 X 线片和 CT 检查并不能确定脊髓的损伤程度和损伤类型。MRI 能够从多个方位（矢状位、冠状位及横断位）对患者进行观察，详细了解脊髓损伤患者椎管、脊柱的状况及脊髓损伤后的脊髓变性、坏死、萎缩、空洞形成等继发性改变，对损伤部位进行准确性定位和判断，是目前临床最为常用且最佳的影像学检查手段。

对于脊髓挫伤患者，MRI 表现为骨髓损伤部位明显变粗，且边缘并不规则，呈长 T_1、T_2 信号，其间可伴有出血，同时信号会根据人体红细胞内血红蛋白代谢转化情况的变化而变化，急性期 T_1WI 表现为等信号或者高信号，T_2WI 表现为高信号；亚急性期 T_1WI 表现为高信号，T_2WI 表现为低信号，这些信号都可反映出脊髓损伤患者的病情状况，协助临床制订治疗方案，防止留下后遗症。针对脊髓受压患者，在 MRI 图像中可发现脊髓受压部位明显变窄，上下部位较粗，但不伴随出血，一般不会形成软化灶，仅出现较轻的神经体征，可慢慢恢复；然而如果受损严重，患者脊髓缺血坏死会出现软化灶，这时便需要及时进行手术清除，以防患者出现意外。

本例患者有外伤史，CT 及 MRI 检查可见 T_{11} 椎体爆裂性骨折，骨折块向后方突出压迫椎管，椎管前后径狭窄，MRI 显示脊髓信号异常，T_2WI 呈条片状高信号，中央管扩张，提示脊髓损伤。

【诊断要点】

（1）外伤病史，出现运动及感觉功能障碍、截瘫时，应及时行 MRI 检查，明确有无脊髓损伤。

（2）外伤患者应同时注意有无椎管内出血等。

（易云平 张思伟）

第六节 胸腰椎爆裂性骨折

【病例资料】

患者男，51 岁。

主诉：从高处跌落致颈胸、右前臂疼痛，活动受限 2 天。

现病史：患者于 2 天前不慎从 4m 高的平台跌落，致颈胸、右前臂疼痛，活动受限，伴短暂晕厥，恶心呕吐，遂至当地医院急诊就诊，T_2、T_{11} 椎体爆裂性骨折，部分碎片向后移位，椎管变窄。急诊予颈托制动，卧床休息，现患者为求进一步手术治疗，拟"脊柱骨折"收入本院治疗。

入院症见：平车入院，患者神清，精神可，颈胸、右前臂疼痛，活动受限，无双下肢放射痛，无马鞍区感觉麻木，无发热恶寒，无胸闷心悸，无头晕头痛等不适，纳、眠一般，二便调。

既往体健。

查体：体温 37.2℃，脉搏 87 次/分，呼吸 20 次/分，血压 144/83mmHg。

专科检查：胸部压痛，第 1、2、3、11 胸椎处触痛明显，左胸至左下肢感觉减退，胸腰活动受限，左侧腹部反射、提睾反射减退，左膝反射、左小腿跖反射消失，左下肢肌力 4-级，右下肢肌力 4-级。

辅助检查：外院 CT 检查提示 T_2、T_{11} 椎体爆裂性骨折，T_2 水平硬脊膜囊及胸髓受压、变形。

【影像图像及分析】

胸椎 CT 表现：T_2（图 2-3-6-1 长白箭头所示）、T_{11}（图 2-3-6-1、图 2-3-6-2 短白箭头所示）椎体压缩变扁，可见多个骨碎片，T_2 椎体部分碎片后缘向后突入椎管。

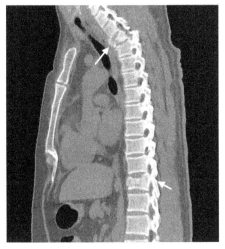
图 2-3-6-1 矢状位 CT 骨窗

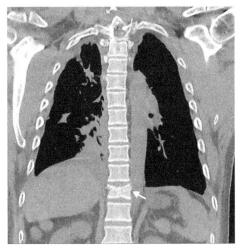
图 2-3-6-2 冠状位 CT 骨窗

影像诊断：T_2、T_{11} 椎体爆裂性骨折，以 T_2 为著，部分碎片突入椎管，相应椎管狭窄。

【案例讨论】

椎体爆裂性骨折由纵向垂直压缩暴力所致，好发于第 5、6 颈椎，其次为胸腰椎交界部。此时后纵韧带多同时受损，以致骨折片常突至椎管而伤及脊髓或脊神经根。同时伴有强烈前屈者，损伤更为严重。部分病例椎弓同时受累并表现出粉碎性骨折状，由于前、中、后三柱连续性丧失而有明显椎节不稳。

多由高能创伤引起，如高空坠落伤、坐地伤、高处重物坠落砸伤等，占全部脊柱骨折的14%，患者多有外伤史，局部剧烈疼痛，活动受限，可合并脊柱后凸畸形，易损伤脊髓；主要表现为颈部、腰背部的疼痛，活动功能受限，严重的患者可能出现脊髓神经损伤引起的截瘫表现，大小便功能丧失，肢体感觉和运动功能丧失。

X 线片显示伤椎椎体高度降低，椎体横径增宽，椎板骨折，两椎弓根间距增宽，椎体正常的正位 X 线解剖征象破坏，代之以杂乱无章的解剖结构排列。侧位片见椎体高度降低，以前方压缩尤为明显，伤椎上方的椎体向前下滑脱，椎间隙变窄，伤椎椎体后方向椎管突出，可能有棘突骨折，棘突与椎板之间可见骨折间隙。

CT 检查可见椎体爆裂，骨折块向四周散开，椎体的后缘骨折块向后移位进入椎管。骨折块向后移位严重的一侧，患者神经损伤症状亦重于对侧，如骨块完全占据椎管空间，患者脊髓神经多为完全性损伤。

MRI 检查显示脊髓正常结构破坏，损伤区上下明显水肿，周围软组织水肿。

本例患者有高处坠落伤病史，CT 重建图显示椎体前中柱断裂，部分骨折片后移，椎管狭窄，符合椎体爆裂性骨折。

【诊断要点】

（1）脊柱高能量轴向负荷外伤史；颈部或腰背部疼痛、肿胀，脊柱活动和功能受限；合并脊髓或马尾损伤出现下肢截瘫、大小便功能障碍。

（2）DR 或 CT 显示椎体前、中、后柱骨折；多发骨折线形成，骨折片可后移；注意观察有无椎管狭窄，MRI 显示脊髓受压、损伤等表现。

（易云平　张思伟）

第七节　压缩性骨折

【病例资料】

患者男，78 岁。

主诉：腰臀疼痛 4 月余，加重伴双下肢麻木 1 周。

现病史：患者于 4 个月前不明诱因出现腰臀部疼痛，未予重视，疼痛逐渐加重，1 个月前至当地卫生院经针灸、推拿、口服止痛药物等保守治疗，无明显改善，变动体位时加重，站立、行走痛苦，1 周前出现双下肢麻木疼痛，以大腿前侧和小腿内侧为主，遂至医院门诊就诊。胸椎及腰椎正侧位片示：①胸腰椎骨质疏松并 T_6、T_8、T_{11}、L_1、$L_{3\sim5}$ 椎体压缩性骨折；②胸椎退行性变；③腰椎退行性变，未除外 $L_{3\sim4}$、$L_{4\sim5}$、$L_5\sim S_1$ 椎间盘突出或膨出，建议行 CT 或 MRI 检查。现患者为求进一步系统治疗，由门诊医生拟"骨质疏松伴病理性骨折"收住入本院。

入院症见：神清，精神可，腰臀疼痛，变换体位时加重，站立、行走痛苦，双下肢麻木疼痛，以大腿前侧和小腿内侧为主，无明显肌肉萎缩，无足底麻木感，无脚踩棉花感，无发热咳嗽，无心慌胸闷，无腹胀，无腹痛腹泻，纳可，眠一般，二便正常。

既往史：既往高血压病史，最高收缩压 183mmHg，口服厄贝沙坦 1 片，每天 1 次，血压控制不佳。

查体：体温 36.4℃，脉搏 76 次/分，呼吸 18 次/分，血压 159/86mmHg。

专科检查：腰肌稍紧张，胸腰椎棘突旁压痛（＋），叩击痛（＋），双侧直腿抬高试验（－），右侧加强试验（＋），双侧"4"字试验（＋），双下肢肌力、肌张力、感觉未见明显异常。

【影像图像及分析】

腰椎 DR 表现：腰椎生理曲度存在，椎体序列未见异常；胸腰椎骨密度普遍减低；所见 T_{11}、L_1、$L_{3\sim5}$ 椎体不同程度变扁（图 2-3-7-1 白箭头所示），呈楔形；$L_{1\sim5}$ 椎体缘见骨质增生，未见骨质破坏；$L_{3\sim5}$ 双侧小关节骨质增生硬化，关节间隙略窄。

腰椎 MR 表现：腰椎生理曲度变直，椎体序列未见异常；所见 T_{11}、L_1 及 $L_{3\sim5}$ 椎体不同程度变扁（图 2-3-7-2 白箭头所示），呈楔形；其中 L_3、L_5 椎体 T_2 压脂序列信号增高（图 2-3-7-3 白箭头所示），椎体皮质连续性中断；腰部皮下软组织水肿，T_2 压脂呈高信号。

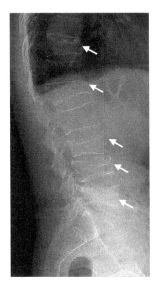 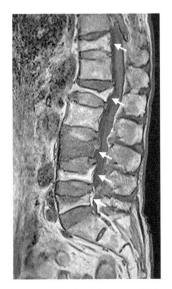 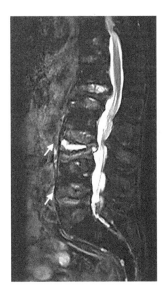

图 2-3-7-1　腰椎 DR　　　图 2-3-7-2　矢状位 T_1WI 平扫　　　图 2-3-7-3　矢状位脂肪抑制 T_2WI 平扫

影像诊断：①胸腰椎骨质疏松并 T_{11}、L_1、$L_{3\sim5}$ 椎体压缩性骨折；其中 L_3、L_5 椎体为新鲜压缩性骨折；②胸腰椎退行性变；腰部皮下软组织水肿。

【案例讨论】

椎体压缩性骨折有多种病因，包括创伤、骨质疏松和肿瘤等。其中创伤和骨质疏松是 50 岁以下人群及绝经期妇女良性压缩性骨折最常见的病因；而转移性骨肿瘤是脊柱病理性压缩性骨折的主要病因。此外，恶性压缩性骨折的病因还包括原发性骨肿瘤和淋巴组织增生性疾病，如淋巴瘤和多发性骨髓瘤等。压缩性骨折主要临床表现为患处疼痛、活动受限。

当 DR 发现椎体压缩性骨折时，建议 MRI 检查确认是否为新鲜骨折，新鲜骨折表现为 T_1WI

低信号，fs-T$_2$ 为高信号。另外区分良恶性压缩性骨折也是影像学检查的重点，当怀疑恶性压缩性骨折时应行 MRI 增强扫描，恶性压缩性骨折可见骨质破坏及周围软组织肿块，有研究表明椎体边缘膨隆，尤其是椎体后缘膨隆是恶性压缩性骨折的常见表现，其形成原因是肿瘤细胞膨胀性生长、浸润并破坏骨皮质，轴向的压力导致肿瘤组织突入硬膜外间隙，椎体前后径线增大，超过椎体的正常边缘，导致椎体形态的改变。少数良性压缩性骨折中也有类似的影像学表现，主要见于急性创伤导致的硬膜外血肿。脊柱多发压缩性骨折的常见病因是骨质疏松症，需与多发性骨髓瘤相鉴别。转移性骨肿瘤伴多发性病理骨折较少见。

【诊断要点】

（1）明确有无外伤病史，区分新鲜及陈旧压缩性骨折，与爆裂性骨折相鉴别。

（2）鉴别良恶性压缩性骨折。

（易云平　张思伟）

第四章

胸　部

第一节　肺挫裂伤

【病例资料】

患者男，52岁。

主诉：外伤后左胸腹部疼痛1天。

现病史：患者昨晚从4m高处坠落，左侧胸腹部疼痛，少许渗血，无昏迷，无恶心呕吐，无呼吸困难等不适，遂呼叫"120"至院急诊。

入院症见：神清，精神稍倦，左侧胸腹部隐痛，少许胸闷，无咳嗽咳痰，无气促，无心悸，无发热恶寒，无头晕，头痛，无恶心呕吐，纳、眠可，二便调。

既往史：否认心脏病、糖尿病、肾病等慢性病病史，否认乙肝、肺结核等传染病病史，否认外伤、输血及手术史。

查体：体温36℃，脉搏80次/分，呼吸20次/分，血压118/72mmHg。神清，精神稍倦，对答切题，查体合作，自动体位。发育正常，营养良好，形体正常。全身皮肤黏膜及巩膜无黄染，左胸胁部见大约5cm范围擦伤，少许渗血。胸廓基本对称，右肺叩诊清音，右肺呼吸音清，未闻及干湿啰音，左肺触觉语颤稍减弱，左肺呼吸音减弱，未闻及明显干湿啰音。

辅助检查：血常规示白细胞计数$9.81×10^9$/L，中性粒细胞计数$7.03×10^9$/L，血红蛋白144g/L。

CT诊断：①左侧第5~12肋骨骨折；左侧液气胸，肺组织压缩约40%；纵隔气肿，左颈根部及左侧胸壁、腹壁软组织肿胀、积气。②左肺多发磨玻璃、实变影，合并肺气囊，左肺部分肺组织不张，根据以上改变，结合病史，符合肺挫裂伤，建议复查。

【影像图像及分析】

胸部CT表现：左肺见多发斑片状磨玻璃影（图2-4-1-1长黑箭头所示），边缘模糊，部分病变内可见多发囊状透亮影（图2-4-1-1A、B短黑箭头所示），边界清晰；左肺部分肺组织密度明显增高（图2-4-1-1C短黑箭头所示）。左侧胸腔可见气体影，并见左肺受压边缘，肺压缩约40%；左侧胸腔可见积液。左侧第5~12肋骨骨质断裂，部分折端成角，部分折端重叠。后纵隔下部可见条片状极低密度气体影。左颈根部、左侧胸壁、左侧腹壁软组织肿胀，内可见多发条带状极低密度气体影。

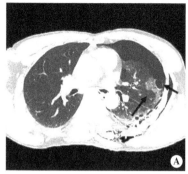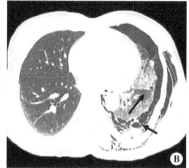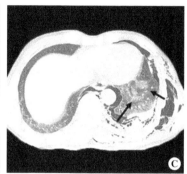

图 2-4-1-1　横断位 CT 肺窗

影像诊断：①左肺多发磨玻璃、实变影，合并肺气囊，左肺部分肺组织不张，结合病史符合肺挫裂伤；②左侧液气胸，肺压缩约 40%；③左侧多根肋骨骨折；④左侧胸壁、腹壁软组织肿胀、积气。

【案例讨论】

肺挫裂伤是胸部外伤中常见的肺实质损伤，肺组织可由高能量冲击直接损伤，也可由冲击中的突然减速而引起，常见的受伤方式为胸部遭受外力后，胸壁突然受弹性挤压，支气管内压突增引起远端肺泡破裂；胸壁受挤压时，肺组织位移产生剪切力，使肺组织纵向断裂；严重的胸部损伤，可引起肋骨骨折，骨折端直接刺破肺组织；在肺组织与胸膜粘连时，可由于胸壁受压内移或骨折牵拉产生肺组织撕裂。

基于肺组织受伤的机制和病理改变，肺挫裂伤分为肺挫伤和肺裂伤：①肺挫伤是由胸背部直接暴力或间接钝挫伤所致。肺内毛细血管和小动脉的张力发生改变，造成管径增宽，渗透性增强，液体外渗，使血液和血浆进入肺间质和肺泡内，引起肺内渗出性改变。②肺裂伤是由肋骨骨折端引起的肺刺伤或者是胸腔负压引起的剪力性肺撕裂伤，肺表面的撕裂伤形成气胸；肺实质的撕裂伤所形成的裂口，在周围肺组织弹力回缩后形成圆形或椭圆形的肺气囊，囊腔内可有气体或血液进入，分别可形成单纯的肺气囊、液气囊腔或完全被出血填充的肺血肿。大多数肺裂伤与肺挫伤并存，故常称为肺挫裂伤。

前述肺挫裂伤病理改变，在 X 线片上不能清晰显示，CT 为肺挫裂伤首选影像学检查。肺气囊肿、液气囊肿及血肿是肺撕裂伤的特征性表现，可单发或多种同时存在，3 种表现可以互为转换。CT 上表现为多个小囊腔或大囊腔周边多个小囊聚集，囊壁厚薄不一，囊内液体量一般不多，可有分隔，周围肺内见单发、多发斑片状或磨玻璃样改变，是肺挫伤所致渗出性病变，边缘不清晰，也可有片状实变影。常伴有邻近骨的骨折，如肋骨、胸椎、胸骨骨折及气胸、液气胸。短期复查，肺挫裂伤可有吸收或实变，气囊肿、液气囊肿或血肿显示更为清晰；同时气囊肿、液气囊肿或血肿形态、大小、密度均有变化。无继发感染的肺血肿及囊腔可自然地逐渐吸收，病变缩小快慢与病变大小有关，通常于数周至数月内逐渐缩小，病变大者完全消失可能需长达半年至 1 年。

【诊断要点】

（1）明确外伤史，胸部外伤、复合伤致危重的呼吸道症状。

（2）肺挫裂伤、轻重不一液气胸及相邻骨骨折等多样并发征象。

（3）气囊腔的发生部位及短期内明显变化是肺挫裂伤 CT 表现最突出的特点。

（黄　燕　周淑琴）

第二节　膈肌破裂

【病例资料】

患者女，50岁。

主诉：跌倒导致金属刺入身体流血疼痛40分钟。

现病史：患者自诉今日8时许在工地务工时不慎从高约3m多处坠落，导致钢筋从右臀部刺入体内，贯穿至右侧肩部，并右侧臀部、右肩部、左侧腰部、左侧腹部疼痛流血，当时无昏迷，由"120"接入院急诊就诊。

查体：体温36.4℃，脉搏74次/分，呼吸18次/分，血压103/83mmHg。双侧瞳孔等大等圆，直径约为2.5mm，对光反射灵敏，耳鼻未见异常分泌物，颈软，无抵抗，胸廓挤压试验（－），右肺呼吸音稍弱，心率74次/分，腹部肌卫征明显，全腹压痛反跳痛，肠鸣音减弱，右臀部可见钢筋刺入，钢筋外露25cm，直径约为2cm，伤口约3cm，渗血；右肩部可见约2.5cm开放性伤口，伴少许渗血，右上肢活动受限，右上肢少许麻木，余肢体肌力存，活动可。

辅助检查：胸部、全腹部CT平扫+三维重建示右侧前胸壁、右侧胸腔、肝脏、右侧腹腔、右侧盆腔及右侧臀部可见长条状金属影存留，金属影穿过右侧膈肌。颈前间隙、双侧动脉鞘区、锁骨上窝、右侧胸壁、纵隔较多积气；腹腔内少量游离气体。右侧胸腔积气，右肺组织压缩约10%。

术中所见：右侧少量血气胸，钢筋自右侧膈肌穿入右侧胸腔，向上于锁骨中线第2肋间穿出胸腔至右肩部，右肺中叶外侧段可见一长约2cm的裂伤，少许渗血，余肺及心脏、大血管未见损伤。

诊断：开放性胸腹损伤，膈肌破裂。

【影像图像及分析】

胸腹部CT表现：高密度金属异物穿过膈肌（图2-4-2-1白箭头、图2-4-2-2黑箭头所示）。

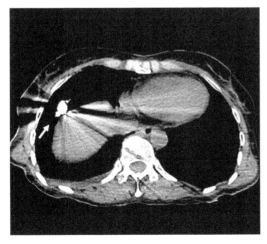
图2-4-2-1　横断位CT纵隔窗

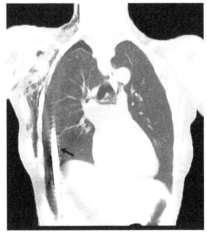
图2-4-2-2　冠状位CT肺窗

影像诊断：右侧前胸壁、右侧胸腔、肝脏、右侧腹腔、右侧盆腔及右侧臀部长条状金属影存留，穿过右侧膈肌。

【案例讨论】

创伤性膈肌破裂是临床上少见但严重威胁患者生命的创伤，常合并胸腹部脏器的损伤，临床表现复杂且缺乏典型征象，诊断困难，处理不及时可进展为创伤性膈疝，导致呼吸循环障碍等并发症。

创伤性膈肌破裂占胸腹部创伤的 2.3%～6.7%，左侧膈肌破裂发生率较高。膈肌破裂的临床表现非常复杂，与膈肌破裂的范围、是否并发膈疝、疝入胸腔脏器的类型和程度，以及合并其他脏器损伤的程度密切相关。常见的症状有胸腹部的剧烈疼痛、胸闷、气促、呼吸困难、呕吐、腹胀、心悸等，常伴有创伤性休克的表现。听诊时常发现下肺部呼吸音减弱或消失，在合并膈疝的伤者甚至可闻及肠鸣音。

创伤性膈肌破裂误诊及漏诊率较高，严重影响患者预后，主要是因为膈肌破裂缺乏特征性表现，急诊时不能进行详细的检查，因此快速、便捷的影像学检查是膈肌破裂的重要检查手段。胸部 X 线片不能直接显示膈肌的破裂，仅可发现膈肌边缘模糊、升高、胸腔积液，在合并膈疝的患者可见胸腔内出现肠管等，不能满足临床及时发现膈肌损伤的要求。随着螺旋 CT 技术的发展，分辨率高、能迅速检查的 CT 成为膈肌损伤的首选影像学检查，结合 CT 强大的后处理技术，可直观、多角度地显示横膈异常升高、膈肌中断缺损、膈肌破口的位置、膈肌破口的大小，还能确定疝囊的内容物，将准确的影像学信息提供给临床，有利于临床实施最佳手术方案。膈肌破裂所具备的直接征象为膈肌中断，节段性膈肌无法得到显影，悬膈征；间接征象主要为衣领征、膈疝、脏器下垂征等，部分患者会合并气腹及气胸，或是发生胸腔、腹腔积血，或膈肌模糊。

CT 胸腔造影检查是将对比剂注入胸腔后进行 CT 扫描，依据对比剂有无泄漏及对比剂的显影情况，判断有无膈肌破裂和膈疝形成，弥补单纯 CT 检查的不足，可有效提高膈肌损伤的诊断正确率，降低膈肌损伤漏诊率。正常膈肌征象为沿膈肌表面弧形分布的高密度对比剂影的形态连续完整，无对比剂泄漏入腹腔或纵隔。CT 胸腔造影检查在诊断膈肌破裂、膈疝形成上有效弥补了单纯 CT 检查的不足，同时也极大地提高了膈肌破裂诊断的准确率，能够避免漏诊，可使隐匿膈肌破裂得到更为有效的诊断。

【诊断要点】

（1）在严重的胸腹部外伤时，应结合患者的临床表现，警惕创伤性膈肌破裂的发生，如胸腔闭式引流管引流出胃肠道内容物，胸部锐器伤出现腹膜炎、腹水等体征。

（2）螺旋 CT 是膈肌损伤的首选影像学检查，可显示横膈异常升高、膈肌中断缺损、膈肌破口的位置、膈肌破口的大小，还能确定疝囊的内容物，将准确的影像学信息提供给临床，有利于临床实施最佳手术方案。

（黄　燕　周淑琴）

第三节　肋　骨　骨　折

【病例资料】

患者女，26 岁。

主诉：外伤致意识障碍 20 分钟。

现病史：缘于患者 20 分钟前车祸致意识障碍，右额部肿胀，头皮擦挫伤，双唇瘀肿，上唇粘连撕裂渗血，昏迷史不详，路人拨打"120"送至院就诊。

查体：体温 36.7℃，脉搏 62 次/分，呼吸 22 次/分，血压 130/70mmHg。患者昏迷状，无言语，双侧瞳孔不等大，右侧瞳孔 4mm，左侧瞳孔 5mm，直接、间接对光反射消失，四肢肌力无法配合检查，未见不自主运动。双侧腱反射（++），巴宾斯基征（+），颈硬，脑膜刺激征（+）。

辅助检查：胸部 CT 诊断示左肺下叶挫伤，左侧胸腔少量积液；左侧第 8～12 肋骨骨折。

【影像图像及分析】

胸部 CT 表现：左侧第 8～12 后肋骨质连续性中断（图 2-4-3-1、图 2-4-3-2 白箭头所示），部分骨折端错位。

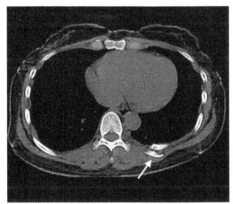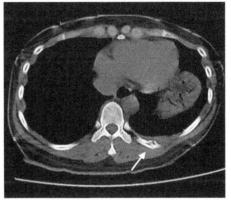

图 2-4-3-1　横断位 CT 骨窗

影像诊断：左侧第 8～12 肋骨骨折。

【案例讨论】

肋骨骨折是临床上非常常见的骨折类型，属于胸部外伤的范畴，多见于成年人，可发生一根或多根肋骨骨折，亦可发生同一肋骨多段骨折。造成肋骨骨折的暴力通常有四种形式：①暴力直接作用于胸壁造成肋骨骨折；②胸廓前后方受到挤压，肋骨腋段间接受力形成骨折；③暴力直接作用与间接作用的混合作用，形成多处骨折，其中多根肋骨多处发生骨折，可导致局部胸壁失去完整的肋骨支撑，吸气时胸壁内陷，呼气时胸壁外凸，即反常呼吸运动，严重影响局部肺组织的通气；④严重的咳嗽、喷嚏可在体弱者身上引发肋骨骨

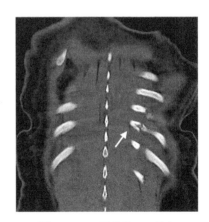

图 2-4-3-2　冠状位 CT 骨窗

折。肋骨骨折占胸外伤的 90% 以上，肋骨骨折由于可能涉及胸部的相关器官，因此有时病情非常复杂：如骨折端刺破胸膜或肺，可并发外伤性气胸（见本章第四节"外伤性气胸"）；如骨折端刺破胸壁、肋间血管、肺组织甚至大血管，血液进入胸膜腔，则并发血胸（见本章第六节"血胸"）及肺挫裂伤（见本章第一节"肺挫裂伤"）；第 1、2 肋骨的骨折须注意动静脉和臂丛神经损伤；下位肋骨骨折须注意膈肌和腹腔脏器损伤。

肋骨骨折具有明显的临床症状，如局部疼痛、肿胀，深呼吸、咳嗽、说话及转动体位时加剧，体查可见局部血肿或瘀斑，有明显的压痛，并可触及骨擦音。

肋骨骨质的中断、移位是影像学诊断肋骨骨折的主要征象。X线及CT均可用于肋骨骨折的诊断。X线胸部正、斜位片对明显移位的肋骨骨折诊断明确，特别是第4~7肋弓部的骨折，而对于那些轻微骨折、隐匿性骨折及不完全性骨折等，往往容易出现漏诊或误诊的情况。CT能识别细微骨折，明确肋软骨是否断裂，螺旋CT三维重建技术能直观地反映骨折的部位、对位对线情况，并可较好地显示肋骨并发的气胸、血胸及肺挫裂伤、腹腔脏器损伤。

【诊断要点】

（1）患者具有明确的外伤史。

（2）肋骨骨折的临床表现非常重要，影像科医生诊断肋骨骨折时需结合患者受伤部位。

（3）X线及CT均可用于肋骨骨折，CT检查对肋骨骨折的诊断更敏感，并可发现肋骨骨折的并发损伤，在伤情复杂的患者，需及时完善CT检查。

（4）反常呼吸运动又称连枷胸，是严重的骨折并发症，在影像学诊断多发肋骨骨折的患者，临床医生需注意进一步查体除外连枷胸的可能。

（黄　燕　周淑琴）

第四节　外伤性气胸

【病例资料】

患者男，22岁。

主诉：自残后呼吸困难、流血17小时。

现病史：患者昨日17：00自残，自行割伤颈部、左前臂、左胸部，未就诊。21：30患者自行开车至珠江并跳江，22：10左右被水警发现，水警救出时发现患者气促，颈部、左前臂、左胸部可见割伤、流血，面色苍白，精神疲倦，伤口处疼痛，无呕吐，无头痛，无腹痛腹泻，由水警呼"120"入院。

既往史：否认心脏病、糖尿病、肾病等慢性病病史，否认乙肝、肺结核等传染病病史，否认外伤、输血及手术史。

查体：体温36.9℃，脉搏79次/分，呼吸26次/分，血压117/67mmHg。神清，精神疲倦，形体适中，营养良好，自动体位，查体合作，对答切题。左胸部可见长约2.0cm×0.5cm割裂伤，覆盖敷料外观干洁。胸廓对称无畸形，双侧呼吸动度一致，叩诊呈清音，左侧胸壁少许皮下气肿，左肺呼吸音稍弱，可闻及胸膜摩擦音；右肺呼吸音粗，未闻及胸膜摩擦音。心前区无隆起，未扪及震颤及心包摩擦感，心界不大，心率79次/分，律齐，各瓣膜听诊区未闻及病理性杂音。

辅助检查：①胸片示左侧气胸，左肺组织压缩约70%，左侧胸壁皮下气肿。②胸部CT平扫+三维重建示左侧液气胸，肺组织压缩约90%。左侧胸壁皮下及上纵隔积气。

【影像图像及分析】

胸部CT表现：左侧胸腔积气（图2-4-4-1短黑箭头、图2-4-4-2箭头所示），肺组织压缩约90%；胸腔见气液平面（图2-4-1-1长黑箭头所示），长约7.1cm，深约2.7cm。左侧胸壁皮下及上纵隔内见气体密度影（图2-4-4-1短黑箭头、图2-4-4-2箭头所示），以胸壁为著。

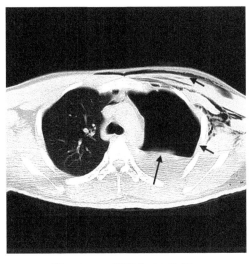

图 2-4-4-1　横断位 CT 肺窗

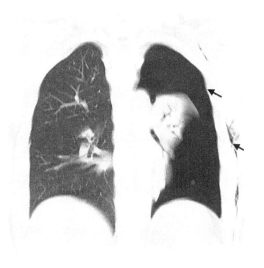

图 2-4-4-2　冠状位 CT 肺窗

影像诊断：左侧创伤性液气胸，肺组织压缩约 90%；左侧胸壁皮下、纵隔积气。

【案例讨论】

胸膜腔是位于肺和胸壁之间的不含气体的潜在腔隙。有别于自发性气胸（见第三部分第三章第九节"自发性气胸"），创伤性气胸是指患者的胸膜或肺遭到肋骨骨折端刺破，或由于暴力作用引起的支气管或肺组织挫裂伤时，或因气道内压力急剧升高而引起的支气管或肺破裂，使得胸膜腔内出现积气，或是积血和积气同时存在的状况。此时又称外伤性血气胸。外伤性气胸的发生率在胸部外伤中仅次于肋骨骨折，通常以外伤性血气胸存在。

与自发性气胸类似，根据脏层胸膜破口的情况及其发生后胸腔压力的变化，气胸分为闭合性、张力性、交通性三类。闭合性气胸多并发于肋骨骨折，由肋骨断端刺破肺组织，空气进入胸膜腔所致，临床上气量少时患者可无相关症状，气胸量大时（肺压缩>30%）可有胸闷、气短及呼吸困难等症状；开放性气胸多由刀刃、锐器、弹片或火器等导致胸壁到肺组织的穿透伤所致，可迅速产生气急、心悸和呼吸困难甚至休克；张力性气胸时胸壁、肺或支气管的伤口呈单向活瓣样，吸气时开放，呼气时关闭，使胸腔内气压持续增高，造成呼吸循环衰竭，进而引起呼吸极度困难并呈进行性加重，出现发绀并昏迷。

X 线胸片可了解气胸量的大小，并可发现血气胸时特征性的液气平面，但外伤性气胸常合并肺挫裂伤、肋骨骨折及其他脏器损伤，胸片不能全面评估患者伤情的严重程度。CT 扫描能显示出 X 线难以显示的少量气、血胸，主要表现为前胸壁狭条状的纤细透亮带或线弧状液性影；大量气胸可导致肺不张、肺下垂征等典型影像学征象，并可对胸腔积血、纵隔移位、肺挫裂伤、肋骨骨折及可能合并的心包、心脏损伤进行观察、诊断。胸部 CT 可以快速、全方面地对患者胸腔内气胸位置及类型做出诊断，以指导临床采取合适的紧急措施。

【诊断要点】

（1）外伤性气胸往往有明确的胸部外伤史，肋骨骨折或锐器砍、刺致胸膜腔破裂等损伤基础。

（2）外伤性气胸患者伤情较为复杂，常合并血胸，应以 CT 为首选检查手段，全面了解患者伤情，并对气胸的程度和类型做出诊断。

（黄　燕　周淑琴）

第五节 胸 骨 骨 折

【病例资料】

患者男，47 岁。

主诉：高处跌落导致前胸、腰部疼痛活动受限半小时。

现病史：半小时前从 9 楼跌落至 3 楼架空层，腰部着地，觉腰部疼痛，无法站立，活动受限，当时无昏迷呕吐，无头晕头痛，无胸闷气促等不适，呼叫"120"入院。

既往史：否认高血压、糖尿病、心脏病等内科疾病病史；否认肝炎、肺结核等传染病病史，否认其他重大手术、外伤及输血史。

查体：体温 36.2℃，脉搏 89 次/分，呼吸 19 次/分，血压 135/99mmHg。神清，精神紧张，形体中等，发育正常，营养良好，被动体位，转身困难，对答合理。胸廓对称，双侧呼吸动度一致，呼吸平顺，胸廓挤压、分离试验（+），语颤对称，双肺未闻及干湿啰音，未闻及胸膜摩擦音。

辅助检查：胸部螺旋 CT 平扫+三维重建示双肺挫伤，胸骨骨折。

【影像图像及分析】

胸骨 CT 表现：胸骨体骨质不连续（图 2-4-5-1、图 2-4-5-2 白箭头所示），见线样低密度骨折线影，折端对位对线尚可，邻近软组织肿胀。

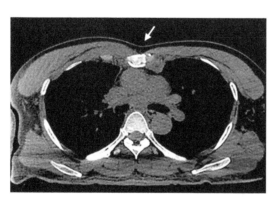
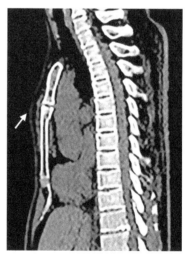

图 2-4-5-1   横断位 CT 骨窗   图 2-4-5-2   矢状位 CT 骨窗

影像诊断：胸骨体骨折。

【案例讨论】

胸骨骨折一般是由胸骨区受到外界暴力的直接作用或者挤压所致,胸骨骨折占胸部损伤的 5%，最常见的受伤原因是车祸中的减速伤或直接撞击，也可由挤压或钝器直接打击造成（如心肺复苏用力过猛引起）。

胸骨骨折无移位、凹陷时，可仅表现为胸前区撞击后的局部疼痛及压痛，咳嗽、深呼吸和抬头时症状加重；胸骨移位、凹陷严重时，可并发周围胸廓骨质结构及软组织的创伤，从而引起严重的症状及体征：①肋骨与胸骨构成完整的胸廓，对维持正常的呼吸运动起到重要作用。胸骨骨折并发多处肋骨骨折，会破坏胸廓的完整性，影响呼吸运动；当胸骨骨折同时出现血管、胸腔脏器等其他部位的伤害时，患者的死亡率会明显提高。②胸骨骨折易合并脏器损伤，最常见的是肺挫伤，临床表现为呼吸困难、咳血痰或泡沫痰、缺氧等。

胸骨骨折好发于接近胸骨角的胸骨体部或者胸骨体与胸骨柄交界处，常见胸骨柄与体部之间的软骨结合产生分离，骨折线通常为横行。胸骨有移位，骨皮质断裂明显的患者，X 线胸骨斜位、侧位片及胸部 CT 检查均可明确诊断。而骨折端移位不明显、重叠显示不清的，X 线对胸骨骨折检出率较低，且 X 线片对照片体位要求严格，患者常因疼痛或复合伤无法配合标准体位检查，容易造成漏诊。

CT 特别是多层螺旋 CT 具有更高的密度分辨率和空间分辨率，除了显示胸骨骨折，还能同时显示肺组织、整个胸腔、纵隔及椎体的改变情况，通过 CT 扫描能同时观察到胸骨及其周边脏器的改变，相比 X 线，对检查胸骨骨折具有不可比拟的优越性。常规 CT 扫描结合 MPR 重建技术可从任意方位观察胸骨骨折的情况，对骨折位置、类型、范围、骨折移位的具体情况进行直观显示，并可同时发现周围肋骨的骨折、心脏大血管和肺部的损伤，对伤情进行综合评价。

本例患者，高处坠落，腰椎爆裂性骨折，出现脊柱过度屈曲，从而导致胸骨骨折，CT 检查可见胸骨低密度、锐利骨折线影，断端无移位，邻近软组织肿胀，属于创伤性胸骨骨折。患者以腰椎爆裂性骨折为主，腰痛，胸廓挤压、分离试验（+），在日常工作中，对于有明确外伤史的患者，要明确受伤机制，再充分利用图像各种后处理，细致地观察影像，以满足临床影像的诊断要求，避免漏诊。

【诊断要点】

（1）CT 为胸骨骨折首选影像学检查手段，影像学征象为胸骨骨折端移位、骨皮质断裂。

（2）胸骨骨折可并发周围胸廓骨质结构及软组织的创伤从而引起严重的症状及体征，对于胸骨骨折的患者，在明确骨折的同时，需注意周围组织结构的损伤，对伤情进行综合评价。

（黄 燕 周淑琴）

第六节 血 胸

【病例资料】

患者女，54 岁。

主诉：车祸外伤 4 小时。

现病史：患者 4 小时前乘坐小汽车发生车祸（具体不详）致胸部剧烈疼痛伴气促，头面部肿胀疼痛、渗血，无意识障碍，无二便失禁等，遂由"120"接至院急诊。

既往无高血压、糖尿病、心脏病、肾病等内科疾病病史；否认肝炎、肺结核等传染病病史；否认手术史、输血史及其他重大外伤史。

查体：体温 36.6℃，脉搏 85 次/分，呼吸 25 次/分，血压 138/70mmHg。神清，精神疲倦，形体中等，被动体位，查体合作，对答合理。胸廓对称，双侧呼吸动度一致，叩诊呈浊音，双肺呼吸音稍弱，双下肺可闻及细湿啰音，双肋叩诊疼痛明显，心界不大，律齐，各瓣膜听诊区未闻及病理性杂音。

辅助检查：胸部螺旋 CT 平扫+三维重建示双侧多根肋骨骨折；双肺改变，结合病史考虑肺挫裂伤；双侧胸腔积血。

【影像图像及分析】

胸部 CT 表现：左侧第 5～9 肋及右侧第 4、5 肋骨骨质断裂，部分骨折端成角。双侧胸腔可见积液（图 2-4-6-1 白箭头所示），以左侧为著，密度较高，平时 CT 值约为 45HU。左肺及右肺下叶可见多发斑片状、磨玻璃密影，部分边缘模糊。气管及双侧支气管通畅，纵隔未见明确肿大淋巴结。心脏增大，心包未见明确积液。主动脉形态、密度未见异常。

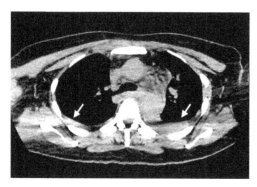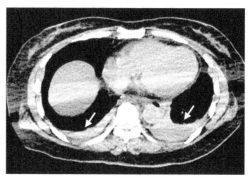

图 2-4-6-1　横断位 CT 纵隔窗

影像诊断：双侧胸腔积液，密度较高，提示胸腔积血。

【案例讨论】

创伤性血胸是指外伤导致的胸腔积血，多继发于钝性伤和穿透伤及肋骨骨折，以道路交通事故所致的钝性伤为多，常与创伤性气胸同时存在。锁骨下静脉、颈内静脉穿刺置管，胸腔穿刺术，肺、胸膜活检等医源性损伤也是常见病因。出血主要来源为胸内大血管及其分支、胸壁软组织、膈肌、肺组织及心脏、心包血管等。其中肺组织的挫裂伤为血胸最常见的病因，由于肺动脉压力较低，出血呈自限性。肋骨骨折导致的胸壁血管出血，由于体循环压力较高，可引起大量出血。纵隔内心脏、大血管出血相对少见，出血凶猛，患者常在短时间内死亡。

创伤性血胸的临床表现依据胸腔积血量的大小而有所不同。X 线立位胸片可评估胸腔内的积血量。少量血胸（500ml 以下）时，临床可无明显失血症状，查体无明显阳性体征，X 线可无明显改变或仅见肋膈角变钝。中等量血胸（500～1500ml），临床表现为面色苍白，脉细而弱，血压下降，胸闷、气短，查体示伤侧呼吸运动较弱，胸部 X 线可见积血达肺门平面。大量血胸（1500ml 以上），临床可出现失血性休克、呼吸衰竭，查体示伤侧呼吸运动减弱，肋间隙增宽，气管向健侧移位，叩诊呈浊音，局部呼吸音消失，胸部 X 线可见积血超过肺门平面。

在明确血胸诊断后，还须判断是否存在进行性血胸，所以胸部 X 线作为简单便捷的检查手段，可用于患者的短期多次复查。但是 X 线胸片存在较多的不足：①检查需照患者立位胸部平片，但部分伤情较重的伤者常不能配合；②由于 X 线胸片所见为重叠影像，对肺组织、纵隔、心脏及心包的情况不能很好地观察；③X 线胸片检查血胸与胸腔积液影像征象类似，并不能对胸腔内液体性质进行判定。在胸部外伤可疑血胸患者，CT 检查具有其独特优势。由于 X 线对各种组织的衰减值不同，即使患者胸腔积液、积血量很少，也可以进行排查，同时根据显示的 CT 值还能够判断患者胸腔积血还是积液（如 CT 值>30HU，则认为是血密度），CT 检查表现为位于胸腔后部低密度弧形影像，当 CT 测量值>30HU 时，能够判断为患者积血。CT 还能清晰地显示心脏、大血管及肺内病变，在条件允许的情况下，应作为胸部外伤患者的首选或常规检查方法。

【诊断要点】

（1）血胸诊断需结合病史、临床表现及辅助检查，胸腔穿刺若抽出血液则可明确诊断。

（2）X线可定量评价胸腔积血的多少及诊断合并的肋骨骨折；CT除可显示胸腔积液外，还可通过CT值进一步明确积液性质，并可评价双肺、纵隔、腹腔脏器的创伤情况；超声检查可显示胸腔积液及液平，有助于穿刺部位的选择。临床应根据具体需求合理选择检查手段。

（黄　燕　周淑琴）

第七节　纵隔积气

【病例资料】

患者男，76岁。

主诉：摔倒致右侧胁肋部疼痛1天。

现病史：患者昨日洗脸时，突然眼前发黑，站立不稳，右侧位摔倒在马桶上，自觉右侧胁肋部疼痛，无呼吸困难，无胸闷气促，遂至院急诊。

既往史：既往4年前因脑卒中于外院就诊（具体不详），患者存在饮水呛咳、左下肢肌力减退的情况；否认高血压、糖尿病、冠心病、肾病等内科疾病病史；否认肺炎、肺结核等传染病病史；否认手术史、输血史、中毒史；否认食物、药物及接触过敏史。

查体：右侧后背部有一直径4cm的圆形瘀斑；胸部可触及皮下气肿，右肺呼吸动度减弱。双肺呼吸音清，右肺呼吸音减弱，双肺未闻及明显干湿啰音。

辅助检查：胸部CT提示如下。①右侧气胸，肺组织压缩约30%；右侧少量胸腔积液，叶间裂积液。②纵隔、心包气肿；颈部、胸部皮下气肿。③右侧第4～7肋骨骨折。

【影像图像及分析】

胸部CT表现：右侧胸腔见气体影，肺组织压缩约30%；右肺下叶可见大片状密影，边缘不清；右侧胸腔后部见少量积液征象，部分位于叶间裂。纵隔、心包内见大量气体（图2-4-7-1白箭头所示）。颈部、胸部皮下脂肪层见大量气体低密度影。骨窗示右侧第4～7肋骨弓部骨质不连续，骨折端轻度移位。

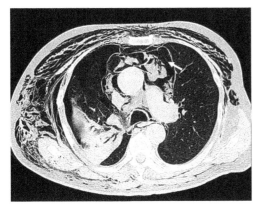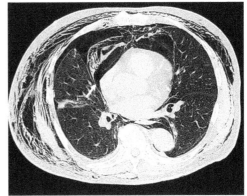

图2-4-7-1　横断位CT肺窗

影像诊断：①右侧气胸，肺组织压缩约 30%；右侧少量胸腔积液，叶间裂积液。②纵隔、心包气肿；颈部、胸部皮下气肿。③右侧第 4～7 肋骨骨折。

【案例讨论】

纵隔气肿即纵隔内出现游离气体积聚。外伤性纵隔气肿可见于纵隔的穿通伤、气管支气管的裂伤、食管裂伤等造成的纵隔封闭性环境破坏；闭合性胸部外伤所引起的纵隔气肿，是因肺泡内压力突然增高使肺泡破裂，空气经支气管和肺血管周围的间质通过肺门进入纵隔。纵隔气体可向上延伸至颈部间隙及颈部皮下间隙，向下弥散于心包。临床表现为不同程度的胸闷、胸痛、气急、胸骨后不适、颈胸部皮下气肿、呼吸困难、颜面部肿胀、发热、呕吐、吞咽困难等，如不及时处理，可造成循环衰竭。

X 线及 CT 均可用于纵隔积气的检查。纵隔气肿在胸部 X 线上可见：①纵隔胸膜向两侧移位，形成与纵隔轮廓平行的高密度线状阴影，其内侧与纵隔轮廓间为含气体的透亮影，通常在上纵隔和纵隔左缘较明显。②纵隔胸膜下的结缔组织内多发不规则透亮度增高影，气管或主支气管外壁显影；纵隔内大血管的轮廓更清晰，部分患者尚可在胸主动脉旁或肺动脉旁发现含气透亮带。③纵隔内气体如位于心脏与横膈之间，可使膈肌中央部显示，左右两侧膈肌呈连续状，称为横膈连续征，横膈连续征是纵隔气肿的平片征象。④胸部侧位片可见胸骨后有一增宽的透亮度增高区域，将纵隔胸膜推移向后呈线条状阴影，心脏及升主动脉前缘与胸骨间距离增大。

胸部 CT 被认为是确诊纵隔气肿的金标准。CT 可以直观清晰地显示纵隔内气管、支气管、食管、心脏、大血管、胸腺等组织结构周围间隙内散在的气体影。在外伤性纵隔气肿中，常合并多部位、多器官的损伤，还可能显示肋骨、锁骨、肩胛骨骨折及气胸或液气胸、胸腔积液、肺挫裂伤等其他病变。

【诊断要点】

外伤性纵隔气肿可见于纵隔的穿通伤、气管支气管的裂伤、食管裂伤及闭合性胸部外伤，常合并肺挫裂伤、气胸及肋骨骨折，在严重胸部外伤患者，常数种外伤表现并存。胸部 CT 可作为纵隔气肿诊断的首选检查方法。

（黄　燕　周淑琴）

第五章

腹　部

第一节　肝脏创伤

【病例资料】

患者男，27岁。

主诉：跌倒致腹痛3小时。

现病史：患者于3小时前跌倒致腹部疼痛，无发热恶寒，无恶心呕吐，无身目黄染，无呕血、便血，无尿频、尿急、尿痛，无肉眼血尿，遂至院急诊就诊。

既往体健。

查体：体温36.7℃，脉搏87次/分，血压112/86mmHg，呼吸20次/分。腹平软，未见浅静脉怒张，未见蜘蛛痣，肝脾肋下未触及，全腹压痛，无反跳痛，墨菲征（-），肝区叩击痛（+），肾区叩击痛（-），移动性浊音（-），肠鸣音无异常。

辅助检查：上腹部CT平扫示肝包膜下、盆腹腔少量积液/积血，肝右叶局部密度欠均，注意肝挫伤。

术中所见：取右侧肋缘下斜切口长约20cm，逐层入腹，见腹腔血块及不凝血约500ml，肝右叶S_7、S_8可见破裂出血，裂口长约6cm，深约1cm，未见肝组织失活，未见大管道破裂，创面可见活动性渗血。

诊断：创伤性肝破裂。

【影像图像及分析】

腹部CT表现：CT平扫示肝右叶密度不均匀、略减低（图2-5-1-1白箭头所示），边界不清；增强扫描示肝右叶平扫见低密度影轻度强化（图2-5-1-2～图2-5-1-4白箭头所示），局部肝缘不连续，肝包膜下见弧形液体密度液（图2-5-1-1～图2-5-1-4黑箭头所示），部分密度偏高。

影像诊断：肝右叶局部密度改变，注意肝挫伤；肝包膜下少量积液/积血。

【案例讨论】

肝脏是腹腔内最大的实质性器官，由于肝脏体积大，质地脆，尽管能受到肋骨的保护，仍然容易遭受暴力损伤，肝脏损伤的发生率仅次于脾脏。

患者一般有明确的右侧胸腹部外伤史，患者诉右上腹疼痛，有时向右肩部放射，自觉口渴、恶心、呕吐。由于致伤的原因和受伤的程度不同，肝外伤的临床表现也不一致，表现出来的症状和体征较为复杂，主要由肝脏创伤出血和肝内胆管破裂引起，两者分别引起低血容量性休克和腹膜炎，这是肝外伤的最典型体征。另外，出血聚积在肝包膜下及肝内形成小型血肿，是肝区钝痛的来源。出血进入胆管，则可经胆道引起消化道出血。胆道内的病原体进入血肿，可继发肝内感染，形成肝脓肿。

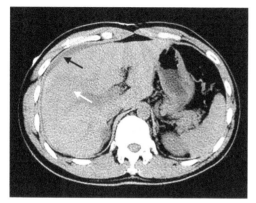

图 2-5-1-1　横断位 CT 平扫

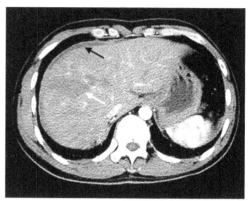

图 2-5-1-2　横断位 CT 增强

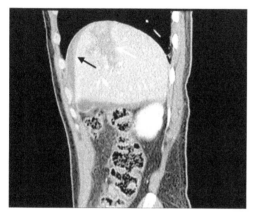

图 2-5-1-3　矢状位 CT 增强

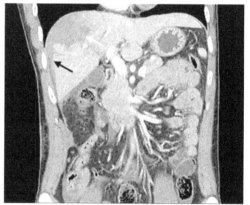

图 2-5-1-4　冠状位 CT 增强

　　CT 检查对肝组织的创伤评价非常重要，直接关系后续的治疗方案。根据 More 肝创伤分级法，将肝组织创伤分为 5 级。Ⅰ级为肝包膜撕脱，肝撕裂伤深度＜1cm，肝包膜下或肝实质内血肿最大厚度＜1cm；Ⅱ级为肝撕裂伤深度为 1～3cm，肝撕裂伤、包膜下血肿、实质血肿直径为 1～3cm；Ⅲ级为肝撕裂伤深度＞3cm，肝撕裂伤、包膜下血肿、实质血肿直径＞3cm；Ⅳ级为肝撕裂伤深度＞10cm，肝撕裂伤、包膜下血肿、实质血肿直径＞10cm，或累及一叶的肝组织损伤或血供中断；Ⅴ级为累及两叶的肝组织损伤破坏或血供中断。其中Ⅲ～Ⅴ级必须积极进行手术处理，早期诊断是及时救治外伤性肝创伤、提高其治愈率的首要环节。

　　本例 CT 平扫可见肝脏包膜下积液，部分积血，表现为弧形等稍密度影；肝 $S_{7\sim8}$ 挫伤，可见边界模糊不清的斑片状或不规则状低密度区，CT 值为 25～40HU，增强扫描后肝挫伤灶强化程度低于正常肝组织的强化，呈现为边界清晰的相对低密度，肝创伤已达Ⅳ级，需马上手术处理以挽救患者生命。

【诊断要点】

（1）肝裂伤表现为线状、分支状或条状低密度，强化低于正常肝实质。

（2）包膜下血肿与肝实质血肿，部分急性期出血密度可近似肝实质，血流动力学稳定者可行增强检查，活动期出血可见对比剂外溢。

（3）肝脏创伤 More 分级非常重要，直接关系到患者的治疗方案及预后，应尽快行 CT 检查并对肝脏创伤进行分级评价。

（李宁娜 王 璐）

第二节 脾 脏 创 伤

【病例资料】

患者女，67 岁。

主诉：跌倒致左胁肋部及左上腹疼痛 4 小时。

现病史：患者某日下午 5 时左右不慎跌倒致左胁肋部及左上腹疼痛，呈持续性，当时神志清楚，无头晕汗出，后至院急诊就诊。

既往体健。

查体：体温 37.1℃，脉搏 89 次/分，血压 124/66mmHg，呼吸 20 次/分。神清，精神疲倦，左下胸廓挤压时疼痛，左腰腹部少许皮损，局部瘀斑。腹部平坦，腹软，左上腹部压痛（＋），反跳痛（＋），余腹部无压痛及反跳痛，麦氏点压痛（－），肝脾肋下未触及，肝区无叩击痛，脾区叩击痛（＋），双肾区无叩击痛，肠鸣音为 5 次/分，移动性浊音（－）。

血常规：白细胞计数 $15.33 \times 10^9/L$；中性粒细胞百分比 86.6%。

腹部及泌尿系统彩超：①考虑脾挫裂伤；②腹水（少量）；③肝脏超声未见异常回声；④双肾及膀胱超声未见异常回声。

腹部 CT：①脾脏形态失常，密度欠均匀，脾窝内高密度影，考虑脾破裂并腹腔少-中等量积液（积血），建议临床密切复查，必要时增强扫描；②左侧第 11、12 后肋骨折。

术中所见：腹腔内肝下、脾窝及盆腔大量积血，量约为 1500ml，脾窝可见血凝块；脾脏见多处裂口，脾门处脾静脉主干撕裂，脾呈活动性出血，脾门大量凝血块覆盖；肝、胆、胃、小肠、肠系膜、结肠、膀胱、膈肌未见明显损伤、出血及血肿。

诊断：创伤性脾破裂。

【影像图像及分析】

腹部 CT 表现：脾脏形态失常，密度欠均匀，内见结节状高密度影（图 2-5-2-1、图 2-5-2-2 白箭头所示），范围约为 2.9cm×2.2cm，平扫 CT 值约为 84HU，脾脏边界欠光整，脾窝内见少量积液，密度较高，平扫 CT 值约为 74HU。

影像诊断：脾脏形态、密度改变，考虑脾破裂。

【案例讨论】

脾脏是腹膜腔内实质性器官，大部分未能被肋骨保护，是腹部最容易受伤的器官，占腹部脏器损伤的 40%～50%。由于脾脏血供丰富且组织脆弱，故脾脏创伤如不能及早诊断而延误治疗，患者会因大量腹腔内出血而休克甚至死亡。

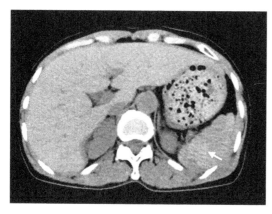
图 2-5-2-1　横断位 CT 平扫

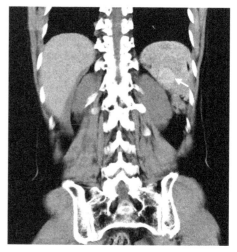
图 2-5-2-2　冠状位 CT 平扫

受伤的初期，患者除左上腹轻度疼痛外无其他明显体征。随着时间的推移，出血量越来越多时才出现休克前期的表现，继而发生休克；出血量大且速度快的患者很快就会出现低血容量性休克，如烦躁、口渴、心慌、心悸、乏力等；由于血液对腹膜的刺激而产生腹痛，起初在左上腹，慢慢涉及全腹，但仍以左上腹最为明显。查体：患者弯腰屈背、神志淡漠、血压下降、脉搏增快，如腹腔出血量较多，可表现为腹胀，同时有腹部压痛、反跳痛和腹肌紧张。叩诊时腹部有移动性浊音，肠鸣音减弱。直肠指诊时 Douglas 窝饱满。因血液刺激左侧膈肌而有左肩牵涉痛，深呼吸时这种牵涉痛加重，此即 Kehr 征。

CT 是脾脏损伤的首选检查，CT 扫描特别是增强 CT 扫描，可充分显示脾脏损伤的征象，包括脾包膜下或脾实质内血肿、脾撕裂伤、脾破裂、脾蒂损伤及脾脏大血管损伤等，这些征象有助于对脾脏损伤进行分级，指导下一步的治疗。目前对脾脏损伤比较常用的标准如下。

Ⅰ级：脾被膜下破裂或被膜及实质轻度损伤，手术所见脾裂伤长度≤5.0cm，深度≤1.0cm。

Ⅱ级：脾裂伤总长度＞5.0cm，深度＞1.0cm，但脾门未累及，或脾段血管受累。

Ⅲ级：脾裂伤及脾门部或脾部分离断，或脾叶血管受损。

Ⅳ级：脾广泛破裂，或脾蒂、脾动静脉主干受损。

本例 CT 平扫可见脾脏形态失常，密度欠均匀，脾门区内见结节状高密度影，结合外伤病史及腹腔积血，可明确脾脏破裂诊断。

【诊断要点】

（1）CT 扫描常见征象有：①脾包膜下血肿，呈特征性的新月样改变，常压迫脾脏侧缘使其移位；②脾挫裂伤，脾内线条状或不规则低密度区；③脾实质内新鲜血肿，脾内圆形或卵圆形稍高密度或等密度影；④脾破裂并活动性出血，增强扫描可见对比剂外溢。

（2）CT 扫描特别是增强 CT 扫描，可充分显示脾脏的损伤征象，这些征象有助于对脾脏损伤进行分级，指导下一步的治疗。

（李宁娜　王　璐）

第三节　肾　脏　创　伤

【病例资料】

患者男，33 岁。

主诉：高处坠落致右腰痛 10 小时。

现病史：患者某日下午 2：30 于工地约 2m 高处坠落（具体受伤机制不详），致右腰部及腹部疼痛，当时无昏迷、近事遗忘、恶心呕吐等不适。于 19：40 被工友送至院急诊。

既往体健。

查体：体温 36.7℃，脉搏 93 次/分，血压 101/58mmHg，呼吸 22 次/分。患者神清，精神可，腹肌紧张，局部压痛明显，右肾区叩击痛（＋），腹部触诊不满意。

辅助检查：血常规示 Hb 83g/L；CT 示右肾改变，考虑右肾挫裂伤，右肾包膜下出血，并右肾周、腹膜后血肿形成；腹腔、盆腔积液（血）；膀胱腔内团块状高密度影，考虑积血。

术中所见：探查腹腔大量积血，肠系膜血肿，右侧肾周巨大血肿，切开右侧腹膜，打开右侧肾周筋膜，见大量血块涌出，清除血块，用手按压肾蒂控制出血，彻底清除血块后见患肾肾蒂破裂，右肾静脉撕裂。

诊断：右肾挫裂伤并肾周血肿。

【影像图像及分析】

腹部 CT 表现：CT 平扫右肾周围见大面积高低异常密度影（图 2-5-3-1 白箭头所示），CT 值约为 64HU，局限于肾周筋膜内，右侧肾周筋膜增厚；增强扫描显示右肾强化减低，受压变扁，右肾静脉显影中断，对比剂外漏到肾外（图 2-5-3-2 白箭头所示），局限于肾周筋膜内；右半结肠旁沟及肝脏下缘积液，腹水。

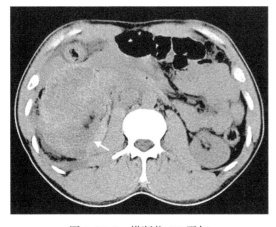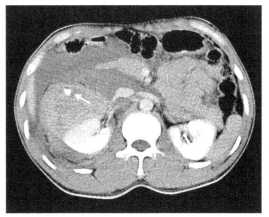

图 2-5-3-1　横断位 CT 平扫　　　　　　　　图 2-5-3-2　横断位 CT 增强

影像诊断：右肾改变，考虑右肾挫裂伤，右肾包膜下出血。

【案例讨论】

肾脏位于腹膜后，通常不易被损伤，但是常因刀刺或枪弹伤而导致开放性损伤，也可因上腹部或腰部的直接外力打击，或者激烈的震荡导致肾实质的损伤，称为闭合性损伤。肾脏损伤占腹部损伤的 8%～10%，腹部穿刺伤中有 6%～14%可伤及肾脏，由于肾脏血运较丰富，一旦发生损伤极易引起出血及尿液外渗到组织间，导致休克和感染的发生，根据损伤的程度及部位不同，病理上将其分为以下几种类型，即肾挫伤、肾部分裂伤、肾全程裂伤、肾蒂损伤。临床表现为腰部包块、肾区疼痛、压痛及肌肉紧张，血尿、畏寒、发热，开放性损伤有血及尿经伤口流出，肾蒂撕裂者常引起出血性休克。美国创伤外科协会对肾脏损伤进行分级，具体如下：

Ⅰ级：挫伤，镜下或肉眼血尿，泌尿系统检查正常；包膜下血肿，无肾实质损伤。

Ⅱ级：局限于腹膜后、肾区的肾周血肿；肾实质裂伤，深度小于 1.0cm，无尿液外渗。

Ⅲ级：肾实质裂伤深度超过 1.0cm，无集合系统破裂或尿液外渗。

Ⅳ级：裂伤，肾脏损伤贯穿肾皮质髓质和集合系统；血管损伤，肾动、静脉主要分支损伤伴出血；双肾的Ⅲ级损伤，应评价为Ⅳ级。

Ⅴ级：裂伤，肾脏破裂；血管损伤，肾门血管撕裂、离断伴肾脏无血供。

肾脏损伤的及时诊断及分级对于临床治疗方案的制订、减少并发症的发生及改善患者的预后至关重要。

螺旋 CT 检查能够准确地显示肾脏损伤的部位、范围、程度，确定其分型，同时可以观察其他腹部脏器（如肝、脾、胰、大血管、肠管、肠系膜）是否损伤，并判定其损伤程度，也可观察肋骨及腰椎是否骨折及其移位情况，为临床选择治疗方案提供依据。CT 增强扫描有利于观察肾脏功能，可根据对比剂是否外渗来判定肾盂、肾盏及肾动静脉有无损伤、断裂，因而成为肾脏损伤的首选影像学检查方法。肾创伤 CT 表现主要有肾包膜下血肿、肾周血肿、肾实质内血肿、肾撕裂伤和粉碎性损伤，肾创伤的 CT 报告应重点描述肾脏损伤分级的有关内容。

本例 CT 平扫右肾周围见大面积高低混杂密度影，局限于肾周筋膜内，右侧肾周筋膜增厚。增强扫描显示右肾强化明显，受压变扁，右肾静脉显影中断，对比剂外漏到肾外，局限于肾周筋膜内，可以明确提示右肾损伤为Ⅳ级。

【诊断要点】

（1）螺旋 CT 检查能够准确地显示肾脏损伤的部位、范围、程度，确定其分型，CT 增强扫描有利于观察肾脏功能，可根据对比剂是否外渗来判定肾盂、肾盏及肾动静脉有无损伤、断裂，因而成为肾脏损伤的首选影像学检查方法。

（2）肾脏损伤的及时诊断及分级对于临床治疗方案的制订、减少并发症的发生及改善患者的预后至关重要，肾创伤的 CT 报告应重点描述肾脏损伤分级有关内容。

（李宁娜　王　璐）

第四节　胰腺创伤

【病例资料】

患者男，37 岁。

主诉：外伤致腹部疼痛活动不适 4 小时。

现病史：患者于某日约 13 时工作时不慎被重物撞击，具体受伤机制不详，当时神清，诉腹部疼痛不适，无头痛头晕，无昏迷，无恶心呕吐等症状，由同事送入院。

既往体健。

查体：体温 36.4℃，脉搏 119 次/分，血压 76/46mmHg，呼吸 18 次/分。神志清楚，精神疲倦，腹膨隆，腹肌紧张，腹壁浅静脉无怒张，无肠型及肠蠕动波，未触及包块，全腹部压痛（+）、反跳痛（+），肝肋下未触及，肝区及双肾区叩击痛（+），脾区叩击痛（+），移动性浊音（+），肠鸣音弱，2～3 次/分。

辅助检查：上、中、下腹部螺旋 CT 平扫+增强+三维重建提示如下。①肝左叶肝裂区及肝门区低强化灶，考虑肝脏损伤、破裂可能；脾脏上缘改变，考虑损伤，未除外破裂；左肾中部改变，考虑损伤、破裂可能，左肾包膜下积血；腹腔游离气体，考虑胃肠道穿孔（胃穿孔可能性大）；胰头、胃窦、十二指肠、左侧肾上腺改变，考虑损伤，肝、右侧肾上腺间隙内类圆形稍高密度影，考虑血肿；膀胱内密度增高，考虑积血可能；腹腔、盆腔多发积液、积血。②扫及左侧肋骨多发骨折，$L_{1\sim2}$ 左侧横突骨折；左肺舌段、双肺下叶斑片影，考虑肺挫裂伤，双侧少量胸腔积液、积血，左侧为明显。左下胸壁见少许积气。

术中所见：腹探查见腹腔积血 1500ml，肝脏于 S_4 期、S_3 期之间破裂，裂口长约 5cm，深 2cm，可见活动性出血。患者肥胖，暴露欠佳，采取右侧横向扩展切口，充分显露肝脏予以肝针缝合肝脏，再次探查见十二指肠球部破裂，大量消化液及食物残渣流出；胰头处粉碎性破裂，胃右动脉、胃十二指肠动脉均完全性撕裂，可见喷射性出血，予以可靠缝扎，胆总管自胰腺段完全撕脱断裂；横结肠系膜及双侧肾周脂肪囊腹膜后大范围血肿形成，清除血肿见肠系膜血管主干、门静脉主干均完整，胃、小肠、结肠广泛水肿，余右肝、脾脏未见异常。

影像诊断：①失血性休克；②创伤性肝破裂；③创伤性胰腺破裂。

【影像图像及分析】

腹部 CT 表现：CT 平扫示胰头处结构不清（图 2-5-4-1 白箭头所示），周围可见渗出灶及积液；增强扫描后胰头轻度强化（图 2-5-4-2、图 2-5-4-3 白箭头所示），胰体、胰尾未见异常。

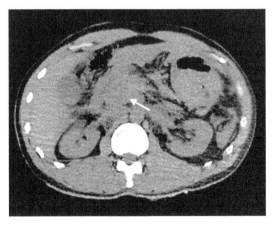
图 2-5-4-1　横断位 CT 平扫

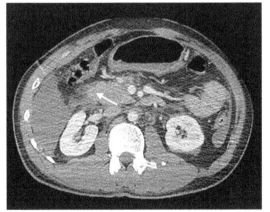
图 2-5-4-2　横断位 CT 增强

影像诊断：胰头改变，考虑胰腺挫裂伤。

【案例讨论】

胰腺位于腹膜后，位置深而隐蔽，胰腺损伤较为少见，仅占腹部闭合性损伤的 3%左右，多由暴力冲击及减速伤所致。胰腺损伤分开放性和闭合性两种，常因钝性暴力（如车祸）所致。

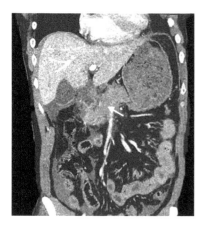

图 2-5-4-3 冠状位 CT 增强

当暴力来自椎体右方时，可挤压胰头部引起胰头挫伤，常合并肝脏、胆总管和十二指肠损伤；上腹正中的暴力作用于横跨椎体的胰腺，常引起胰体部横断伤；来自左方的暴力常易引起胰尾部损伤，可合并脾破裂。

胰腺损伤早期，胰腺的分泌暂时受到抑制或胰酶释放尚未被激活，出血局限于小网膜内，因此，在损伤早期，症状和体征常不典型，加上合并症的掩盖而不易明确诊断。在出现严重胰腺损伤或主胰管破裂时，可出现上腹剧烈疼痛，放射至肩背部，伴恶心、呕吐和腹胀，肠鸣音减弱或消失，且因内出血和体液大量丢失而出现休克。

对于胰腺损伤做出及时准确的诊断，可以指导临床及时处理，以降低胰腺损伤后严重并发症的发生以及降低病死率。1990 年，美国创伤外科协会制定了胰腺损伤的分级系统，胰腺损伤的等级越高，其预后越差，并发症的发生率越高。Ⅰ级和Ⅱ级损伤包括胰腺小面积的挫伤和未累及胰管的裂伤；Ⅲ级损伤包括胰体和胰颈部胰管的损伤；Ⅳ级损伤包括胰头部胰管的损伤；Ⅴ级损伤包括胰头部的大面积损伤。Ⅰ或Ⅱ级胰腺损伤的患者，因胰腺损伤而导致的病死率很低。而Ⅲ级或以上的胰腺损伤，需积极手术治疗，因此，胰腺损伤分级对患者非常重要。

多层螺旋 CT 扫描速度快，层厚薄，密度分辨率高，扫描后可以任意平面重组，并且能够明确合并其他脏器的损伤情况，是胰腺损伤的首选检查方法。胰腺损伤的直接 CT 征象主要有胰腺挫伤、胰腺血肿、胰腺撕裂伤或断裂伤、假性囊肿形成及胰管扩张。间接征象为胰周间隙蜂窝织炎，肾前筋膜增厚，胃、肠管扩张积气，此外，在直接征象不明显，确定无其他脏器损伤的情况下，小网膜囊积液、积血，肾前间隙积液等可能为胰腺损伤的唯一 CT 表现。胰腺损伤包括实质损伤和胰管损伤，CT 能直接显示实质部分的损伤。CT 检查结合化验结果、症状及体征，可明确患者的胰腺损伤分级。

本病例术前 CT 平扫可见胰头处结构不清，周围可见渗出灶及积液，增强扫描后胰头强化欠均匀，提示胰头实质及胰头部胰管损伤，损伤分级为Ⅴ级。

需要注意的是，平扫对胰腺血肿的诊断价值高，但对撕裂口显示欠佳，因此在患者病情允许的条件下行 CT 增强扫描，有利于胰腺损伤的检出。

【诊断要点】

对胰腺损伤患者，胰腺实质损伤及周围胰液渗出导致的创伤性胰腺炎需结合患者受伤方式对胰腺损伤进行分级，指导下一步的治疗；在患者病情允许的条件下行 CT 增强扫描，有利于胰腺损伤的检出。

（李宁娜　王 璐）

第六章

骨 肌 系 统

第一节 Pilon 骨 折

【病例资料】

患者男，51 岁。

主诉：跌倒致右小腿肿痛伴活动受限 12 小时。

现病史：患者于某日晨约 8 时不慎从 1m 高货车上摔下，右足跟着地，当即出现右小腿疼痛，无法站立，无头晕、头痛等不适，由同行人送至当地医院就诊，外院 X 线检查提示右胫骨远端粉碎性骨折，外院医生建议行手术治疗。患者为求手术治疗，转至本院急诊就诊，查 CT 提示：①右侧胫骨远端粉碎性骨折，累及踝关节面。②右侧腓骨、外踝周围小高密度影，提示撕脱性骨折。③右侧跟骨、距骨退行性变，距骨前上缘旁小高密度影，考虑钙化灶，需与撕脱性骨折相鉴别。

查体：体温 36.2℃，脉搏 57 次/分，呼吸 20 次/分，血压 158/92mmHg。

专科检查：右踝肿胀明显，局部广泛瘀斑，未见明显畸形，无皮损，局部压痛（＋），未及明显骨擦音，纵轴叩击痛（＋），肢端感觉、血运正常。余四肢查体未见明显异常。

辅助检查：外院 X 线示右胫骨远端粉碎性骨折。本院 CT 提示如下。①右侧胫骨远端粉碎性骨折，累及踝关节面。②右侧腓骨、外踝周围小高密度影，提示撕脱性骨折，请结合临床。③右侧跟骨、距骨退行性变，距骨前上缘旁小高密度影，考虑钙化灶，需与撕脱性骨折相鉴别。

【影像图像及分析】

踝关节 CT 表现：右侧胫骨下端骨质不连续，可见多发骨折线影（图 2-6-1-1、图 2-6-1-2 白箭头所示），累及关节面，部分骨碎片轻度移位，周围软组织肿胀；右踝关节对位尚可（图 2-6-1-3）。

踝关节 MR 表现：右胫骨下段骨质不连续，可见多发骨折线影，周围见斑片状异常信号影，质子压脂序列（fs-PD）呈高信号（图 2-6-1-4、图 2-6-1-5 白箭头所示），部分骨折线累及踝关节面；周围软组织肿胀，质子压脂序列呈高信号。

影像诊断：右胫骨下段粉碎性骨折，累及踝关节面，周围骨髓水肿，右踝关节周围皮下软组织广泛水肿。

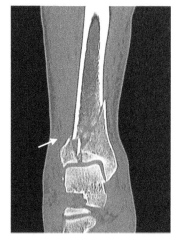
图 2-6-1-1　冠状位 CT 骨窗

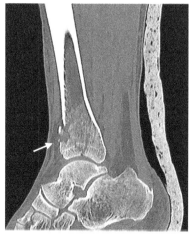
图 2-6-1-2　矢状位 CT 骨窗

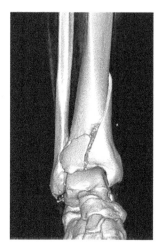
图 2-6-1-3　CT 三维容积重建图像

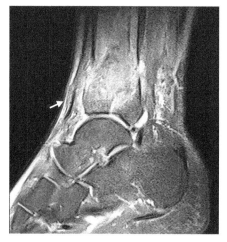
图 2-6-1-4　矢状位 fs-PD

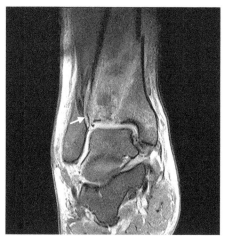
图 2-6-1-5　冠状位 fs-PD

【案例讨论】

Pilon 骨折指因轴向暴力而累及胫距关节面的胫骨远端骨折，占所有胫骨骨折的 5%～7%，多由高处坠落、车祸和绊倒扭伤所致，由法国人 Etienne Destot 于 1911 年提出。Pilon 骨折的特点：胫骨干骺端压缩、粉碎，关节面不平整，关节软骨损伤，并导致踝高度不稳定，手术后也易发生感染、延迟愈合、不愈合、骨不连等并发症。骨折的严重程度、复位质量、关节功能障碍是并发症产生的主要因素。

Pilon 骨折分为 3 种类型：Ⅰ型，胫骨下端骨折累及关节面而无明显移位的劈裂骨折；Ⅱ型，胫骨下端骨折累及关节面且位于关节内、骨折移位明显的骨折；Ⅲ型，胫骨下端骨折累及关节面及干骺端的压缩、粉碎性骨折。本病例符合Ⅲ型 Pilon 骨折。

影像学检查是最重要的诊断手段。X 线片主要是踝关节的侧位及踝穴位片，能显示 Pilon 骨折的情况；但因为 Pilon 骨折多为高能量损伤，螺旋 CT 扫描及三维重建必不可少，有利于准确、清晰地显示胫骨远端关节面塌陷、骨碎片等损伤情况，必要时行 MRI 扫描，详细评估关节软骨、周围韧带的损伤范围、程度，利于骨折类型的分型、术前评估及手术方案的制订。

【诊断要点】

（1）明确外伤史，踝关节剧烈疼痛并功能障碍，软组织瘀肿，压痛明显，可触及骨擦感，纵轴叩击痛（+）。

（2）DR、CT可显示骨折，CT更加明确，可明确骨折类型及累及范围。MRI不但可以清晰地显示骨折情况，还可显示周围韧带、肌腱、关节软骨等损伤情况。

（莫伟钊　张思伟）

第二节　髌骨骨折

【病例资料】

患者女，56岁。

主诉：不慎跌倒致左膝关节肿痛，活动受限1天。

现病史：患者于昨日17时左右在家中不慎因小狗冲撞而跌倒致左膝关节肿痛，活动受限，无胸闷不适，无一过性遗忘，遂由家属送至院急诊就诊，急诊查单侧膝关节DR示：左侧髌骨骨折，周围软组织肿胀。予对症维持石膏固定等处理后，建议患者住院治疗。

查体：体温36.8℃，脉搏101次/分，呼吸20次/分，血压147/90mmHg。

专科检查：左膝关节瘀肿，局部压痛明显，维持石膏固定浮髌试验（±），扪及骨擦感，侧方应力试验（−），麦氏征（−），远端感觉血运良好。

辅助检查：DR单侧膝关节正侧位片示左侧髌骨骨折，周围软组织肿胀。

【影像图像及分析】

髌骨DR表现：左侧髌骨骨质不连续（图2-6-2-1白箭头所示），可见骨折线影，断端轻度移位、分离，周围软组织肿胀；髌股关节对位良好。

髌骨CT表现：左膝髌骨骨质不连续（图2-6-2-2、图2-6-2-3白箭头所示），可见骨折线影，断端轻度分离，周围软组织肿胀；左膝关节对位良好，余左膝各骨未见异常。

影像诊断：左膝髌骨下部骨折，断端分离，周围软组织肿胀。

【案例讨论】

髌骨是人体最大的籽骨，体表可触及，其前方覆盖股四头肌腱膜，并向下延伸形成髌韧带，止于胫骨结节；两侧为髌旁腱膜；后方为关节软骨面，与股骨髁髌面共同形成髌股

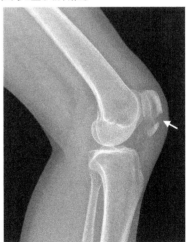

图2-6-2-1　髌骨DR

关节。髌骨横断面近似倒三角形，上宽下窄，髌骨前面略呈球形，向前凸出，关节面平滑，与股骨相关节，参与组成膝关节。髌骨与其周围的韧带、腱膜共同形成伸膝装置，是下肢活动中十分重要的结构。

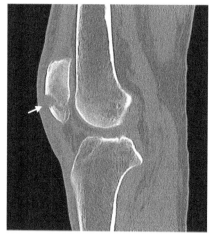 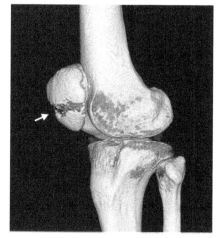

图 2-6-2-2　矢状位 CT 骨窗　　　　　图 2-6-2-3　CT 容积重建图像

髌骨骨折是临床常见的关节内骨折，占成人骨折的 2.2%，多发生于 20～50 岁，男性发病率是女性的 2 倍。髌骨骨折患者局部疼痛、肿胀，膝关节无法自主伸直，常有膝下皮肤擦伤及皮下瘀斑。髌骨骨折多由间接暴力所致，常造成髌骨横行骨折，骨折移位较大，多伴有两侧髌旁腱膜及关节囊破裂。发生机制：患者行走、跑跳、跌倒、高处坠落时膝关节呈半屈曲位，为防止倒地，股四头肌猛烈收缩维持身体稳定，同时牵引髌骨向上，此时股骨髁部向前顶压髌骨形成支点，而髌韧带固定于髌骨下方，三个方向力量同时作用于髌骨造成髌骨骨折。直接暴力常致粉碎性骨折，多由直接暴力打击或膝部撞击地面或障碍物所致，其髌前腱膜、两侧髌旁腱膜、股四头肌及关节囊多保持完整，骨折移位小，膝前可见局部皮肤损伤。

髌骨骨折较为常用的分型主要有 Rockwood 分型、Meenen 分型和 AO/OTA 分型。Rockwood 将髌骨骨折分为七型：Ⅰ型，无移位骨折；Ⅱ型，横断骨折；Ⅲ型，下部或下极骨折；Ⅳ型，无移位的粉碎性骨折；Ⅴ型，移位的粉碎性骨折；Ⅵ型，垂直骨折；Ⅶ型，骨软骨骨折。Meenen 将髌骨骨折分为六型：A 型，简单的横行骨折；B 型，简单的斜行骨折；C 型，撕脱性骨折；D 型，简单的纵行骨折；E 型，简单的粉碎性骨折；F 型，复杂的粉碎性骨折。AO/OTA 将髌骨骨折分三型：A 型，髌骨关节外骨折；B 型，髌骨部分关节内骨折，伸膝装置完整；C 型，髌骨完全关节内骨折，伸膝装置破裂。

髌骨骨折需与二分髌骨相鉴别。二分髌骨较罕见，为青春期两个或多个髌骨骨化中心（化骨核）未融合而形成，多位于髌骨的外上角，临床较易误诊为骨折。MRI 表现：分离髌骨骨质信号多无异常改变，裂隙光滑、整齐，相应关节软骨连续，信号无明显改变，上述特点可与骨折相鉴别。

【诊断要点】

（1）有外伤史，膝前肿胀，皮下瘀斑，膝关节功能障碍；触诊有明显压痛，可有骨擦感。有移位的骨折，可扪及骨折分离的凹陷；关节内大量积血、积液者浮髌试验（＋）。

（2）X 线、CT 可明确显示骨折，对怀疑二分髌骨者需行 MRI 检查予以鉴别。

（莫伟钊　张思伟）

第三节 髌韧带损伤

【病例资料】

患者男，44 岁。

主诉：扭伤致左膝疼痛，活动受限 2 小时。

现病史：患者于今日 2 小时前不慎扭伤左膝关节，致左膝关节部肿痛、活动受限，诉受伤当时闻及关节异常声响，无出血，无下肢麻木，当时无昏迷，遂至院急诊就诊。

查体：体温 36.7℃，脉搏 92 次/分，呼吸 20 次/分，血压 121/67mmHg。

专科检查：左膝前侧软组织轻度瘀肿，压痛（＋），膝关节纵轴叩击痛（－），关节活动疼痛性受限，浮髌试验（－），左下肢肢端感觉、血运及活动可，左下肢肌力、肌张力正常。

辅助检查：DR 胸片+左膝关节正侧位片提示如下。①心肺未见病变；②左膝关节未见骨质异常，周围软组织肿胀。

【影像图像及分析】

膝关节 MR 表现：左侧髌骨见斑片状异常信号影，质子压脂序列（fs-PD）呈高信号，未见明确骨折线影；髌韧带信号不均匀，见斑片状 fs-PD 高信号影，部分纤维不连续（图 2-6-3-1 白箭头所示）；髌下脂肪垫信号不均匀，见条片状 fs-PD 高信号；髌前皮下软组织水肿。左膝关节腔及髌上囊见斑片状积液影。余左膝各骨及韧带未见异常，半月板形态及信号未见异常。

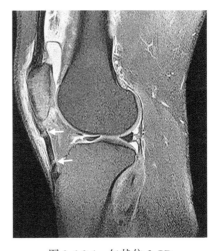

图 2-6-3-1 矢状位 fs-PD

影像诊断：①左膝髌韧带损伤、部分撕裂，左侧髌骨骨髓水肿；②左膝髌下脂肪垫损伤，左膝髌前皮下软组织水肿。

【案例讨论】

髌韧带覆盖髌骨的前面向下延伸，止于胫骨粗隆，也称为髌腱。髌韧带主要附着于髌骨尖部的前面与后面，与股四头肌肌腱共同维持髌骨纵向稳定。

髌韧带损伤多发生于青壮年男性，其致伤原因主要是创伤。肌腱断裂并不多见，其发生机制为肌腱收缩，被动拉长超过其负荷而断裂。临床表现为伸膝及行走障碍，局部肿胀疼痛，断裂韧带处触诊空虚感。而肌腱损伤，主要表现为主动伸膝困难、膝关节僵直、不能上下楼等。但由于髌骨周围韧带损伤常为复合伤，髌韧带损伤临床症状缺乏特异性，常被掩盖在其他损伤之下，容易漏诊。另外，糖尿病、梅毒、痛风等患者容易发生韧带钙化或退变，不能承受正常牵拉力而断裂，则属于自发性断裂。

本病例由剧烈运动引发，髌韧带不完全断裂，DR、常规 CT 检查作用有限。但有研究表明应用双能 CT 能对髌韧带损伤进行快速准确的诊断，可以替代 MRI 检查。但 CT 具有辐射的缺点。MRI 为首选辅助检查，是诊断髌韧带断裂的金标准。髌韧带损伤出现部分断裂时，可见韧带局部轻微肿胀及斑片状长 T_2 模糊信号影；完全断裂时致密纤维组织连续性中断，可见条状低信号影不连续，断端肿胀，轮廓模糊不清，髌韧带断端及周围软组织均可见片状长 T_2 模糊信号影。

【诊断要点】

一般均有外伤史，膝前瘀肿、压痛，伸膝功能受限。触诊可有髌韧带张力消失，局部凹陷感，髌骨位置上移。

髌韧带完全断裂时，DR 膝关节侧位片、CT 矢状位重建可见髌韧带阴影不连续，周围软组织肿胀，髌骨位置上移；髌韧带不完全断裂 DR、CT 诊断困难，MRI 可以清晰而明确，其还可显示周围软组织损伤的情况。

（莫伟钊　张思伟）

第四节　病理性骨折

【病例资料】

患者女，57 岁。

主诉：确诊多发性骨髓瘤 2 年余。

现病史：患者于 2018 年 5 月 21 日提重物后出现上臂疼痛，无红肿，活动未受限，当时未予重视，5 月 23 日疼痛明显，遂至外院门诊就诊，予药物外敷，脉血康、醋氯芬酸缓释片（悦意宁）口服，疼痛未缓解，5 月 28 日疼痛加重，活动明显受限，外院门诊查 X 线片考虑骨肿瘤（未见报告），患者为进一步诊治至本院骨科门诊就诊，患者为求系统诊治而住院，经过骨髓穿刺等检查诊断为多发性骨髓瘤（IgG，κ，Ⅲ期）。

既往体健。

查体：体温 36.6℃，脉搏 78 次/分，呼吸 20 次/分，血压 138/73mmHg。余未见异常。

专科检查：全身淋巴结未触及肿大，全身皮肤、黏膜及巩膜无黄染，胸骨压痛（−），肝脾肋下未触及，移动性浊音（−），双下肢无水肿。

辅助检查：免疫 6 项+血轻链 2 项示 IgA<0.26g/L，IgG 75.5g/L，IgM<0.18g/L，C4 0.04g/L，κ 22.3g/L，λ 0.17g/L，κ/λ：132.74；β_2-Mg 3.83mg/L；免疫分型示在 CD45/SSC 和 FSC/SSC 点图上联合设门分析，CD45 弱阳性向阴性延伸且 FSC/SSC 均较淋巴大的分布区域可见异常细胞群体，约占有核细胞的 77%，表达 CD22、CD38、CD56、CD138、cKappa，考虑为异常增殖的浆细胞，提示异常浆细胞增殖性疾病。骨髓穿刺示符合多发性骨髓瘤骨髓象，请结合免疫固定电泳和免疫分型结果。病理示骨髓造血组织与脂肪细胞的比例大约为 8:2。可见大量的浆细胞片状增生，细胞大小较一致，考虑为浆细胞骨髓瘤。

【影像图像及分析】

肱骨 DR 表现：左侧肱骨中段骨密度减低，骨皮质变薄，局部骨质中断（图 2-6-4-1 长白箭头所示）。见左侧多发肋骨骨密度减低，第 2～10 肋骨骨质欠连续，部分骨折端错位，部分骨折端周围见骨痂（图 2-6-4-1 短白箭头所示）。左锁骨远端见斑片状低密度影（图 2-6-4-1 黑箭头所示）。

影像诊断：左侧肱骨中段骨质破坏并病理性骨折；左侧肋骨多发骨折并病理性骨折、左锁骨远端骨质破坏；以上改变符合多发性骨髓瘤。

【案例讨论】

病理性骨折是一大类疾病，应区别于外伤导致的骨折。病理性骨折是一种由于患者自身疾病造成骨强度减低，在没有外伤或者轻微外力作用下导致的骨折，主要由肿瘤引起，此外还可能由骨质疏松、内分泌紊乱、骨的发育障碍引起。病理性骨折的典型症状为局部畸形、肿胀、异常活动、骨擦感等症状，根据骨折的原因不同，会有其他不同症状，长期骨折患者会出现局部肌肉失用性萎缩等疾病。

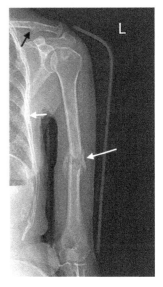

图 2-6-4-1　肱骨 DR 正位

良性病变病理性骨折骨皮质断裂处锐利、较规则；临床上易发生病理性骨折的良性骨肿瘤及肿瘤样病变包括骨巨细胞瘤、孤立性骨囊肿、动脉瘤样骨囊肿、骨纤维异常增殖症和非骨化性纤维瘤等。

而恶性病变所致的病理性骨折断裂处骨皮质形态不规则、残缺不全，可见骨膜反应，MRI检查能发现溶骨性骨质破坏征象，部分周围可见软组织肿块影；临床上易发生病理性骨折的恶性骨肿瘤包括骨肉瘤、软骨肉瘤、纤维肉瘤、骨原发性恶性纤维组织细胞瘤、多发性骨髓瘤、原发性恶性淋巴瘤及骨转移瘤等。

本例患者由于全身为多发性骨髓瘤，造成骨质破坏，骨强度减低，极易引起病理性骨折。

【诊断要点】

（1）典型骨折症状，包括局部畸形、肿胀、异常活动、骨擦感等。

（2）通过 CT 及 MRI 检查鉴别良、恶性病理性骨折，观察有无骨膜反应、软组织肿块及骨质破坏情况。

（3）了解有无肿瘤病史，尤其亲骨性恶性肿瘤，如乳腺癌、前列腺癌、肺癌及原发性骨肿瘤等。

（易云平　张思伟）

第五节　尺骨鹰嘴骨折

【病例资料】

患者女，76 岁。

主诉：跌倒致右肘关节肿痛，活动受限 10 小时。

现病史：患者于 10 小时前不慎跌倒，右肘及右侧额部着地，即感右肘疼痛、活动受限，逐渐肿胀，额部疼痛流血，当时无头晕头痛，无意识丧失，无胸闷气促，无逆行性遗忘，呼叫"120"出车接入院急诊。查 DR 提示：右侧肘关节脱位；右侧尺骨鹰嘴及冠突骨折。予清创缝合、石膏托固定等相关对症处理。现患者为求进一步系统诊治，由门诊拟"尺骨骨折"

收入院。

入院症见：患者神清，精神一般，右侧眉弓可见长约 3cm 伤口，右上肢石膏固定在位，局部疼痛肿胀，活动受限，血运可，无头晕头痛，无恶寒发热，无咳嗽咳痰，无胸闷气促，无恶心呕吐，无腹痛腹泻，纳一般，眠差，二便调。

查体：体温 36.5℃，脉搏 85 次/分，呼吸 20 次/分，血压 179/94mmHg。

专科情况：右侧眉弓可见长约 3cm 缝合伤口，右上肢石膏托固定在位，局部肿胀，压痛，活动受限，骨擦感消失，杆力消失，右手各指活动良好，右上肢指端感觉、血运良好。

辅助检查：DR 肘或腕关节提示如下。①右侧肘关节脱位；②右侧尺骨鹰嘴及冠突骨折。

【影像图像及分析】

肘关节 DR 表现：右侧尺骨鹰嘴（图 2-6-5-1、图 2-6-5-2 长白箭头所示）及冠突（图 2-6-5-2 短白箭头所示）可见骨折，右侧肘关节对位不良。

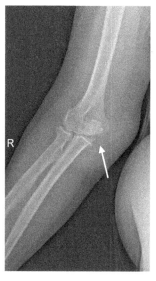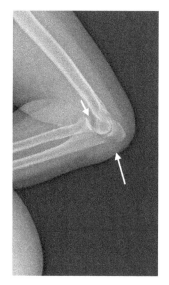

图 2-6-5-1　肘关节 DR 正位　　图 2-6-5-2　肘关节 DR 侧位

影像诊断：右侧尺骨鹰嘴及冠状突骨折；右侧肘关节脱位。

【案例讨论】

肘关节系复杂关节，包括 3 个关节，即肱尺关节、肱桡关节和近端尺桡关节，彼此在功能上密不可分，其中肱尺关节对肘关节尤为重要，它是由尺骨鹰嘴滑车切迹与肱骨滑车所构成的屈戍关节。滑车切迹表面覆盖有一层透明的软骨，并被一横沟分成前、后两个部分。肘关节的屈伸运动主要是通过尺骨滑车切迹在肱骨滑车上运动产生，在屈曲时肱骨远端的冠突窝容纳尺骨冠状突，伸肘时鹰嘴窝容纳尺骨鹰嘴。而屈和伸的幅度则是由组成肘关节屈伸活动的骨性结构的成角特征决定的。肱骨的远端略向前方倾斜，其关节面的成角度数大约是 330°，而尺骨滑车切迹的角度大概是 190°，它们所形成的 140° 的差值也就是肘关节的屈伸活动范围。尺骨鹰嘴作为一种常见的肘部骨折，常累及半月关节面。尺骨鹰嘴发生骨折后，若复位后关节面仍存在大于 2mm 的"台阶"，那么术后出现肘关节活动不良或创伤性骨关节炎的可能性就较高。

尺骨鹰嘴骨折是常见损伤，约占肘部骨折的 10%，以成人多见，直接暴力、间接暴力均可引起鹰嘴骨折。除少数为不累及关节面的鹰嘴尖部撕脱性骨折外，大部分是关节内骨折。尺骨鹰嘴骨折主要表现为外伤后的肘关节症状，如局部疼痛、肿胀，该病如损伤周围神经、血管，可并发关节退行性病变及创伤性关节炎。尺骨鹰嘴骨折分型常见分为 3 类，即 Mayo 分型、Schatzker 分型、Colton 分型。

Mayo 分型：Ⅰ型，无移位或轻度移位骨折；Ⅱ型，骨折向近端移位，无肘关节失稳；Ⅲ型，骨折合并肱尺关节失稳。

Schatzker 分型：横行骨折（A 型）、斜行骨折（B 型）、多段骨折（C 型）、合并桡骨小头骨折（D 型）。

Colton 分型：Ⅰ型无移位骨折和Ⅱ型移位骨折。

X 线检查为首选影像学检查，方便快捷，空间分辨率高，对大部分鹰嘴骨折都可以做出正确诊断。螺旋 CT 扫描及三维重建技术为最重要的补充影像学检查手段，对 X 线诊断不明确的均应行螺旋 CT 扫描及三维重建，可以显示细微骨折、关节间隙或关节腔内骨碎片，以及关节复杂性脱位；MRI 可以清晰地显示普通 X 线片、CT 不能显示的肌腱、肌肉、韧带和关节软骨等结构，且对骨髓、软组织水肿尤其敏感，并可以发现隐匿性骨折，为重要补充检查手段。

【诊断要点】

（1）外伤史，主要表现为外伤后的肘关节症状，如局部疼痛、肿胀；有移位的骨折及合并脱位的骨折，肿胀范围较广泛，肘后方可触到凹陷部、骨折块及骨擦音，肘关节功能丧失，不能主动伸展肘关节。

（2）DR、CT 可显示骨折，CT 更加明确，并可明确骨折的范围及移位情况；MRI 可以明确周围肌腱、韧带的损伤情况。

（齐　萌　张思伟）

第六节　跗骨骨折

【病例资料 1】

患者男，65 岁。

主诉：外伤致右足疼痛伴活动受限 1 天。

现病史：患者诉昨日 15 时左右骑自行车不慎被小轿车撞倒在地，当时即出现四肢疼痛、活动受限，右下肢疼痛明显，伴有左额部、右枕部流血疼痛，意识清楚，未出现昏迷及神志丧失，遂急至医院急诊就诊，急诊医生予清创缝合、止血包扎处理后，查 X 线片示：右踝距骨骨折。踝关节 CT：右侧内外踝、右侧距骨多发骨折，周围软组织肿胀。

查体：体温 36.9℃，脉搏 60 次/分，呼吸 20 次/分，血压 138/84mmHg。

专科检查：右足踝部石膏托固定，右足跟部、外踝肿胀，压痛（+），活动受限，可见瘀斑，皮肤无破损，局部有压痛，叩击痛（+），踝关节活动受限，各趾活动良好，双足背动脉搏动可，双下肢末梢血运及感觉正常。左眉弓可见长约 3cm 伤口，渗血，右头枕部可见约

5cm×5cm 不规则伤口，已缝合包扎。

辅助检查：X 线片提示如下。①右肩关节轻度骨质增生。②右踝距骨骨折。踝关节 CT 示右侧距骨骨折，周围软组织肿胀。

【影像图像及分析】

踝关节 CT 表现：右侧距骨骨质不连续，可见骨折线影（图 2-6-6-1、图 2-6-6-2 白箭头所示），累及踝关节面及距下关节面，距下关节腔内见游离骨碎片影，周围软组织肿胀，关节对位尚可。

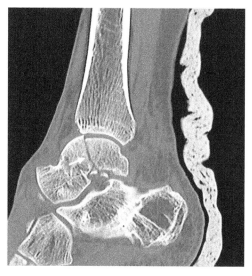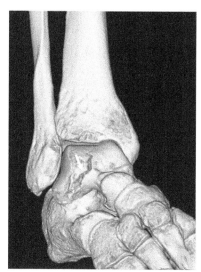

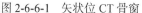

图 2-6-6-1　矢状位 CT 骨窗　　　　图 2-6-6-2　CT 三维容积重建图像

影像诊断：右侧距骨骨折，累及关节面，周围软组织肿胀。

【病例资料 2】

患者男，63 岁。

主诉：高处跌落致左足跟疼痛伴活动受限 1 天。

现病史：患者于 1 天前不慎从 1m 高处跌下，左足跟着地，致足跟部肿痛、活动受限，足趾不麻木，当时无头晕，无恶心呕吐，无胸闷气促，无一过性遗忘，遂至当地医院就诊，查左踝 X 线提示左侧跟骨粉碎性骨折；当地医院行石膏固定术。现患者为求进一步系统诊治，拟"跟骨骨折"收入本院。

查体：体温 36.0℃，脉搏 76 次/分，呼吸 20 次/分，血压 113/61mmHg。

专科检查：左足跟肿胀，皮肤见明显瘀斑，跟骨、局部压痛（++），左踝关节活动受限，左足叩击痛（+），肢端感觉、血运、活动可。

辅助检查：外院 X 线片提示左侧跟骨骨折。

【影像图像及分析】

踝关节 CT 表现：左侧跟骨骨质不连续，可见多发骨折线影（图 2-6-6-3～图 2-6-6-5 白箭头所示），断端对位尚可，骨折线累及关节面，周围软组织肿胀；相应关节对位良好。

影像诊断：左侧跟骨粉碎性骨折，骨折线累及关节面，周围软组织肿胀。

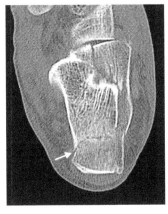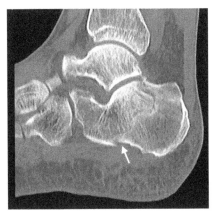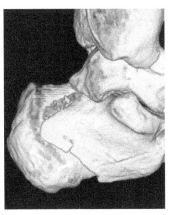

| 图 2-6-6-3 横断位 CT 骨窗 | 图 2-6-6-4 矢状位 CT 骨窗 | 图 2-6-6-5 CT 三维容积重建图像 |

【病例资料 3】

患者女，39 岁。

主诉：不慎摔伤致左足背肿痛伴活动受限 1 天。

现病史：患者诉昨日不慎摔倒，当时即出现左足疼痛，活动受限，足背疼痛明显，无皮肤破损及流血，当时意识清楚，未出现昏迷及神志丧失，遂至外院急诊就诊，查 X 线片示左足舟骨骨折。

查体：体温 36.9℃，脉搏 78 次/分，呼吸 20 次/分，血压 125/70mmHg。

专科检查：左足背肿胀，皮下瘀斑，皮肤无破损，压痛（＋），叩击痛（＋），左足屈伸活动受限，足背动脉搏动可，各趾活动良好，肢端末梢血运及感觉正常。

辅助检查：外院 X 线片示左足舟骨骨折。

【影像图像及分析】

踝关节 CT 表现：左足舟骨前缘骨质不连续，可见骨折线影（图 2-6-6-6、图 2-6-6-7 白箭头所示），断端对位尚可，周围软组织稍肿胀；相应关节对位良好。

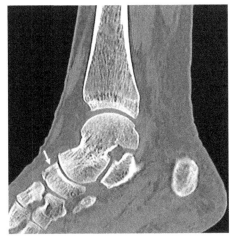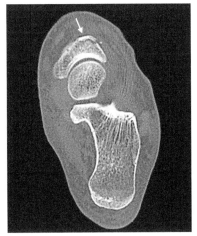

| 图 2-6-6-6 矢状位 CT 骨窗 | 图 2-6-6-7 横断位 CT 骨窗 |

影像诊断：左足舟骨骨折，周围软组织稍肿胀。

【病例资料 4】

患者女，56 岁。

主诉：不慎扭伤致左足肿痛伴活动受限 4 小时。

现病史：患者诉 4 小时前左足不慎踩空扭伤，即出现左足疼痛，活动受限，当时无皮肤破损及流血，意识清楚，未出现昏迷及神志丧失，遂至院急诊就诊，查 X 线片示左足骰骨可疑骨折，建议复查。行螺旋 CT 扫描提示左骰骨骨折，收入院治疗。

查体：体温 36.5℃，脉搏 82 次/分，呼吸 20 次/分，血压 128/80mmHg。

专科检查：左足背外侧肿胀，皮下瘀斑，皮肤无破损，压痛（+），叩击痛（+），左足屈伸活动受限，足背动脉搏动可，各趾活动良好，肢端末梢血运及感觉正常。

辅助检查：DR 左足正斜位片示左足骰骨可疑骨折。

【影像图像及分析】

左足 CT 表现：左足骰骨骨质不连续，可见多发骨折线影（图 2-6-6-8、图 2-6-6-9 白箭头所示），累及关节面，断端对位良好，周围软组织肿胀；相应关节对位良好，余左足各骨未见异常。

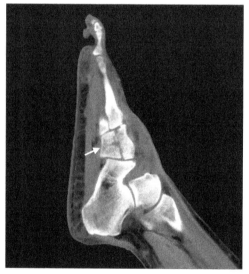
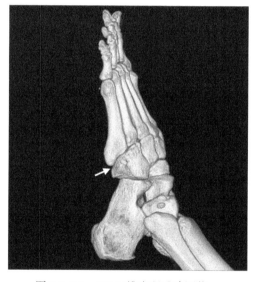

图 2-6-6-8　矢状位 CT 骨窗　　　　　图 2-6-6-9　CT 三维容积重建图像

影像诊断：左足骰骨骨折，周围软组织肿胀。

【病例资料 5】

患者女，46 岁。

主诉：骑脚踏车摔伤致左足肿痛活动受限 4 天。

现病史：患者于 4 天前骑脚踏三轮车时不慎侧翻，左足着地后出现左踝、左足疼痛，活动受限，当时无头部着地，可回忆当时受伤情况，遂至外院治疗（具体不详），疼痛稍缓解，后到本院急诊就诊，行 X 线检查示：左足第 2～4 跖骨头骨折；左骰骨粉碎性骨折；左跖跗关节脱位。拟"左足多发骨折"收入院治疗。

查体：体温 36.6℃，脉搏 84 次/分，呼吸 20 次/分，血压 125/88mmHg。

专科检查：左足肿胀瘀斑，左足内侧缘见一约 1cm×1cm 皮肤破损，左足内踝上见一约 2cm×2cm 皮肤破损，少许渗液，无渗血，维持石膏托固定，肤色稍红，肤温正常，双足肢端感觉及血运可，足背动脉可触及。

辅助检查：DR 左足正斜位片：左足骰骨粉碎性骨折；左足第 2～4 跖骨头骨折；第 1 跖趾关节外侧游离小骨片，考虑撕脱性骨折；左足外侧楔骨显示不清；左足跗跖关节脱位。左足螺旋 CT 扫描及三维重建：左足骰骨粉碎性骨折，左足内侧楔骨、中间楔骨、外侧楔骨、第 2～5 跖骨基底部、第 2～4 跖骨远端多发骨折，第 1～5 跗跖关节脱位。

【影像图像及分析】

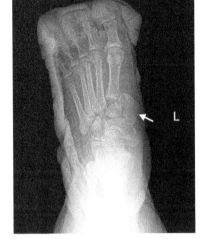

左足 DR 表现：左足内侧楔骨、中间楔骨、外侧楔骨、骰骨、第 2～5 跖骨基底部、第 2～4 跖骨远端骨质不连续，可见多发骨折线影（图 2-6-6-10 白箭头所示），断端错位，第 1～5 跗跖关节对位不良（图 2-6-6-10 箭头所示），周围软组织肿胀，可见外固定石膏影。

左足 CT 表现：左足内侧楔骨、中间楔骨、外侧楔骨、骰骨、第 2～5 跖骨基底部、第 2～4 跖骨远端骨质不连续，可见多发骨折线影及骨碎片影（图 2-6-6-11 白箭头所示），断端错位，部分骨折线累及关节面，左足第 1～5 跗跖关节对位不良（图 2-6-6-12 白箭头所示），周围软组织肿胀，可见外固定石膏影。

图 2-6-6-10　左足 DR

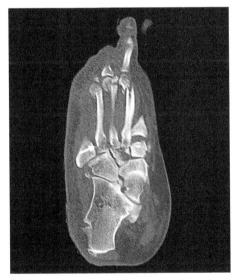

图 2-6-6-11　斜矢状位 CT 骨窗

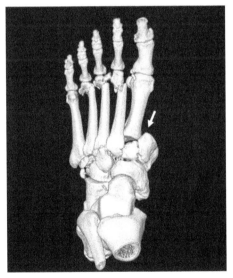

图 2-6-6-12　CT 三维容积重建图像

影像诊断：左足内侧楔骨、中间楔骨、外侧楔骨、骰骨、第 2～5 跖骨基底部、第 2～4 跖骨远端多发骨折，第 1～5 跗跖关节脱位，考虑 Lisfranc 损伤。

【案例讨论】

跗骨由 7 块不规则短骨组成，包括距骨、舟骨、跟骨、骰骨和内侧楔骨、中间楔骨及外侧楔骨，占足的后 1/3，诸骨形态各异，大小不一，并由多个关节面组成众多关节，各关节连结复杂。跗骨骨折发生原因复杂多样，有车祸、高处坠落、重物砸伤或挤压等高能量暴力损伤，也有不慎摔倒扭伤等低能量损伤。因高能量或低能量损伤机制而异，高能量损伤或挤压伤常导致骨折脱位，而低能量损伤常导致不完全骨折或周围韧带撕裂。

X 线检查为最重要的影像学检查，简便快捷费用低，空间分辨率高，大部分跗骨骨折都可以做出正确诊断，如病例资料 1~3、病例资料 5 均可清晰地显示骨折线而做出正确诊断。螺旋 CT 扫描及三维重建技术为最重要的补充影像学检查手段，对 X 线诊断不明确的均应行螺旋 CT 扫描及三维重建，以显示细微骨折、关节间隙或关节腔内骨碎片及关节复杂性脱位，容积重建图像可以完美弥补常规 CT 扫描空间分辨率不高的缺陷。如病例资料 4，X 线 DR 足斜位片，因重叠因素对骰骨骨折显示不明确，CT 可清晰而明确地显示骨折线；病例资料 5 螺旋 CT 扫描容积重建可立体而形象地显示足部复杂骨折移位及关节脱位等详细信息。MRI 可以清晰地显示普通 X 线片、CT 不能显示的肌腱、肌肉、韧带和关节软骨等结构，且对骨髓、软组织水肿尤其敏感，并可以发现隐匿性骨折，为重要的补充检查手段。

Lisfranc 损伤指距跗关节和楔间关节的骨质或韧带损伤，包括稳定损伤、部分扭伤、中足严重移位、不稳定骨折或骨折脱位。病例资料 5 为 Lisfranc 损伤，为足部较严重损伤之一。有研究总结认为，Lisfranc 关节解剖结构复杂，损伤表现形式多样，漏诊率较高，漏诊、延迟诊断可导致各种远期并发症，严重影响患者的生活质量，故对怀疑 Lisfranc 损伤的患者需详细询问病史，认真细致查体，高质量的足正、侧、斜位 X 线片，同时辅予螺旋 CT 扫描及三维重建和 MRI 检查，避免漏诊、误诊和延迟诊断。

【诊断要点】

（1）明确外伤史，踝关节、足跟、足中后部疼痛，站立、行走功能障碍、丧失，踝关节、足跟、足中后部瘀肿，压痛（+），叩击痛（+）。

（2）DR、CT 扫描及三维重建可显示跗骨骨折及关节脱位，CT 显示更加明确，对于怀疑不完全骨折、隐匿性骨折者可行 MRI 检查以明确诊断。

（莫伟钊　张思伟）

第七节　跟腱断裂

【病例资料】

患者男，36 岁。

主诉：右足跟部肿痛、活动受限 5 小时。

现病史：患者于今日 19：30 左右打篮球不慎扭伤，致右足跟部肿痛、活动受限，无创伤出血，无足趾麻木，当时无昏迷，遂至当地诊所就诊，考虑跟腱断裂，当时予石膏托外固定后，转至本院急诊就诊，完善胸片及右踝正侧位片。

查体：体温 36.7℃，脉搏 92 次/分，呼吸 20 次/分，血压 121/67mmHg。

既往体健。

专科检查：右足跟部轻度肿胀，跟腱连续性消失，压痛（+），右踝关节活动痛性受限，Matles 试验（+），Thompson 试验（+），肢端感觉、血运及活动可。双下肢肌力、肌张力正常。

辅助检查：右踝关节正侧位片示右踝关节未见骨质异常。

【影像图像及分析】

踝关节 MR 表现：右侧跟腱不连续，断端挛缩，质子压脂序列（fs-PD）呈高信号（图 2-6-7-1~图 2-6-7-3 白箭头所示），轮廓模糊，周围软组织水肿；余右踝各骨、诸肌肉、各肌腱及韧带形态和信号未见异常。右踝关节对位良好，关节腔见少许积液影。

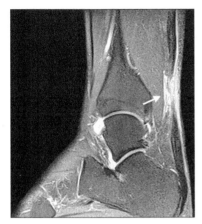
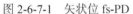
图 2-6-7-1　矢状位 fs-PD

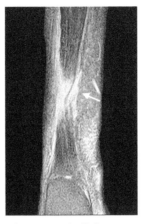
图 2-6-7-2　冠状位 fs-PD

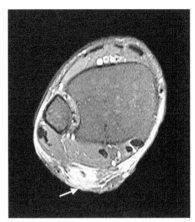
图 2-6-7-3　横断位 fs-PD

影像诊断：右侧跟腱断裂，周围软组织水肿。

【案例讨论】

跟腱是人体最粗大的肌腱，由小腿三头肌（比目鱼肌，腓肠肌内、外侧头）肌腱在足跟上方约 15cm 处融合形成，起于小腿中部，至跟骨结节上 4cm 处向下逐步变宽，最后止于跟骨结节后部下方中点，主要功能是屈小腿和跖屈足。腓肠肌内、外侧头分别起于股骨后内、外侧髁，向远端移行为跟腱，横跨 3 个关节（膝、踝和距下关节）。因此，这些关节的位置影响着腓肠肌肉-肌腱单位的张力。比目鱼肌起于胫、腓骨上端的后面，与腓肠肌一起最后止于跟骨结节，横跨踝关节和距下关节，只有这两个关节影响肌肉-肌腱单位的张力。跖肌肌腱起于股骨外侧髁，在比目鱼肌、腓肠肌之间跟腱内侧走行，与跟腱一起止于跟骨结节。

跟腱是人体内最强、最厚的肌腱，在走行过程中可以承受的负荷为体重的 2～3 倍，而在体育活动中负荷甚至可达体重的 10 倍。跟腱断裂主要为间接外力作用，踝关节极度背伸时，跟腱处于过伸位，突然受力，使跟腱受到外力导致跟腱断裂。然而，在跟腱炎患者中也可能出现低能量的自发性跟腱断裂。

跟腱断裂常见于业余运动员相关体育活动中的损伤，因为相比较于专业运动员持续的训练使跟腱强有力，业余运动员间断性地参加体育活动，跟腱强度较小，更易于断裂。跟腱断裂也可能与全身系统性疾病有关，如炎症性疾病、自体免疫性疾病、长期服用喹诺酮抗生素和全身应用激素。不仅如此，跟腱的局部病变[如胶原蛋白异常，特别是Ⅲ型胶原（Ⅲ型胶原抗张力较差）]明显增多使得肌腱易发生断裂，局部注射类固醇激素及肌腱的重复性的微小损伤也与跟腱的断裂有关，其中特别是跟腱炎发生的肌腱变性是导致断裂的重要诱发因素。

跟腱断裂分为急性与陈旧性，文献报道急性跟腱断裂的误诊率高达 20%～40%。跟腱不完全断裂常规 DR、CT 检查作用有限，MRI 为首选辅助检查，跟腱损伤出现部分断裂时，可见跟腱局部轻微肿胀及斑片状长 T_2 异常信号影，完全断裂时条状低信号致密纤维组织连续性中断，断端肿胀，轮廓模糊不清，跟腱及周围软组织均可见大片状长 T_2 模糊水肿信号影。另外，有研究表明，超声与 MRI 诊断陈旧性跟腱完全断裂无明显差别，而对于陈旧性跟腱部分断裂，超声诊断价值低于 MRI，超声检查可作为陈旧性跟腱断裂的首选筛查方式。

【诊断要点】

（1）明确外伤史，多数患者受伤时自己或别人常能听到"啪"的响声，有跟腱被棒击或被别人踢中的感觉，似小腿后部被踢伤。受伤后后踝瘀肿、压痛。触诊跟腱张力消失，局部凹陷感。

（2）跟腱完全断裂时，DR 膝关节侧位片、CT 矢状位重建可见跟腱阴影不连续，周围软组织肿胀；跟腱不完全断裂时，DR、CT 诊断困难，MRI 可以明确显示跟腱完全或部分断裂，当怀疑跟腱损伤时首选 MRI 检查。

（莫伟钊　张思伟）

第八节　肱骨髁骨折

【病例资料】

患者女，79 岁。

主诉：跌倒致右肘疼痛，活动受限 12 小时。

现病史：患者于今晨 9 时行走时不慎跌倒，右肘着地，致右肘疼痛、活动受限，当时无昏迷，遂到院急诊就诊。相关检查示：右侧肱骨髁上骨折；不排除右侧尺骨冠突撕脱性骨折。现患者为求进一步系统诊治，拟"肱骨髁上骨折"收入科室。

入院症见：神清，精神可，右肘疼痛，活动受限，无发热恶寒，无头晕头痛，无胸闷气促，无腹胀腹泻等，纳、眠可，二便调。

查体：体温 37℃，脉搏 66 次/分，呼吸 20 次/分，血压 127/71mmHg。

专科检查：右肘压痛（+），骨擦感明显，无麻木，远端感觉、运动、血运可。

辅助检查：DR 示右侧肱骨髁上骨折，未除外右侧尺骨冠突撕脱性骨折。

【影像图像及分析】

肘关节 CT 表现：右侧肱骨髁见骨质连续性中断，可见多发骨折透亮影（图 2-6-8-1、图 2-6-8-2 白箭头所示），骨折线累及关节面，断端略向前移位，向背侧成角。右肘关节未见脱位，余右肘关节组成骨边缘骨质增生；周围软组织肿胀。

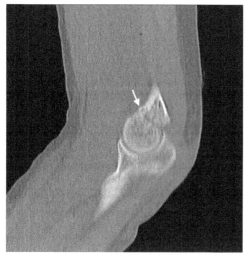
图 2-6-8-1　矢状位 CT 骨窗

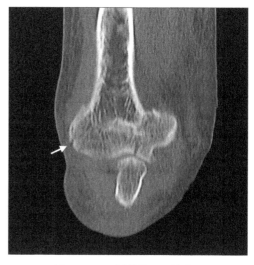
图 2-6-8-2　冠状位 CT 骨窗

影像诊断：①右侧肱骨髁间粉碎性骨折，关节周围软组织肿胀。②右肘关节退行性变。

【案例讨论】

肱骨远端骨折主要是发生在肱骨髁上区或涉及肱骨远端关节面的骨折。据统计，肱骨远端骨折的发病率每年约为 5.7/100 000，并且骨折年龄呈双峰式分布，第一个发病高峰是 12～19 岁年轻男性，致病原因主要是高能量创伤，第二个发病高峰是老年骨质疏松女性，致病原因主要是跌落伤。患者多主诉肘关节疼痛，伤后肘关节局部不能活动，肿胀明显，引起皮下瘀斑；错位明显者可能会发生畸形，肱骨髁上骨折患者的并发症包括粉红色无脉手、神经损伤、前臂缺血性肌挛缩综合征、骨折畸形愈合。

目前，该部位骨折临床最常用的分型是 AO/OTA 分型，在这个分型系统中，A 型表示关节外骨折，B 型表示涉及部分关节面骨折，C 型表示关节内骨折并且关节面完全与肱骨干分离。这 3 种分型方式又分为数字 1、2 和 3 亚组来表示骨折部位或粉碎程度。Robinson 等的研究发现，在成人肱骨远端骨折中，A 型骨折约占 38.7%，B 型骨折约占 24.1%，而 C 型骨折约占 37.2%。

目前肘关节正侧位 X 线检查依然为评价肱骨髁骨折的首选检查手段，X 线检查能发现大部分骨折，但对细微骨折及隐匿性骨折显示效果不佳，偶尔会出现漏诊；螺旋 CT 检查及后处理技术能明确各种类型骨折，清楚显示骨折线及骨碎片清楚，对于精确了解骨折部位、骨折块大小、移位程度及临床分型等具有十分重要的价值。MRI 能明确诊断周围肌肉、肌腱及韧带的损伤情况，对怀疑韧带及肌腱损伤患者应行 MRI 检查。

【诊断要点】

（1）外伤史，典型症状包括局部疼痛、畸形和功能受限，合并韧带撕裂、血管神经损伤，出现手部感觉、活动障碍等情况严重者可并发骨折、血管损伤、神经损伤。

（2）DR、CT 可显示骨折及脱位，CT 能更加明确显示细微骨折，并可明确骨折的范围及移位情况。

（3）MRI 具有软组织分辨率高、多方位成像、多参数成像等优点，能明确周围肌腱及韧带损伤。

（齐　萌　张思伟）

第九节　肱骨头颈骨折

【病例资料】

患者男，83 岁。

主诉：摔倒致左肩疼痛，活动受限 8 天。

现病史：患者 8 天前走路时不慎摔倒，左肩着地，致左肩疼痛，活动受限，当时无昏迷，无呕吐，无近事遗忘，被家人送外院急诊，行左肩 X 线检查示：左侧肱骨近端粉碎性骨折，并左肩关节脱位。外院急诊予左上肢吊带固定、消肿止痛等对症处理。为求进一步治疗，今日来本院急诊就诊，由急诊拟"左肱骨近端粉碎性骨折"收入科室。

查体：体温 36.9℃，脉搏 78 次/分，呼吸 20 次/分，血压 174/88mmHg。

专科检查：左肩稍肿胀，局部压痛，可扪及异常活动、骨擦感、肢端感觉活动、血运良好，余四肢关节、脊柱、胸部、腹部未触及明显压痛。

辅助检查：外院左肩 X 线片示左侧肱骨近端粉碎性骨折，并左肩关节脱位。本院急诊胸部 CT 提示如下。①右肺中叶及左肺上叶舌段少许炎症；②双肺上叶尖段纤维灶；③心脏增大，主动脉硬化。

【影像图像及分析】

肩关节 CT 表现：左肱骨上段骨质断裂，累及解剖颈及肱骨大结节（图 2-6-9-1、图 2-6-9-2 白箭头所示），并见肱骨头向前移位于喙突前下方（图 2-6-9-1～图 2-6-9-3 黑箭头所示），周围见多发碎片，周围软组织明显肿胀。余左肩关节各骨未见骨折及骨质破坏征象。左肩关节脱位，左肩各组成骨骨密度减低，边缘骨质增生硬化，关节面略欠光滑。Ⅱ型肩峰，肩峰下出口无明显狭窄。

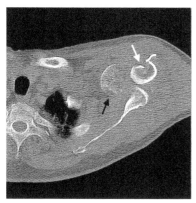 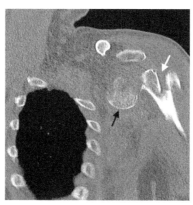 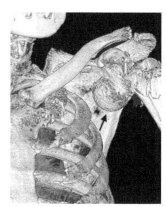

图 2-6-9-1　横断位 CT 骨窗　　　图 2-6-9-2　冠状位 CT 骨窗　　　图 2-6-9-3　CT 三维容积重建

影像诊断：①左肱骨上段粉碎性骨折，累及肱骨头、颈，伴左肩关节脱位，肱骨头向前移位于喙突前下方，左肩积液并周围软组织明显肿胀。②左肩关节骨质疏松、退行性变。

【案例讨论】

肱骨近端骨折是指上臂肱骨近肩关节一端的骨折，骨折类型比较复杂，患者多伴有明显的移位或肩袖受损；主要表现为局部疼痛、压痛、肿胀、畸形及上肢活动受限等。

肱骨上端由肱骨头、肱骨上端和大、小结节四部分组成，根据相互移位的程度，骨折 Neer 分型可分为 6 型。①Ⅰ型：属于轻度移位骨折，肱骨上端可能一处或多处骨折，但骨折移位均 <1cm，骨端成角 <45°。Ⅰ型骨折患者的软组织损伤较轻，愈合速度较快，这种骨折没有明显骨折移位，仍有软组织与骨折块连结的骨折称为"一部分骨折"。②Ⅱ型：属于肱骨解剖颈骨折，主要为关节移位骨折，骨折移位超过 1cm 或骨端成角 >45°。Ⅱ型骨折患者的肱骨头血液循环破坏，肱骨头经常出现缺血坏死的症状，此类骨折有明显移位，导致肱骨头、肱骨干上端分离，因此称为"二部分骨折"。③Ⅲ型：属于外科颈骨折，主要为骨干移位骨折，骨折移位超过 1cm 或骨端成角 >45°，其中如果是单一骨干发生移位，肱骨上端骨块分为两部分，称"二部分骨折"；合并一个肱骨结节骨折，肱骨上端骨块分为三部分，称"三部分骨折"；合并肱骨 2 个结节骨折，肱骨上端骨块分为四部分，称"四部分骨折"。④Ⅳ型：属于肱骨大结节骨折，且肱骨大结节骨折的移位超过 1cm。⑤Ⅴ型：属于肱骨小结节移位骨折或单纯肱骨小结节撕脱性骨折，且移位超过 1cm。⑥Ⅵ型：属于患者的肱骨上端骨折合并其肱盂关节脱位。

在诊断肱骨近端骨折时普通 X 线检查具有简单、方便、费用低等优点，在大多数情况下能满足骨折诊断和治疗的需要，但是对 X 线投射位置准确程度的要求较高，对 Neer 分型的三、四部分骨折诊断较困难。螺旋 CT 检查及后处理技术能直观清晰地显示各部位骨折特征及空间位置关系，为确定骨折分型、选择合适的治疗方法提供可靠的依据。MRI 具有更好的软组织分辨率，能明确诊断周围肌肉、肌腱及韧带损伤情况，对怀疑相应损伤患者应行 MRI 检查。

【诊断要点】

（1）外伤史，主要表现为局部疼痛、压痛、肿胀、畸形及上肢活动受限等。

（2）DR、CT 可显示骨折，CT 能更加明确地显示细微骨折，并可明确骨折的范围及移位情况，明确骨折分型。

（3）MRI 能明确关节周围肌肉、韧带及肌腱的损伤情况，当怀疑肌腱及韧带损伤时应行 MRI 检查。

（齐　萌　张思伟）

第十节　骨盆骨折

【病例资料】

患者女，43 岁。

主诉：车祸致全身多处疼痛，活动受限 9 小时。

现病史：患者自诉今日 17 时许，骑摩托车与汽车相撞，致左下肢疼痛、流血，活动受限，双髋部疼痛，少许头晕头痛，无昏迷，无一过性遗忘，无头晕呕吐，无恶心呕吐，无逆行性遗忘，遂到当地医院就诊。X 线检查示：L_5 椎体左侧横突骨折；左侧骶骨、双侧耻骨骨折。予伤口包扎，肌内注射破伤风及静脉滴注抗生素后，收入院行急诊手术治疗。

查体：体温 36.8℃，脉搏 73 次/分，呼吸 20 次/分，血压 104/60mmHg。

专科检查：双髋部疼痛，活动受限，压痛明显，骨盆挤压、分离试验（+），纵轴叩击痛（+），双膝关节疼痛，活动受限，左下肢腘窝处绷带固定，拆开绷带，可见左膝关节后方皮肤呈 "Z" 形脱套伤，创缘挫伤严重，污染严重，深达筋膜，渗血明显，未见搏动性出血，足背动脉搏动可。

辅助检查：急诊 X 线片示①心肺未见病变；②腰椎退行性变，L_5 椎体左侧横突骨折；③左侧骶骨、双侧耻骨骨折；④双膝关节退行性变，左侧大腿内侧软组织积气；⑤双侧胫腓骨未见异常。螺旋 CT 示①左肾囊肿，左肾小结石；②左侧骶骨、右侧耻骨下支及左侧耻骨上下支骨折，L_5 椎体左侧横突骨折；③余腹盆腔脏器未见明确异常。肌钙、血常规、生化、凝血、输血 8 项未见明显异常。

【影像图像及分析】

骨盆 DR 表现：左侧骶骨、左侧耻骨梳、左侧耻骨联合（图 2-6-10-1 黑箭头所示）、左侧耻骨上下支、右侧耻骨下支（图 2-6-10-1 白箭头所示）骨质不连续，可见多发骨折线影，断端不同程度错位，周围软组织肿胀。

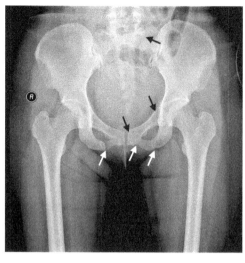

图 2-6-10-1　骨盆 DR

骨盆 CT 表现：左侧骶骨（图 2-6-10-2A 白箭头所示）、左侧耻骨梳、左侧耻骨联合、左侧耻骨上下支、右侧耻骨下支（图 2-6-10-2B、C 白箭头所示）骨质不连续，可见多发骨折线影，断端不同程度错位，周围软组织肿胀。

影像诊断：骨盆多发骨折。

【案例讨论】

骨盆骨折是一种严重外伤，多由直接暴力骨盆挤压所致，多见于车祸、高处坠落或塌方，可发生盆腔大量出血，盆腔内脏器破裂，严重者危及生命，并可伴有多种并发症，死亡率较高，多学科协同救治尤为重要。研究表明，缩短检查时间，建立绿色通道对严重骨盆骨折的抢救效果显著。首诊需评估骨盆稳定性并排除有无合并其他重要脏器损伤。

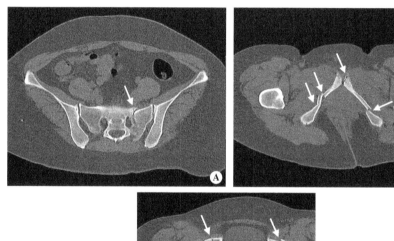

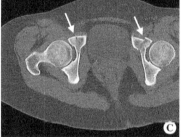

图 2-6-10-2　横断位 CT 骨窗

DR 线骨盆正位片、螺旋 CT 为最常用影像学检查，DR 骨盆正位片有简便、费用低廉的优点，但容易漏诊细微骨折。如为高能量暴力外伤，应常规行螺旋 CT 扫描及三维重建，可高效而全面地评估骨折类型及其严重程度，并可快速完成对头、胸、腹部及盆腔脏器的评估，确定有无盆腔出血及其他重要脏器损伤、破裂出血，必要时可增强检查以发现有无对比剂外溢，提高诊断的正确性，为迅速制订正确治疗方案赢得宝贵时间。

【诊断要点】

（1）外伤史，骨盆及周围疼痛、功能障碍，骨盆挤压、分离试验（＋）。

（2）DR、CT 可显示骨折，CT 更加明确，并可发现盆腔出血、盆腔内脏器破裂等严重并发症。

（莫伟钊　张思伟）

第十一节　骨盆撕脱性骨折

【病例资料】

患者女，77 岁。

主诉：不慎摔倒致左髋部及左下肢疼痛 5 小时。

现病史：患者自诉今日 12 时许走路不慎摔倒，出现左髋部及左下肢疼痛，无昏迷，无一过性遗忘，头晕呕吐，无恶心呕吐，无逆行性遗忘，遂由家人送医院就诊。行 X 线检查提示左侧髂前下棘撕脱性骨折。

查体：体温 36.8℃，脉搏 68 次/分，呼吸 20 次/分，血压 124/70mmHg。

专科检查：左髋部外侧疼痛，活动受限，压痛明显，骨盆挤压、分离试验（－），左下肢纵轴叩击痛（－）。余检查未见异常。

辅助检查：急诊 X 线片提示左侧髂前下棘撕脱性骨折。

【影像图像及分析】

骨盆 DR 表现：左侧髂前下棘骨质不连续，可见撕脱小骨片影（图 2-6-11-1 白箭头所示），周围软组织肿胀；余骨盆各骨未见异常，双侧骶髂关节、髋关节对位良好。

影像诊断：左侧髂前下棘撕脱性骨折，周围软组织肿胀。

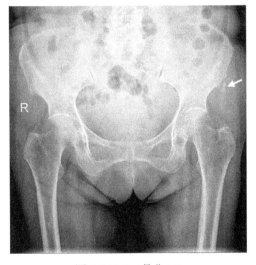

图 2-6-11-1　骨盆 DR

【案例讨论】

骨盆撕脱性骨折包括髂前上、下棘撕脱性骨折，坐骨结节撕脱性骨折等，好发于青少年，多由剧烈运动引起。髂前上棘为缝匠肌及阔筋膜张肌肌腱附着处，髂前下棘为股直肌肌腱附着处，坐骨结节为大腿后侧肌群腘绳肌肌腱附着处，当这些肌肉因剧烈运动或突然摔倒而猛烈收缩时，可引起相应部位骨盆撕脱性骨折，以髂前下棘撕脱性骨折多见。

X 线摄片及 CT 扫描可显示骨折的类型和移位情况。根据外伤史、临床表现不难做出诊断。骨盆边缘撕脱性骨折大多是青春期二次骨化中心尚未达到干骺闭合而发生的撕脱，是软骨板的撕脱伤，X 线、CT 检查可能漏诊，必要时可行 MRI 扫描，MRI 可清晰显示骨骺及软骨板的损伤情况。本病例为老年女性患者，由不慎摔倒所致，相对少见。

【诊断要点】

（1）外伤史或剧烈运动史，骨盆髂前区或坐骨神经周围疼痛并功能障碍，局部压痛并软组织瘀肿。

（2）DR、CT 可显示骨折，CT 更加明确，并可显示骨折线的位移情况。

（莫伟钊　张思伟）

第十二节　关节置换术后骨折、置入物脱位

【病例资料 1】

患者男，71 岁。

主诉：跌倒致右大腿疼痛肿胀伴活动受限 2 日余。

现病史：患者在家不慎从轮椅上跌落，右侧身着地，当时无昏迷，无恶心呕吐，即感右大腿疼痛，活动受限。遂由家属陪同送往医院。

入院症见：平车入院，患者神清，精神可，诉右大腿疼痛，活动受限，无发热恶寒，无头晕头痛，无胸闷心悸，无恶心呕吐，无逆行性遗忘等不适，纳、眠可，二便调。

既往史：2009 年前因右侧股骨头坏死行右侧股骨头置换术，术后恢复可，2011 年因诊断心肌梗死行支架（1 枚）置入术，平素服用阿司匹林（100mg，口服，每天 1 次）。高血压病史 15 年，血压最高达 170mmHg，平素服用氨氯地平贝那普利片（10mg，口服，每天 1 次）、辛伐他汀分散片（10mg，口服，每天 1 次）、地高辛片（0.25mg，口服，每天 1 次），自诉血压控制可，痛风病史 10 余年，尿酸含量最高达 600μmol/L，平素服用苯溴马隆、秋水仙碱。否认输血史反应；否认糖尿病、肾病等其他内科慢性病病史，否认肝炎、肺结核等传染病病史。

查体：体温 36.5℃，脉搏 76 次/分，呼吸 20 次/分，血压 132/73mmHg。余无异常。

专科检查：右大腿后外侧可见一长约 12cm 手术瘢痕，右侧大腿压痛（＋），右髋外展、内旋等活动呈痛性受限，大腿中度肿胀，未见皮下瘀斑及皮损，杆力消失，纵轴叩击痛（＋），可触及骨擦感，肢端血运、感觉及趾活动正常；余肢体及脊柱未见明显异常。

【影像图像及分析】

髋关节 DR 表现：右侧股骨头置换术后改变，右侧股骨支撑骨骨质不连续（图 2-6-12-1 白箭头所示）。

影像诊断：右侧股骨头置换术后改变，右侧股骨支撑骨骨折。

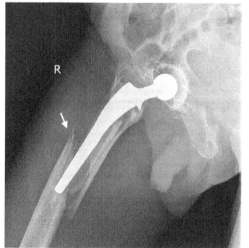

图 2-6-12-1　髋关节 DR 侧位

【病例资料 2】

患者女，90 岁。

主诉：右髋疼痛 5 天，加重 1 天。

现病史：患者在家不慎摔倒，右侧身着地，当时无昏迷，无恶心呕吐，即感右大腿疼痛不适，活动受限。遂由家属陪同入院。

入院症见：患者神清，精神可，诉右大腿疼痛，活动受限，无发热恶寒，无头晕头痛，无胸闷心悸，无恶心呕吐，无逆行性遗忘等不适，纳、眠可，二便调。

既往史：既往双髋关节置换术后，余无异常。

查体：体温 36.6℃，脉搏 73 次/分，呼吸 22 次/分，血压 125/77mmHg。

专科检查：双大腿后外侧可见手术瘢痕，右侧大腿压痛（＋），右髋外展、内旋等活动呈痛性受限，大腿肿胀，未见皮下瘀斑及皮损，杆力消失，纵轴叩击痛（＋），未触及骨擦感，肢端血运、感觉及趾活动正常；余肢体及脊柱未见明显异常。

【影像图像及分析】

骨盆 DR 表现：双髋见人工关节，右股骨头假体脱位（图 2-6-12-2 白箭头所示）；左人工髋关节无松脱；右股骨中上段假体周围支撑骨骨折内固定术后，骨折端对位良好，内固定无松脱。骨盆骨密度减低。

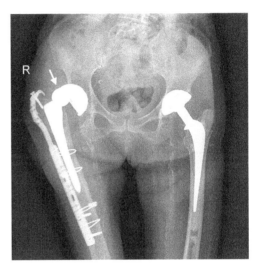

图 2-6-12-2　骨盆 DR 正位

影像诊断：①双人工髋关节置换术后，右股骨头假体脱位；②右人工髋关节假体周围骨折内固定术后；③骨盆骨质疏松。

【案例讨论】

髋关节置换术是一种选择性手术，多见于 60 岁以上的患者，手术目的是改善功能和活动，减轻疼痛。最常见的手术适应证是骨性关节炎、类风湿关节炎、股骨头缺血性坏死、发育性或创伤后关节畸形。高龄、多种伴发疾病将影响手术效果，增加术后并发症的发生率。关节置换常见并发症包括假体松动、深部感染、假体脱位、骨溶解、假性滑囊、支撑骨骨折（假体周围骨折）、异位骨化等，其中松动为最常见并发症，发生率为 6%～28%；假体周围骨折较少发生，发生率为 1%～2%，假体脱位发生率约为 3%，这些并发症均会影响生活质量。典型症状为患肢关节疼痛、活动受限、肿胀。

假体周围骨折根据发生时间分为术中骨折及术后骨折。术中骨折的原因：①假体松动，骨缺损处应力集中；②骨骼畸形；③软组织严重挛缩；④插入过大的假体锉或假体；⑤骨质疏松，骨强度下降。术后骨折主要原因为低能量损伤，包括外伤摔倒及自发骨折。

髋关节置换术后假体周围骨折临床多用 Vancouver 分型。

A 型：假体近段骨折。AG，大粗隆骨折；AL，小粗隆骨折。

B 型：假体周围或柄尖部骨折。B_1，假体稳定，固定牢固；B_2，假体松动，无骨量丢失；B_3，假体松动，骨量丢失严重。

C 型：柄尖部以远骨折。

X 线为首选检查，简便易行，能明确诊断假体有无脱位、断裂及移位征象，是否有明显周围骨折。螺旋 CT 检查能明确显示细小非移位骨折、假体周围骨溶解吸收情况。MRI 检查能显示假体周围假性滑囊及深部感染范围，是 X 线及 CT 的有益补充。

【诊断要点】

（1）多有低能量外伤史，患肢关节活动受限、疼痛症状。

（2）X 线及 CT 能明确显示假体有无脱位，周围骨质有无骨折。

（3）MRI 检查能显示假体周围假性滑囊及深部感染范围。

（易云平　张思伟）

第十三节　肩关节脱位

【病例资料】

患者女，75 岁。

主诉：跌倒致右肩关节疼痛，活动受限 1 天。

现病史：患者于昨晚 20 时左右行走时不慎跌倒致右肩部疼痛、活动受限，无皮损出血，伴头颞、颊、颌、颈部及右腕、双膝关节紫瘀疼痛，无头晕恶心，无胸闷胸痛，无腹胀腹痛。遂至我急诊就诊，行 X 线及头颅 CT 检查提示：右肩关节脱位；颅骨未见骨折，颅内未见出血。予手法复位后行 X 线复查提示：未见脱位。现患者为求进一步诊治，拟"右肩关节脱位"收住入院。

入院症见：平车入院，患者神清，精神疲倦，平素听力障碍，右肩关节疼痛，活动痛性受限，局部未见明显皮损瘀肿，未见方肩畸形，右肘腕关节活动正常，感觉、活动、血运未见明显异常。头面颈部可见多处瘀斑，下颌部轻压痛。双膝可见瘀斑，局部压痛，活动痛性受限，左侧膝关节屈曲困难，偶有胸闷无心悸，无发热恶寒、头晕头痛、下肢麻木等不适，纳、眠一般，二便调。

查体：体温 36.1℃，脉搏 89 次/分，呼吸 20 次/分，血压 93/54mmHg。

专科情况：右肩关节疼痛，活动痛性受限，局部未见明显皮损瘀肿，未见方肩畸形，右肘、腕关节活动正常，感觉、活动、血运未见明显异常。头面颈部可见多处瘀斑，下颌部轻压痛。双膝可见局部瘀斑，局部压痛，活动痛性受限，左侧膝关节屈曲困难，双下肢趾端血运、感觉及活动可。脊柱及余肢体检查未见明显异常，四肢肌力、肌张力未见异常。生理反射存在，病理反射未引出。

辅助检查：DR 单侧肩关节正侧位片及 DR 肱骨正侧位片提示右肩关节脱位，骨质疏松，右肩关节退行性变，冈上肌出口狭窄，肩峰呈 Ⅲ 型。右肱骨未见明确骨折征象，必要时复查。

【影像图像及分析】

肩关节 DR 表现：右肩关节失去正常形态，右肱骨位于关节盂下方（图 2-6-13-1 白箭头所示），关节盂欠规整，边缘骨质增生。各骨密度减低。右肱骨皮质连续，小梁清晰，密度减低。

影像诊断：右肩关节脱位；骨质疏松；右肩关节退行性变。

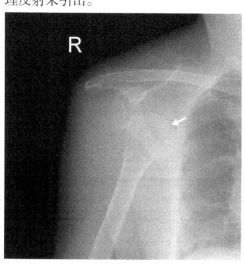

图 2-6-13-1　肩关节 DR

【案例讨论】

肩关节属于球窝关节，肩胛盂浅但活动幅度相对较大，骨性结构不稳定，主要靠肩关节周围软组织维持稳定，容易发生脱位。肩胛骨与人冠状面成 45°，致使肩胛盂关节面向前倾斜，可以防止肱骨头向后脱位，所以肩关节后脱位相对较少。此脱位多发生在青壮年，以车祸为主。患肢处于外展屈曲并极度内收位时，强烈的暴力作用于肩关节前方或肘部，暴力沿肱骨干向后使肱骨头内旋撕裂关节囊后侧而脱出，因肩关节后方由丰厚的肌肉覆盖，肱骨头呈向后旋转 30°～40°位卡住。此外触电时，患肢触电产生强烈的肌痉挛致上肢极度内旋，肱骨头转向后方，导致关节囊从关节盂后缘撕裂而脱出。癫痫发作时肩关节后脱位的发生机制近似触电时产生的机制。

根据脱位后肱骨头的位置分为 3 型，即肩峰下型、盂下型、冈下型。以肩峰下型最常见，约占肩关节后脱位的 98%。由于肩关节后脱位较少见，又无明显方肩畸形，搭肩试验阴性，X 线检查肩关节正位片显示肩关节间隙无异常，常规未照穿胸位，且即使照穿胸位也因结构复杂而不易看清，而常致误诊。故详细了解肩关节的解剖关系，必要时与对侧比较，可以减少误诊。肩关节正位肱骨头内缘与肩胛盂前缘间隙＞6mm 就应该高度怀疑脱位。因为脱位后肩胛盂关节面向前内方倾斜，正位 X 线片上肱骨头关节面与肩胛盂重叠的"泪滴"样影像减少。另外，肱骨干内侧骨皮质与肩胛盂下外侧缘正常时呈现的抛物线不再连续。大结节也因旋前与肱骨外科颈重叠而变小或消失，穿胸位应作为肩部外伤的常规检查。此种体位实际上是肩关节的斜位相，可以在一定程度上观察肱骨头与肩胛盂的关系并可以观察 Moloney 线顶部角度变小的情况。

【诊断要点】

（1）患者多有外伤史；患侧肩关节疼痛、肿胀，出现典型症状。

（2）在可疑肩关节后脱位或不易拍摄特殊体位照片时，做 CT 检查可以清楚地显示肩关节脱位及骨折情况，提供全面而准确的信息；怀疑关节盂唇、软骨、肌肉及肌腱损伤时，应行 MRI 检查以明确诊断。

（齐　萌　张思伟）

第十四节　肩胛骨骨折

【病例资料】

患者男，43 岁。

主诉：跌倒致右肩部肿痛，活动受限 1 周。

现病史：患者于 1 周前不慎跌倒，致右肩部肿胀、疼痛，活动受限，伴四肢多处皮肤挫擦伤，当时不伴有头晕头痛，无昏迷等意识障碍，无恶心呕吐，无左肩部、胸部、四肢、腰部疼痛，无胸闷胸痛，无心悸气促，无腹胀腹痛等其他不适，遂至当地医院住院诊疗，查右肩 CT 提示右肩胛骨粉碎性骨折，考虑为右肩胛骨骨折，予止痛、消肿等对症支持治疗后，患者右肩部疼痛较前稍减轻，但仍未见明显好转，遂于 3 天前至本院门诊就诊，医生考虑为右肩胛骨骨折，建议其住院行右肩胛骨骨折复位固定手术治疗。现患者为求进一步系统诊疗，由门诊拟"右肩胛骨骨折、多处挫伤"收入科室。

查体：体温 36.7℃，脉搏 90 次/分，呼吸 20 次/分，血压 139/81mmHg。

辅助检查：右肩 CT 示右肩胛骨粉碎性骨折。

【影像图像及分析】

肩关节 DR 表现：右侧肩胛骨骨质断裂，见多发不规则骨折线（图 2-6-14-1 白箭头所示），累及肩胛冈、肩胛盂关节面，并见多发游离小骨片影，周围软组织肿胀模糊。右肩关节无脱位。

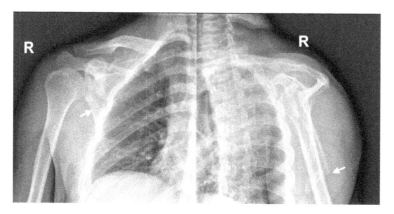

图 2-6-14-1　肩关节 DR

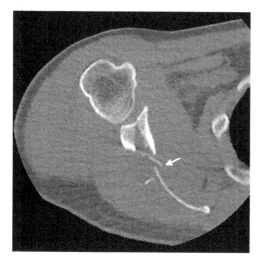

图 2-6-14-2　横断位 CT 骨窗

肩关节 CT 表现：右侧肩胛骨骨质断裂，见多发不规则骨折线（图 2-6-14-2 白箭头所示），累及肩胛冈、肩胛盂关节面，并见多发游离小骨片影，周围软组织肿胀模糊。右肩关节无脱位。

影像诊断：右侧肩胛骨粉碎性骨折。

【案例讨论】

肩胛骨为三角形扁骨，位于胸廓后上方两侧，介于第 2～7 肋骨之间。由于肩胛骨为多块肌肉的起始或附着部位，且有肌肉骨骼结构包绕，故该骨折极为少见，约占全身骨折的 1 %。25～40 岁年龄人群好发，男性多于女性，老年人、绝经妇女亦为好发人群。

肩胛骨骨折的发生多由高能量直接暴力所致，90%常发生联合损伤，所以急诊外科医生会忽视肩胛骨骨折的诊断，约 12.5%的肩胛骨骨折未能在伤后第一时间发现。若疼痛感剧烈，多伴有其他组织损伤，若未得到及时有效治疗，易引发肩关节、上肢功能障碍，影响患者预后。肩胛骨骨折典型症状：局部疼痛、肿胀，患侧肩关节活动受限，无法抬起手臂；肩胛骨外形畸形，出现骨擦感。

肩胛骨骨折的分类较多，常用的分类方法有 Hardegger 分型，具体包括肩胛骨体部骨折（FSB）、肩胛盂边缘骨折（FGR）、肩胛盂窝骨折（FGF）、解剖颈骨折（FAN）、肩峰骨折（FOA）、肩胛冈骨折（FSS）、喙突骨折（FCP）。

临床诊断肩胛骨骨折首选 X 线检查，但肩胛骨周围组织及解剖位置复杂，X 线无法清晰全面地显示骨折的具体状况，易发生漏诊、误诊。螺旋 CT 检查及后处理技术能明确各种类型的骨折，清楚地显示骨折线及骨碎片，对于精确了解骨折部位、骨折块大小、移位程度等具有十分重要的价值。MRI 能明确诊断周围肌肉、肌腱及韧带损伤情况，对怀疑韧带及肌腱损伤患者应行 MRI 检查。

【诊断要点】

（1）外伤史，患侧肩关节、上肢疼痛，活动受限。

（2）DR、CT 均可显示骨折，CT 能更加明确显示细微骨折，并可明确骨折的范围、移位及临床分型情况。

（3）患者疼痛剧烈，怀疑合并肌肉-肌腱及韧带损伤时，应行 MRI 检查以明确诊断。

（齐　萌　张思伟）

第十五节　肩锁关节脱位

【病例资料】

患者男，39 岁。

主诉：跌倒致左肩部疼痛，活动受限 3 天。

现病史：患者于 2020 年 7 月 5 日晚骑电动车不慎跌倒，左肩部着地，出现左肩疼痛、活动受限，当时患者无意识丧失，无头晕头痛、恶心呕吐等不适，遂到当地医院就诊。行胸部 CT 平扫+肩关节平扫：①左侧肩关节脱位；②左肺下叶背段胸膜下少许渗出性改变。建议患者住院治疗，当时患者表示拒绝，予简单清创，口服头孢克肟分散片、洛索洛芬钠片后出院。2020 年 7 月 6 日患者到院骨科门诊就诊，门诊医生建议住院治疗，现患者为求进一步系统诊疗，由门诊拟"左侧肩锁关节脱位"收入科室。

入院症见：神清，精神可，左肩部疼痛、活动受限，无发热恶寒，无恶心呕吐，无心悸胸痛，无腹胀腹泻等不适，纳、眠可，二便调。

既往体健。

查体：体温 36.2℃，脉搏 77 次/分，呼吸 20 次/分，血压 134/81mmHg。

专科检查：胸廓对称无畸形，双侧呼吸动度一致，左侧胸廓挤压征（＋）。左肩部肿胀，锁骨肩峰端稍隆起，局部压痛，琴键征（＋），肢端血运、感觉及活动可。

辅助检查：外院胸部 CT 平扫+三维重建+肩关节平扫+三维重建提示如下。①左侧肩关节脱位；②左肺下叶背段胸膜下少许渗出性改变。

【影像图像及分析】

肩关节 DR 表现：左侧肩锁关节对位不良，左侧锁骨远端稍向上方移位，肩锁关节间隙稍增宽（图 2-6-15-1 白箭头所示）；左侧肩锁关节骨质未见明显异常。

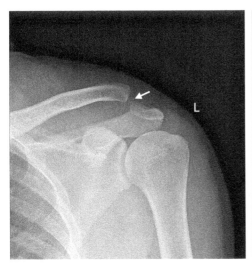
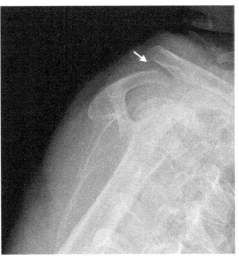

图 2-6-15-1　肩关节 DR

影像诊断：左侧肩锁关节脱位。

【案例讨论】

肩锁关节由肩胛骨肩峰关节面与锁骨肩峰端关节面构成。关节囊较松弛，附着于关节面的周围，另有连结于肩胛骨喙突与锁骨下面的喙锁韧带（斜方韧带、锥状韧带）加固。肩锁关节属于平面关节，可做各方向的微动运动。肩锁关节脱位是临床中常见的运动损伤，约占肩部损伤的 12%，占全身关节脱位的 2%～16%，有直接暴力和间接暴力两种机制。直接暴力损伤多见，一般肩关节处于外展内旋位时，暴力冲击于肩的顶部或跌倒时肩部着地，均可引起肩锁关节脱位。外力使肩及锁骨向下移位，使锁骨下缘抵于第 1 肋骨上，引起肩锁韧带、喙锁韧带损伤、断裂，以及斜方肌与三角肌在锁骨和肩峰上附着的腱性附着部断裂而导致肩锁关节脱位。间接暴力损伤较少见，多为摔跌伤，暴力由着地手部或肘部经肱骨头达肩峰，将肩胛骨推向内上，引起肩锁韧带及关节囊损伤。肩锁关节脱位常见的临床症状是肩锁关节处疼痛、肿胀、活动受限，锁骨外端上翘。

肩锁关节脱位 Tossy 分型有 3 型：Ⅰ型为关节囊及肩锁韧带不完全破裂，喙锁韧带完整，锁骨只有轻度移位。此型 X 线检查一般为阴性。Ⅱ型为关节囊及肩锁韧带完全断裂，喙锁韧带牵拉伤，锁骨外端直径一般上翘突出肩峰。Ⅲ型为关节囊及肩锁韧带、喙锁韧带完全断裂，锁骨远端完全移位，此型 X 线检查为阳性。如仅有关节囊及肩锁韧带断裂，而喙锁韧带未断裂，锁骨外端向上移位轻，为半脱位。

肩部 X 线检查根据肩锁关节间隙＞5mm 可诊断肩锁关节损伤，但有文献报道通过胸片发现有 5%的体检者肩锁关节间隙＞5mm，即使 5mm 以内（2～5mm）的宽窄变化也很大。另有 MRI 证实Ⅱ型肩锁关节脱位负重正位 X 线片中，只有 20%以上患者的肩锁关节间隙＞5mm，也就是说另外近 80%的患者肩锁关节间隙小于 5mm，但确有Ⅱ型损伤。另外，在肩部 X 线片上不能单纯依据喙锁间隙及肩峰上翘距离判断是否有损伤。肩锁关节间隙、喙锁关节间隙及肩峰上翘的距离个体差异很大，不能仅仅根据一侧肩关节 X 线片上肩锁关节间隙＞5mm 来诊断Ⅱ型肩锁关节脱位，只有通过对比两侧肩关节负重 X 线图像，才能直观地反映一侧是否有异常。

【诊断要点】

（1）外伤史，肩锁关节处疼痛、肿胀、肩关节活动受限，锁骨外端上翘。

（2）DR 和（或）CT 图像显示双侧肩锁关节间隙不等宽，可以明确诊断一侧肩锁关节脱位。

（齐　萌　张思伟）

第十六节　经舟骨月骨周围脱位

【病例资料】

患者男，38 岁。

主诉：跌倒致左腕关节肿痛，活动受限 1 月余。

现病史：患者 1 月余前意外从高约 2m 处坠落，左手掌着地，当即感觉左腕关节肿痛、活动受限，当时未予重视，未进行系统治疗，后肿痛反复加重，症状缓解不明显，腕关节屈伸活动明显受限，于近日在院门诊就诊，X 线片提示左腕经舟骨月骨脱位。现为求进一步系统治疗，拟 "腕关节陈旧性脱位" 收入科室。

入院症见：神清，精神可，左腕关节局部红肿疼痛，以掌侧为甚，活动不利，无发热恶寒，无恶心呕吐，无头晕头痛，无胸闷心悸，纳、眠可，二便调。

既往体健。

查体：体温 36.7℃，脉搏 68 次/分，呼吸 20 次/分，血压 120/81mmHg。

专科检查：左腕局部红肿明显，以掌侧为重，压痛明显，可扪及异常活动，肢端感觉、活动、血运良好。

辅助检查：X 线片提示为左腕经舟骨月骨脱位。

【影像图像及分析】

腕关节 DR 表现：左腕关节稍变形，舟骨腰部骨质不连续（图 2-6-16-1 白箭头所示），月骨前移（图 2-6-16-2 白箭头所示），余左腕关节诸骨骨密度稍减低，周围软组织肿胀。

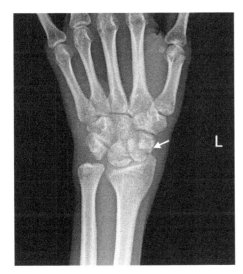 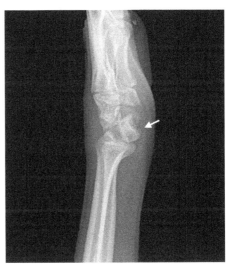

图 2-6-16-1　腕关节 DR 正位　　　　　　图 2-6-16-2　腕关节 DR 侧位

腕关节 CT 表现：左腕舟骨腰部骨折，骨折端明显分离移位；月骨背侧见撕脱小骨片（图 2-6-16-3 长白箭头所示）；月骨向掌侧旋转移位（图 2-6-16-3、图 2-6-16-4 短白箭头所示）；余左腕诸骨未见明确骨质异常，关节面光整，关节间隙未见狭窄，周围软组织肿胀。

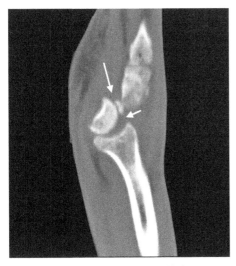 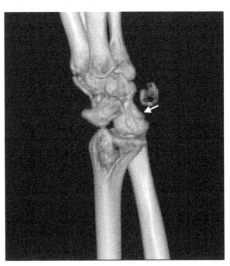

图 2-6-16-3　矢状位 CT 骨窗　　　　　　图 2-6-16-4　CT VR 三维图像

影像诊断：左腕舟骨腰部骨折；月骨背侧撕脱性骨折；左腕经舟骨月骨周围脱位。

【案例讨论】

经舟骨月骨周围脱位是腕部最严重的一种损伤，占腕部损伤的 3%～5%，若得不到早期治疗，将对腕关节功能造成较大影响。鉴于腕关节的解剖特点，当跌倒手掌着地时，外力经远排腕骨挤压舟骨，发生舟骨骨折，舟骨作为头骨和月骨间桥梁，起着传导应力、稳定关节的作用，是腕部最常见的骨折。舟骨骨折是发生经舟骨月骨周围脱位的前提，腕过度背伸，头骨后移，头月关节脱位是经舟骨月骨周围脱位的基础，外力解除后，舟骨骨折远段、头骨及其他腕骨保持后脱位，而舟骨骨折近段和月骨、桡骨远关节位置关系不变，则形成典型经舟骨月骨周围脱位；当舟骨和月骨的背侧韧带遭到广泛撕裂，外力解除后，腕部由过度背伸回到中立位时，后移腕骨推挤月骨及舟骨近段，使月骨及舟骨近段掌侧半脱位（腕关节侧位明显），因脱位程度不同，正位片月骨和舟骨近段对位差，这就形成不典型经舟骨月骨周围脱位。

头月关节脱位机制，腕关节结构及功能复杂，其屈伸、尺桡偏及旋转活动均是以头月关节为中心进行的。尽管头月关节为球窝关节，但关节窝浅小，关节韧带松弛，并且月骨上下面及 2 个侧面都是关节面，仅在月骨前后角有韧带附着，因此头月关节稳定性不够，容易因外伤而发生脱位。头月关节脱位以月骨是否位于原位而分为月骨脱位和月骨周围脱位。月骨脱位少见，脱位机制为手掌着地时，腕部极度背伸致桡月掌侧韧带撕裂，来自桡骨远端和头状骨的作用力将月骨挤至腕关节前方，而头状骨及其他腕骨位置正常。月骨周围脱位分为前脱位和后脱位，其与患者手着地时的姿势及着力点有关，脱位机制为患者手着地时着力点作用于手掌或手背，腕关节极度背伸或掌屈，暴力集中于头月关节，使头月掌、背侧韧带均发生撕裂，头状骨向背侧（后）或掌侧（前）脱出，而月骨仍保持正常位置；月骨周围后脱位较多见，而月骨周围前脱位较少见。月骨周围后脱位依据是否合并舟骨骨折，又分为单纯月骨周围后脱位和经舟骨月骨周围后脱位。月骨脱位和月骨周围脱位易合并尺桡骨远端骨折及腕骨骨折。

X 线检查简便易行，价格低廉，是腕骨脱位的首选检查方法，对于大多数月骨脱位或月骨周围脱位都能做出正确诊断。但由于腕关节结构复杂，损伤类型较多，对于不典型的腕骨脱位特别是合并有其他腕骨骨折时漏误诊数量明显增高。CT 扫描及后处理技术的应用弥补了 X 线的不足，具有高分辨力，对细小骨折的显示更好，能更加清楚地显示骨折线及脱位情况，明确临床分类。

此病需与腕部其他骨折脱位相鉴别：①月骨脱位。月骨与桡骨失去正常关系，月骨位置前移，头骨下移，位于月骨后方或后下方，月骨以外其他腕骨与桡骨关系正常。②月骨周围脱位。月骨与桡骨关系正常，以头状骨为中心的远排腕骨向背侧（伸展型）或掌侧移位（屈曲型），舟骨亦随远排腕骨移位，此为典型月骨周围脱位。如果舟骨与桡骨关系正常，月骨向掌侧半脱位，其他腕骨移位同上，则称为不典型月骨周围脱位，此类型常伴有桡骨背缘骨折。③经舟骨月骨周围脱位。本病除月骨脱位外，同时伴舟骨骨折，且骨折近段跟随月骨前脱位，而骨折远段位置无改变。

【诊断要点】

（1）外伤史，典型症状为腕部肿胀、局部压痛、腕关节活动受限。

（2）腕关节 X 线及 CT 检查能显示腕骨骨折及月骨脱位类型，CT 能更加明确地显示细微骨折及骨折的移位情况。

（3）MRI 具有软组织分辨率高、多方位成像、多参数成像等优点，能明确周围肌腱及韧带损伤。

（易云平 张思伟）

第十七节　胫骨平台骨折

【病例资料】

患者女，64 岁。

主诉：撞伤致腰部、右髋部及右膝疼痛 4 小时。

现病史：患者 4 小时前因意外撞伤致腰部、右髋部及右膝疼痛，活动受限，遂来院急诊就诊，CT 提示右胫骨平台骨折，以外侧关节面为著，予石膏托固定对症处理，患者为求进一步诊治，急诊拟"右侧闭合性胫骨平台骨折"收入科室。

查体：体温 36.6℃，脉搏 93 次/分，呼吸 20 次/分，血压 153/93mmHg。

专科检查：左侧腰骶部压痛，右下肢短缩、外旋，右髋部轻压痛，右膝局部肿胀、广泛压痛，小腿下段及足踝无压痛，肢体远端肌力正常，跟部感觉稍麻木，足背动脉搏动轻。

辅助检查：X 线片提示①右胫骨外侧平台骨折，右髌上囊肿胀，未除外右股骨髁骨折，建议必要时进一步行 CT 检查；②右膝关节退行性变。CT 提示：①右胫骨平台骨折，以外侧关节面为著，右髌上囊积血、积液；②右膝关节退行性变。

【影像图像及分析】

右膝关节 DR 表现：右侧胫骨外侧平台骨质塌陷，可见骨折线影（图 2-6-17-1 白箭头所示），周围软组织肿胀；余右膝各骨骨质增生，关节间隙变窄，以内侧份为著，髁间隆突变尖。

右膝关节 CT 表现：右侧胫骨外侧平台骨质塌陷，可见骨折线影（图 2-6-17-2、图 2-6-17-3 白箭头所示），右髌上囊肿胀，密度增高；余右膝各骨骨质增生，关节间隙变窄，以内侧份为著，髁间隆突变尖。

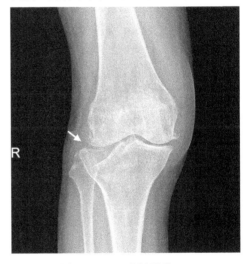

图 2-6-17-1　右膝关节 DR

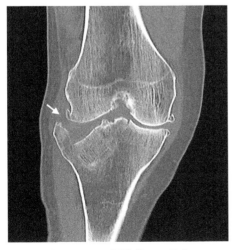

图 2-6-17-2　冠状位 CT 骨窗

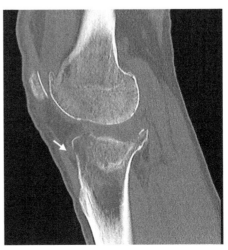

图 2-6-17-3　矢状位 CT 骨窗

影像诊断：右侧胫骨外侧平台骨折，局部骨质明显塌陷，周围软组织明显肿胀。

【案例讨论】

胫骨上端与股骨下端形成膝关节。胫骨与股骨下端接触的面为胫骨平台。胫骨平台是膝关节的重要负荷结构，一旦发生骨折，使内、外平台受力不均，将产生骨关节炎性改变。由于胫骨内、外侧平台分别有内、外侧副韧带，平台中央有胫骨粗隆，其上有交叉韧带附着，当胫骨平台骨折时常发生韧带及半月板的损伤。胫骨平台粗壮，发生的骨折大多由高能量暴力所致，可分为直接或间接作用，车祸、暴力打击或严重挤压直接作用膝部内侧或外侧可导致胫骨平台骨折；高处坠落伤由足部触底向上传导的暴力、身体重量因加速作用向下的重力共同作用于膝部，间接作用胫骨平台而发生骨折。随着社会不断老龄化，低能量创伤成为女性胫骨平台骨折的危险因素之一。

胫骨平台受伤机制及临床表现复杂，分型较多，Schatzker 分型是当前应用最广泛的分型。Schatzker 分型将胫骨平台骨折分为六型。Ⅰ型：外侧平台单纯楔形或纵向劈裂骨折。此型无关节面塌陷，多发生于年轻人，骨折移位时常有外侧半月板撕裂，此型占胫骨平台骨折的 15.0%。Ⅱ型：外侧平台劈裂合并压缩性骨折。此型多发生于 40 岁以上的患者，占胫骨平台骨折的 23.2%。Ⅲ型，外侧平台单纯压缩性骨折。压缩部位常位于关节中心部分，由于压缩部位大小和压缩程度不同及外侧半月板损伤的情况不同，可分为稳定骨折和不稳定骨折，此型占胫骨平台骨折的 14.5%。Ⅳ型：内侧平台骨折（骨折/膝关节半脱位）。此型常合并膝关节脱位、血管损伤，占胫骨平台骨折的 14.5%。Ⅴ型：涉及内、外侧平台劈裂的双髁骨折。此型已合并血管神经损伤，占胫骨平台骨折的 12.0%。Ⅵ型，双侧平台骨折伴胫骨干骺端与胫骨干分离。此型常合并软组织严重损伤、骨筋膜室综合征和严重的神经血管损伤，占胫骨平台骨折的 20.8%。

影像学是评估胫骨平台骨折最重要的方法。X 线检查方便快捷，却易漏诊；CT 及三维重建可全面评估骨折类型、严重程度及胫骨平台周围游离的微小骨折块，国内常用基于螺旋 CT 及三维重建技术的更新版胫骨平台骨折三柱分型，其对治疗指导意义重大。MRI 对半月板、膝关节周围韧带等软组织损伤诊断确切，对指导治疗和术后康复作用重大，有学者建议胫骨平台骨折者均应行 MRI 扫描。

【诊断要点】

（1）有明确外伤史，膝关节周围疼痛并功能障碍，膝部肿胀、皮下瘀斑，压痛（＋），纵轴叩击痛（＋），浮髌试验（＋）。

（2）DR、CT 可明确显示骨折，CT 扫描结合三维重建可明确胫骨平台骨折的分型，怀疑周围韧带、半月板损伤者应行 MRI 扫描。

（莫伟钊　张思伟）

第十八节　髋关节周围骨折

【病例资料 1】

患者男，34 岁。

主诉：车祸致左小腿前内侧疼痛流血 7 小时。

现病史：患者于 2018 年 10 月 29 日约 19 时因车祸致左小腿前内侧疼痛流血，当时有昏迷，醒后无逆行性遗忘，无肢体偏瘫，伴全身多处疼痛不适，遂至院急诊就诊。查 CT 提示：左侧髋臼后上份粉碎性骨折；左侧股骨头凹陷性骨折。L$_2$ 椎体压缩性骨折。X 线片：左小腿骨质未见明确异常，周围软组织损伤。L$_2$ 椎体压缩性骨折。急诊建议患者行急诊手术清创处理，患者及其家属表示知情并同意，遂由急诊收入科室。

查体：体温 36.5℃，脉搏 72 次/分，呼吸 18 次/分，血压 96/51mmHg。

专科检查：左小腿前内侧可见 15cm×4cm 皮肤创面，深筋膜外露，未见搏动性出血，未见骨面。创面局部污染严重，左侧胫前动脉及足背动脉搏动良好，左下肢踝背伸，踝跖屈肌力未见异常，患肢远端主、客观感觉未见异常。腰部、左髋部活动痛性受限。

辅助检查：急诊 CT 提示①左侧髋臼后上份粉碎性骨折，左侧股骨头凹陷性骨折；②L$_2$ 椎体压缩性骨折。X 线片提示：左小腿骨质未见明确异常，周围软组织损伤，L$_2$ 椎体压缩性骨折。

【影像图像及分析】

髋关节 CT 表现：左侧股骨头形态大小未见异常，内侧份骨质不连续（图 2-6-18-1 白箭头所示），可见骨折线影，断端对位良好，关节对位良好，周围软组织稍肿胀。

髋关节 MRI 表现：左侧股骨头信号不均匀，见斑片状异常信号影，T$_1$WI 呈低信号（图 2-6-18-2 白箭头所示），fs-PD 呈高信号，内见线状骨折线影（图 2-6-18-3、图 2-6-18-4 白箭头所示），周围软组织肿胀，fs-PD 呈高信号；左髋关节见少许积液影。

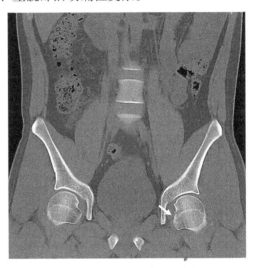

图 2-6-18-1　冠状位 CT 骨窗

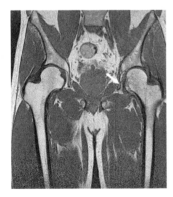

图 2-6-18-2　冠状位 T$_1$WI 平扫

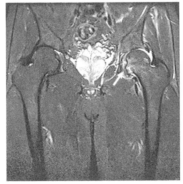

图 2-6-18-3　冠状位 fs-PD

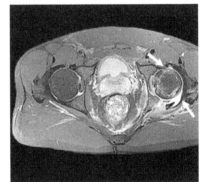

图 2-6-18-4　横断位 fs-PD

影像诊断：左侧股骨头骨折，局部骨髓水肿，周围软组织肿胀；左髋关节少量积液。

【病例资料 2】

患者男，17 岁。

主诉：意外跌倒导致右髋疼痛伴活动受限 3 小时。

现病史：患者于今日 18 点打球时意外跌倒，导致右髋部疼痛，活动受限，呼叫"120"入院。X 线片提示右髋关节脱位并右侧髋臼撕脱性骨折。CT 示右髋关节脱位，并右髋臼后缘上下部撕脱性骨折，以上部为著，关节腔内积液、积血。现为进一步系统治疗，急诊拟"右髋关节脱位并右侧髋臼撕脱性骨折"收入科室。

查体：体温 36℃，脉搏 80 次/分，呼吸 19 次/分，血压 118/70mmHg。

专科检查：右髋部疼痛剧烈，活动受限，弹性固定，粘膝征阳性，右髋部局部肿胀明显，局部压痛（＋），右下肢杠力消失，不能活动负重，右下肢浅感觉基本正常，右踝关节背伸活动尚可，纵轴叩击痛（－），肢端血运及趾活动正常。其余肢体检查未见异常。

辅助检查：X 线片提示①心肺未见病变；②右髋关节脱位并右侧髋臼撕脱性骨折；③所见腰骶椎内固定术后改变。CT 示右髋关节脱位，并右髋臼后缘上下部撕脱性骨折，以上部为著，关节腔内积液、积血。

【影像图像及分析】

髋关节 DR 表现：右侧髋臼后上方见骨性高密度影（图 2-6-18-5 白箭头所示），右股骨头向后上移位（图 2-6-18-5 黑箭头所示），右髋周围软组织稍肿胀。

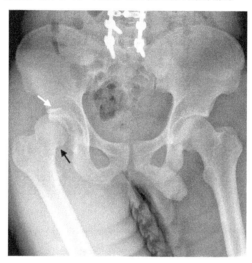

图 2-6-18-5　髋关节 DR

髋关节 CT 表现（图 2-6-18-6～图 2-6-18-8）：右髋臼后上方骨质不连续，可见撕脱小骨片影（图 2-6-18-6、图 2-6-18-8A 白箭头所示），右股骨头向后方移位（图 2-6-18-7、图 2-6-18-8B 白箭头所示），周围软组织肿胀。

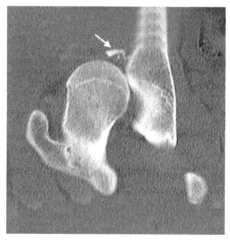

图 2-6-18-6　冠状位 CT 骨窗

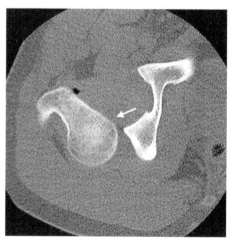

图 2-6-18-7　横断位 CT 骨窗

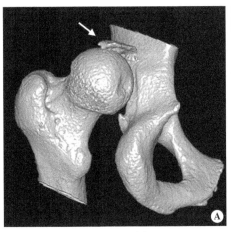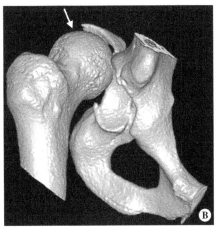

图 2-6-18-8　CT 三维容积重建图像

影像诊断：右髋关节脱位，髋臼后上部撕脱性骨折。

【病例资料 3】

患者男，66 岁。

主诉：跌倒致左髋部疼痛，活动受限 1 日。

现病史：患者诉昨日中午 12 点左右上厕所时不慎跌倒，左髋部着地，即觉左髋部疼痛，活动受限，无昏迷呕吐，无头晕头痛，无胸闷气促，遂至院急诊就诊，急诊完善血常规、凝血及 CT 等检查，提示左股骨颈骨折，对症止痛，今由急诊拟"左股骨颈骨折"收入科室。

查体：体温 37.8℃，脉搏 73 次/分，呼吸 20 次/分，血压 173/94mmHg。

专科检查：左下肢屈髋屈膝外旋，杆力消失，纵向叩击痛（＋），肌张力升高，左侧腹股沟压痛明显，肢体远端肌力 1 级，左下肢病理征阳性；左上肢呈内收屈肘屈腕屈指畸形。

辅助检查：DR 提示①左股骨颈骨折；②双髋关节退行性变。CT 提示①左股骨颈骨折；②左髋退行性变。

【影像图像及分析】

髋关节 DR 表现：左髋关节各骨密度减低，左侧股骨颈骨质不连续（图 2-6-18-9 白箭头所示），可见骨折线影，断端轻度嵌插，周围软组织肿胀。

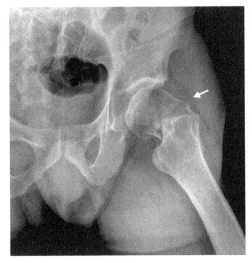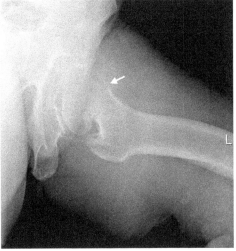

图 2-6-18-9　髋关节 DR

髋关节 CT 表现：左髋关节各骨密度减低，左侧股骨颈骨质不连续，可见骨折线影（图 2-6-18-10～图 2-6-18-12 白箭头所示），断端轻度嵌插，周围软组织肿胀；左髋关节对位良好。

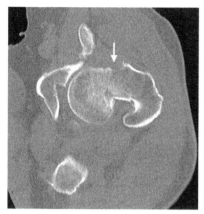 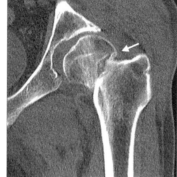 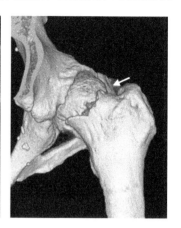

图 2-6-18-10　横断位 CT 骨窗　　　　图 2-6-18-11　冠状位 CT 骨窗　　　图 2-6-18-12　CT 三维容积重建图像

影像诊断：左髋关节骨质疏松；左股骨颈骨折，周围软组织肿胀。

【病例资料 4】

患者男，90 岁。

主诉：跌倒致左髋疼痛伴活动受限 2 天。

现病史：患者 2 天前行走时，不慎跌倒，左髋部首先着地，致左髋关节肿痛、活动障碍，无明显腰背部疼痛，无双下肢放射痛及麻木。遂呼叫"120"送至院急诊，查髋关节侧位+骨盆加长片+髋关节螺旋 CT 考虑为左股骨粗隆间骨折，予止痛等对症支持治疗。完善检查后，急诊医生建议其入院行系统治疗。

查体：体温 36.3℃，脉搏 96 次/分，呼吸 19 次/分，血压 158/74mmHg。

专科检查：左下肢外旋短缩，杆力消失，左髋部未见明显皮下瘀斑，腹股沟中点压痛，纵轴叩击痛阳性，左髋关节活动痛性受限，双下肢趾端感觉、活动、肤温及血运可。余肢体检查未见明显异常。左肘关节及左小腿内侧可见擦伤瘀斑。足背动脉搏动良好。四肢肌张力升高。

辅助检查：螺旋 CT 提示①左股骨粗隆间粉碎性骨折，骨折累及小粗隆；②左髋关节骨质疏松、退行性变。X 线片提示①左侧股骨近端粉碎性骨折；②骨盆骨质疏松。

【影像图像及分析】

髋关节 DR 表现：左髋关节各骨密度减低，左侧股骨粗隆间骨质不连续（图 2-6-18-13 白箭头所示），可见多发骨折线及骨片影，断端嵌插，小粗隆撕脱（图 2-6-18-13 黑箭头所示），周围软组织肿胀。

髋关节 CT 表现：左髋各骨密度减低，左侧股骨粗隆间骨质不连续（图 2-6-18-14 白箭头所示），可见多发骨折线及骨片影，断端嵌插，小粗隆撕脱

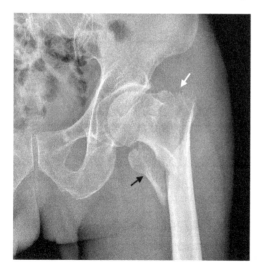

图 2-6-18-13　髋关节 DR

（图 2-6-18-15 白箭头所示及图 2-6-18-17 所示），大粗隆撕脱（图 2-6-18-16 白箭头所示及图 2-6-18-17 所示），周围软组织肿胀；左髋关节对位良好。

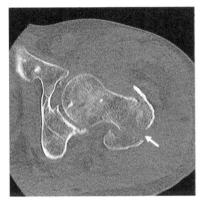
图 2-6-18-14 横断位 CT 骨窗

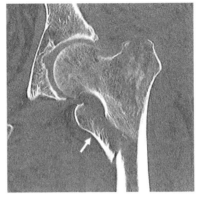
图 2-6-18-15 冠状位 CT 骨窗

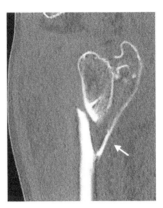
图 2-6-18-16 矢状位 CT 骨窗

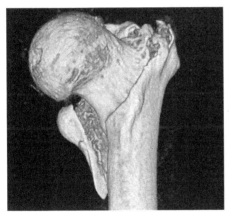
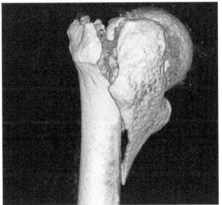
图 2-6-18-17 CT 三维容积重建图像

影像诊断：左髋关节骨质疏松；左股骨粗隆间粉碎性骨折，周围软组织肿胀。

【案例讨论】

髋关节解剖结构复杂，位置较深，髋关节周围骨折作为骨科临床上常见病、多发病之一，延误诊治与治疗不当容易发生骨折移位、骨折延迟愈合甚至不愈合、关节僵硬及创伤性关节炎、缺血性坏死等严重并发症。髋关节周围骨折具体包括股骨头骨折、髋臼骨折、股骨颈骨折及粗隆间骨折。

髋关节是典型杵臼关节，由髋臼及股骨头组成。髋关节解剖位置深，髋关节及其周围骨折大多与高能量、高强度损伤及骨质疏松有关。我国快速进入老龄化社会，60 岁以上老年人骨质疏松患病率为 36%，其中男性为 23%，女性为 49%，国内外文献显示约 80% 以上的股骨颈骨折、股骨粗隆间骨折与骨质疏松有关，骨质疏松所致髋关节周围骨折趋势不可逆转。病例资料 3 与病例资料 4 均为老年骨质疏松患者。

单纯股骨头骨折少见，多合并髋关节周围损伤，常见于车祸及高处坠落伤等高能量、高强度损伤。病例资料 1 为股骨头骨折合并髋臼后部骨折，CT 图像示股骨头形态大小未见明显异常，仅内侧份骨密度轻度不均匀增高，并隐约见线状稍低密度影，不仔细观察极容易漏诊。MRI 扫描可见股骨头骨质明显不连续，呈条片状长 T_1、长 T_2 模糊信号，fs-PD 序列显示尤为清晰；髋臼后部撕脱、分离，周围软组织见大片状水肿，fs-PD 序列呈明亮高信号。国内外最常见的股骨头骨折分型为 Pipkin 分型。

股骨颈骨折按骨折部位分为头下型、头颈型、经颈型和基底部骨折，其中头下型、头颈型及经颈型骨折的骨折线位于髋关节囊内，称囊内骨折；基底部骨折线的骨折线位于囊外，称囊外骨折。股骨颈囊外骨折部位血运丰富，很少发生骨折不愈合及股骨头缺血性坏死。

髋关节脱位几乎都伴有髋臼骨折，髋关节脱位的分型：①根据股骨头脱位的方向分为前脱位、后脱位、中心型脱位；②根据脱位的程度分为完全性脱位、半脱位；③根据脱位的时间分为陈旧性脱位、新鲜性脱位；④根据有无伤口分为开放性脱位、闭合性脱位；⑤根据脱位的原因分为创伤性脱位、病理学脱位、先天性（发育性）脱位。创伤性髋关节脱位多伴有髋臼骨折。病例资料 2 为新鲜性闭合性完全性后脱位，伴髋臼后上部撕脱性骨折，需手术治疗。

X 线检查因髋关节部分骨质重叠，对髋关节周围细小撕脱性骨折、股骨颈嵌顿无移位骨折容易漏诊。怀疑骨折者可行 CT 检查，对细小撕脱性骨折也可清晰显示。但 CT 对股骨头无明显压缩变形的隐匿性骨折亦可能漏诊，需要行 MRI 进一步检查确诊。MRI 对骨髓挫伤水肿非常敏感，fs-PD 序列可去除脂肪高信号干扰，不容易漏诊，并可清晰显示周围软组织的损伤情况及范围。

【诊断要点】

（1）有明确外伤史（尤其老年骨质疏松患者），髋关节及周围疼痛明显，髋关节功能障碍，髋部压痛（＋），纵轴叩击痛（＋），患肢活动受限，被动体位。

（2）X 线、螺旋 CT、MRI 检查综合应用可明确骨折部位、性质、范围。

（莫伟钊　张思伟）

第十九节　桡骨头骨折

【病例资料】

患者女，53 岁。

主诉：跌伤致左肘疼痛，活动受限半天。

现病史：患者昨夜凌晨行走不慎摔倒，觉左肘肿痛、活动障碍，当时无头晕头痛，无恶心呕吐，无胸闷气促，遂由家人送至院急诊就诊，X 线检查提示左肘关节脱位，建议治疗后复查。左侧桡骨头及尺骨冠突重叠，未除外骨折可能，建议必要时进一步检查。左肘关节 CT：左肘关节脱位，建议复查。左侧肱骨下段下方致密影，考虑撕脱性骨折；左侧桡骨头骨折；左侧肱骨滑车局部凹陷，左侧尺骨冠突嵌入，周围多发致密影，考虑骨碎片；建议治疗后复查。左肘关节软组织肿胀。急诊医生建议患者入院治疗，患者为求进一步系统治疗，由急诊拟"左肘关节脱位"收入科室。

入院症见：轮椅入院，神清，精神可，左肘关节肿痛，活动受限，无头晕头痛，无胸闷气促，无恶心呕吐等不适，纳可，眠一般，二便调。

既往体健。

查体：体温 36.9℃，脉搏 82 次/分，呼吸 20 次/分，血压 139/74mmHg。

专科情况：左肘关节肿痛、活动受限，左上肢指端血运、感觉良好。余肢体检查未见异常。

辅助检查：X 线片提示①左肘关节脱位，建议复查。②左侧肱骨下段下方致密影，拟撕脱性骨折；左侧桡骨头形态不规整，考虑骨折；建议必要时行进一步检查。

胸部、肘关节螺旋 CT 平扫 + 三维重建：①双肺下叶背侧胸膜下少许慢性间质炎症；双侧胸膜稍增厚。②所见肝脏多发囊肿。③左肘关节脱位，建议复查。④左侧肱骨下段下方致密影，考虑撕脱骨片；左侧桡骨头骨折；左侧肱骨滑车局部凹陷，左侧尺骨冠突嵌入，周围多发致密影，考虑骨碎片；建议治疗后复查。⑤左肘关节软组织肿胀。

【影像图像及分析】

肘关节 CT 表现：左侧桡骨头及尺骨冠突重叠，桡骨头骨质形态不规整，局部骨质嵌插，骨皮质不连续（图 2-6-19-1～图 2-6-19-3 白箭头所示）。左侧肱骨下段下方可见条片状致密影，边缘清晰。左侧尺骨鹰嘴自肱骨滑车内脱出，向后方移位（图 2-6-19-3 短白箭头所示）；左侧肱骨滑车背侧局部凹陷，左侧尺骨冠突嵌入，周围可见多发斑点状高密度影，边缘模糊。左肘关节周围软组织肿胀。

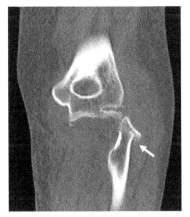 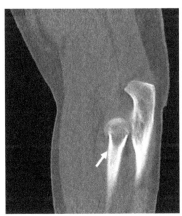 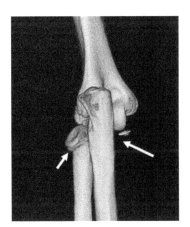

图 2-6-19-1　冠状位 CT 骨窗　　图 2-6-19-2　斜矢状位 CT 骨窗　　图 2-6-19-3　CT 三维容积重建图像

影像诊断：左侧桡骨头骨折；左肘关节脱位。

【案例讨论】

桡骨小头骨折临床较为常见。当摔倒时出于保护意识，多数人会采用手掌撑地的方式以减少或避免损伤。由于肘关节提携角的存在导致强大的外翻应力纵向传导，致使肱骨小头撞击桡骨小头而致桡骨小头骨折。桡骨头骨折的主要临床表现为肘关节部位的肿胀，同时可出现压痛；另外，大多数桡骨头骨折伴有肘关节功能障碍、前臂旋转活动异常。

由于桡骨小头骨折属于关节内骨折，若处理不当则会出现前壁旋转功能受限、骨折不愈合、创伤性关节炎等并发症。桡骨小头骨折分类方法较多，目前较为常用的有三类：Sehatzker-Tile 分类法、Bakalim 分类法和 Mason 分类法。各种分类法各有优劣。Mason 分类法是按照骨折移位情况进行分类的方法，该法又分为 3 型：Ⅰ型为无移位的骨折，包括纵向裂纹骨折和无移位的桡骨颈骨折，Ⅱ型为轻度移位的骨折，Ⅲ型为粉碎或明显移位的骨折。骨折类型的不同直接决定临床治疗方案的不同。Mason Ⅰ型骨折，一般采用石膏外固定保守治疗即可取得满意效果，而 Mason Ⅱ型和Ⅲ型骨折，临床上往往采用切开复位+内固定治疗的有创方法。手术切开复位内固定的目的是能够恢复肘关节的解剖位置，以利于肘关节伸屈和前壁旋转功能的恢复。

X 线检查能清楚地显示大多桡骨头骨折及骨折端的移位情况；但对非移位性桡骨头骨折可

能会漏诊，因此当怀疑桡骨头骨折时应行 CT 检查，通过后处理技术可能明确是否存在骨折及判断骨折的类型或骨折程度。MRI 检查可以明确关节周围肌肉、肌腱及韧带损伤，骨折周围骨髓水肿及骨挫伤改变。

【诊断要点】

（1）外伤史，跌倒手部着地，肘关节过度伸直；肘关节疼痛、压痛，肘关节运动障碍。

（2）X 线及 CT 检查观察桡骨头骨质不连续，周围软组织肿胀。

（3）MRI 检查可以明确关节周围肌肉、肌腱及韧带损伤，骨折周围骨髓水肿及骨挫伤改变。

（齐　萌　张思伟）

第二十节　桡骨远端骨折

【病例资料】

患者女，83 岁。

主诉：跌倒致左腕肿痛，活动受限 1 天。

现病史：患者于今晨跌倒，致左腕部肿痛，活动受限，当时伴头晕，无恶心呕吐，由家人送至院急诊就诊。急诊医生予手法复位夹板临时固定，建议手术治疗，遂由急诊拟"左侧桡骨远端粉碎性骨折"收入科室。

入院症见：患者神清，精神稍疲倦，左腕维持夹板固定，左手背见肿胀，左腕背、右前臂皮肤擦伤，无明显腰背疼痛，无双下肢放射痛，无发热、头晕头痛、胸闷心悸、恶心呕吐等不适，食欲一般，睡眠差，小便可，大便未解。

既往史：2011 年曾在本院住院治疗，行右腕、右髋、腰椎手术。2019 年 12 月因压缩性骨折行胸椎椎体成形术。自诉有高血压病史 5 年余，平素服用硝苯地平控释片+美托洛尔控制血压，血压平素控制在 150mmHg，收缩压最高达 190mmHg。否认糖尿病、肝炎等病史；否认输血史。

查体：体温 36.5℃，脉搏 60 次/分，呼吸 20 次/分，血压 190/95mmHg。

专科情况：左腕维持夹板固定，拆开夹板见：左腕关节轻度餐叉样畸形，腕背可见皮肤擦伤，腕部环形压痛，指端感觉、血运、活动可。右前臂见皮肤擦伤。

辅助检查：双前臂 DR 提示①左侧尺桡骨远端骨折；左腕关节骨质疏松，建议复查。②右桡骨远端骨折内固定术后改变，右尺骨茎突改变，考虑陈旧性骨折，右尺桡骨骨质疏松。③右手第 1 指远节骨骨折，右手骨质疏松，建议复查。颅脑螺旋 CT 平扫及三维重建提示①双侧放射冠、半卵圆中心及双侧额叶皮质下多发腔隙性脑梗死。②侧脑室旁脑白质变性，脑萎缩。③双侧椎动脉及颈内动脉颅内段硬化。④颅内未见出血灶，颅骨未见明确骨折征。DR 片提示①左侧尺桡骨远端骨折；左腕关节骨质疏松，建议复查。②右桡骨远端骨折内固定术后改变，右尺骨茎突改变，考虑陈旧性骨折，右尺桡骨骨质疏松。③右手第 1 指远节骨骨折，右手骨质疏松，建议复查。

【影像图像及分析】

腕关节 DR 表现：左腕关节稍变形，桡骨远端骨折（图 2-6-20-1、图 2-6-20-2 长白箭头所示），骨折线累及关节面，断端对位对线尚可，左侧尺骨远端骨折（图 2-6-20-1 短白箭头所示），断端略嵌插。左尺骨征阳性，左腕关节组成骨骨密度减低，相应关节对位关系良好，关节间隙未见狭窄，关节面光整，邻近软组织肿胀。

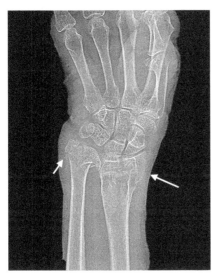

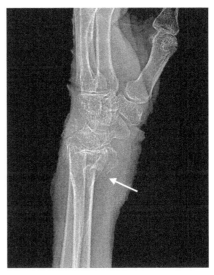

图 2-6-20-1 腕关节 DR 正位　　　　　　　图 2-6-20-2 腕关节 DR 侧位

腕关节 CT 表现：左腕关节稍变形，桡骨远端骨折（图 2-6-20-3、图 2-6-20-4 长白箭头所示），骨折线累及关节面，断端对位对线尚可，左侧尺骨远端骨折（图 2-6-20-3 短白箭头所示），断端略嵌插。左尺骨征阳性，左腕关节组成骨骨密度减低，相应关节对位关系良好，关节间隙未见狭窄，关节面光整，邻近软组织肿胀。

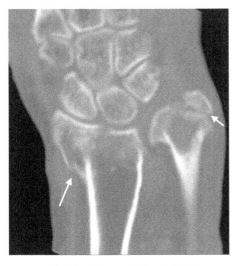

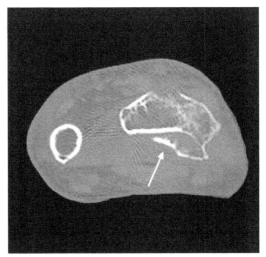

图 2-6-20-3 冠状位 CT 骨窗　　　　　　　图 2-6-20-4 横断位 CT 骨窗

影像诊断：左侧桡骨、尺骨远端粉碎性骨折；左腕关节骨质疏松。

【案例讨论】

桡骨远端骨折是指桡骨下端关节面以上 2～3cm 处发生的骨折，为骨松质与骨密质交界处，解剖薄弱，骨折高发，主要发生在 5～24 岁及中老年两个年龄段，是最常见的腕部骨折，占前臂骨折的 74%，也是急诊最常见的骨折。过伸位跌倒并伸手支撑是其最常见的损伤机制。主要症状为桡骨远端疼痛、肿胀，可出现典型畸形姿势，局部压痛明显，腕关节活动障碍。另外，还可出现不同的伴随症状及由桡骨远端骨折造成的相关并发症，如正中神经卡压、下尺桡关节脱位等。

桡骨远端骨折临床上最常用的分类方法有以人名命名的方法和 AO 分型方法。以人名命名的方法有伸直型骨折（Colles 骨折）、屈曲型骨折（Smith 骨折）、纵斜型骨折（Barton 骨折），其中 Colles 骨折最常见。AO 分类方法：A 型，不涉及关节面骨折；B 型，部分关节面骨折；C 型，完全关节面骨折。有不少研究显示，骨折类型不同的患者，其治疗方式和预后都存在差异。目前 AO 分型标准是桡骨远端骨折常用的分型标准，对桡骨远端骨折患者进行准确分型可为临床上选择治疗方案提供可靠的信息，可有效评估患者的预后。

影像学检查是临床上检查桡骨远端骨折常用的诊断方法，常见的有 DR、CT 及 MRI 检查，MRI 检查由于价格昂贵，临床上使用较少，DR 检查和 CT 检查使用较多。DR 检查可很好地显示患者关节内积液及骨折整体显示较清晰，但是 DR 检查是二维成像，图像清晰度有限，而且患者的体位也会影响图像的质量，影响骨折分型的判断。X 线不利于显示隐匿的桡骨远端骨折；观察骨碎块多且不规则，存在重叠、压缩、旋转、嵌插的复杂骨折受限；关节面的塌陷、分离、下尺桡关节的损伤及桡腕关节半脱位的情况显示欠佳；对判断骨折的类型、骨碎程度及稳定性局限性较大。

CT 后处理技术能清楚地显示骨折线走向、断端位移与成角；能够立体化地呈现骨折位置、骨折块尺寸与数量及关节面的损伤状况，为复位提供准确参数。横断位反映下尺桡关节及骨脱位程度上具有极高价值；冠状位可清晰反映患肢远端尺桡骨的损伤情况；矢状位在显示尺桡骨掌、背侧缘损伤程度上具有极高效能，可显示 B 型骨折线走行及 C 型骨碎片块数。CT 容积重建可对骨折部位作多方位、多角度观察，明确骨折的特点及骨块的相互关系。在治疗随访过程中 CT 观察到的复位情况，可靠性及可重复性也更高。而且外固定影及重叠骨块干扰较 X 线更少。

【诊断要点】

（1）外伤史，桡骨远端的疼痛、肿胀、可出现典型畸形姿势，局部压痛明显，腕关节活动障碍。

（2）DR、CT 可显示骨折，CT 更加明确，并可明确骨折的范围及移位情况；MRI 可以明确周围肌腱、韧带的损伤情况。

（齐　萌　张思伟）

第二十一节　软组织血肿

【病例资料】

患者男，13 岁。

主诉：外伤致右小腿、右膝肿痛 1 天。

现病史：患者昨日下午被人踢倒撞伤致右小腿、右膝疼痛，外院 X 线片提示右胫腓骨周围软组织肿胀。

既往体健。

入院症见：神清，精神可，右小腿、右膝局部肿痛，无发热恶寒，无头晕头痛，无胸闷气促，无腹痛腹胀，纳、眠可，二便调。

查体：体温 37.2℃，脉搏 83 次/分，呼吸 22 次/分，血压 103/65mmHg。

专科检查：右小腿、右膝软组织肿胀，肤温正常，各关节活动良好，肢端感觉、血运及活动可。

辅助检查：无。

【影像图像及分析】

膝关节 MRI 表现：右膝关节关系正常，关节软骨面尚光滑，右胫骨上段后部干骺端见透亮骨折线（图 2-6-21-1 白箭头所示），累及骺板，骨骺板前部增宽，局部未见错位，邻近骨质见少量淡薄压脂高信号影，边界欠清，余右膝关节组成骨及右胫腓骨骨质形态基本正常，未见明显吸收破坏。右膝前后交叉韧带、内外侧副韧带、髌韧带、股四头肌肌腱、髌骨内外侧支持带形态及信号未见异常。右膝关节腔内见多量积液，以髌上囊为明显。右膝及右胫腓骨周围软组织明显肿胀，压脂信号增高，右胫骨上段周围见团片状高低混杂信号影（图 2-6-21-2、图 2-6-21-3 白箭头所示），边界不清；右腓肠肌轻度肿胀，见斑片状压脂高信号影。

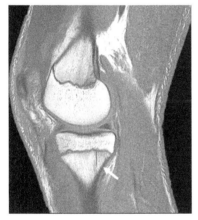 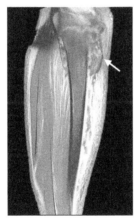 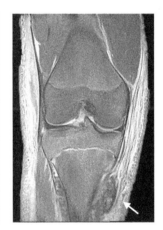

图 2-6-21-1　矢状位 T₁WI 　　图 2-6-21-2　矢状位 fs-PD 　　图 2-6-21-3　冠状位 fs-PD

影像诊断：右胫骨上段骨骺骨折（Ⅱ型），周围轻度骨髓水肿，右胫骨周围软组织血肿，右膝及右胫腓骨周围软组织水肿，右腓肠肌轻度水肿，建议复查。

【案例讨论】

软组织血肿常见的原因为创伤性和非创伤性。随着社会的不断发展和日常生活机械化程度不断提高，创伤的发病率逐渐增加且日益受到医学界的关注，导致血肿的创伤性因素包括车祸、其他机械打击等造成闭合性软组织损伤，常并发骨折、血管及软组织撕裂出血形成血肿。非创伤因素比较复杂，临床较少见，主要为血管性疾病（包括血管畸形和血管瘤），在血管内压力升高、高速血流的冲击下可发生破裂，形成血肿，血肿往往较局限，出血量较大；再者就是血液系统疾病，如白血病、血友病等，患者可在不知不觉中出现血肿，血肿往往反复发生，出血不止，此类患者要做血液方面的检查。

X 线仅能发现软组织肿胀，不能明确是否为血肿，CT 和 MRI 可以明确诊断，CT 表现为高密度影（急性期）、等低密度（亚急性-慢性期）；MRI 信号混杂，血肿的不同时期其信号特点不同，T₁WI 可表现为高信号、等稍低信号，T₂WI 可表现为等稍低信号、高信号。

【诊断要点】

（1）明确患者有无外伤史、血管性疾病及血液系统疾病史。

（2）急性期患者 CT 图像表现为高密度，MRI T_1WI 呈高信号，T_2WI 呈等稍低信号，周围软组织水肿。

（易云平　张思伟）

第二十二节　软组织异物

【病例资料】

患者男，27 岁。

主诉：外伤致右膝关节疼痛伴活动受限 2 天。

现病史：患者于 2 天前干活时不慎将铁片弹入右膝，致右膝疼痛、流血、活动受限，无头晕头痛，无昏迷，无一过性遗忘，无头晕呕吐，无恶心呕吐，无逆行性遗忘，遂到当地医院就诊，查 DR 提示异物存留，予伤口包扎、补液、止痛等对症处理，排查新型冠状病毒肺炎核酸检测提示阴性后，患者为求进一步处理而转到本院治疗。

入院症见：患者神清，精神一般，右膝关节内侧可见一大小约 0.5cm 伤口，疼痛，流血，活动受限，无恶寒发热，无头晕头痛，无咳嗽咳痰，无胸闷心悸，无恶心呕吐，无腹痛腹泻，纳、眠可，二便调。

既往体健。

查体：体温 36.6℃，脉搏 60 次/分，呼吸 19 次/分，血压 116/47mmHg。

专科检查：右膝内侧可见一 0.5cm 伤口，边缘整齐，无搏动出血，肢端感觉、血运可。

辅助检查：无。

【影像图像及分析】

膝关节 DR 表现：右膝关节诸组成骨骨质未见增生与破坏征象，未见异常密度影，相应关节对位关系良好，关节间隙未见狭窄，关节面光整。膝周髌骨内侧缘旁见斑点状金属密影（图 2-6-22-1、图 2-6-22-2 白箭头所示），长径约为 0.4cm。

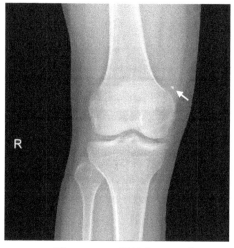
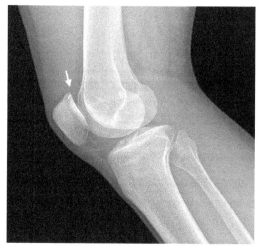

图 2-6-22-1　膝关节 DR 正位　　　　　　图 2-6-22-2　膝关节 DR 侧位

　　影像诊断：右膝周（髌骨内侧缘旁）小致密影，符合阳性异物。

【案例讨论】

　　软组织异物是急诊外科中常见的病症之一，由于异物进入皮肤组织中，极易引起感染、出血、疼痛等症状，对患者的生活和身体健康造成不利影响。

　　X 线检查是筛查异物最常用的手段，通常情况下 X 线检查可以直接反映出阳性异物、利于将其取出，但阴性异物在 X 线检查下难以显示，诊断准确率较低，从而导致异物的取出效果受阻。常见的阳性异物包括硬币、铁丝、铁钉、部分玻璃、电池等（即原子序数高的物质）；常见的阴性异物包括牙签、木屑、沙子、跳跳球等（即原子序数低的物质）。

　　当异物为阴性异物时，应行 B 超、螺旋 CT 检查，尤其 CT 检查能清楚地显示阴性异物。当异物存在时间较长而出现感染时，可行 MRI 检查明确感染范围。

【诊断要点】

　　（1）多有外伤或手术史，有感染症状（局部红肿热痛表现）。

　　（2）X 线片阳性异物能明确显影；阴性异物建议 CT 或超声检查。

（易云平　张思伟）

第二十三节　锁 骨 骨 折

【病例资料】

　　患者女，55 岁。

　　主诉：骑脚踏车跌倒致左侧肩部疼痛伴活动受限 1 天。

　　现病史：患者于昨日早晨 8：30 左右骑脚踏车跌倒导致左肩部疼痛，头部流血疼痛，头晕，当时存在一过性昏迷，无胸闷气促，无腹胀腹痛，行人打"120"送至当地医院就诊，CT 报告示颅内未见出血。昨日患者为求进一步治疗，遂于本院急诊就诊，急诊予对症止痛治疗、抗感染、核查新型冠状病毒核酸阴性后，建议患者入院行专科治疗。今日患者症状略有好转，由急诊拟"锁骨骨折"收入科室。

　　入院症见：患者神清，精神疲倦，左肩疼痛、活动受限，轻度肿胀，头晕头痛，逆行性遗忘，偶心慌，无恶心呕吐，无发热恶寒，无咳嗽咳痰，无胸闷胸痛，无气短、呼吸困难，平素纳可，眠差，二便调。

　　查体：体温 36.5℃，脉搏 81 次/分，呼吸 20 次/分，血压 154/89mmHg。神志清楚，精神疲倦，对答合理，语言流利，查体合作，自动体位，步态正常；全身皮肤、巩膜、黏膜无黄染，浅表淋巴结未触及肿大；头颅无异常，双侧瞳孔等大等圆，直径约为 3mm，对光反射灵敏，直接或间接对光反射存在；鼻道耳道未见异常；咽无充血，扁桃体无肿大；颈软，活动可，颈静脉未见怒张，气管居中，甲状腺未触及肿大，听诊未闻及血管杂音，吞咽活动存在；胸廓对称，叩诊清音，双肺呼吸音清，未闻及干湿啰音；心率 81 次/分，律齐，各瓣膜听诊区未闻及病理性杂音；腹壁静脉未见怒张，腹软，无压痛、反跳痛，肝脾肋下未触及，肠鸣音存在，腹壁反射存在，双肾区无叩击痛。肛门及外生殖器未检查。神经系统检查：正常生理反射存在，病理反射未引出。舌暗红，苔薄白，脉弦细。

　　辅助检查：左肩关节疼痛，活动受限，轻度肿胀，左侧锁骨压痛明显，可触及骨擦感，纵

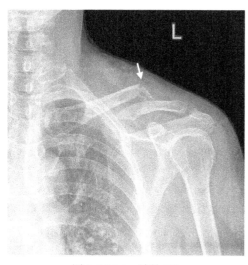

图 2-6-23-1 锁骨 DR

轴叩痛（＋），未见明显瘀斑，左肩部可见直径 2cm 左右皮肤破损，左颞后部可见头皮血肿，无肢体麻木感，肢端血运感觉运动可。

【影像图像及分析】

锁骨 DR 表现：左侧锁骨骨质不连续（图 2-6-23-1 白箭头所示），见多发骨折块影，断端错位，骨折远段向内下方移位，周围软组织肿胀。

影像诊断：左侧锁骨中段粉碎性骨折。

【案例讨论】

锁骨呈"S"形位于胸部前端胸骨柄与肩峰之间，是连结躯干和上肢之间的骨性支架，全长位于皮下、表浅，以间接暴力引起的锁骨骨折多见，偶尔直接暴力引起的骨折可刺破胸膜引起气胸，锁骨骨折发生率占全身骨折的 5%～10%。锁骨外伤，表现为骨折处疼痛、肿胀、肩关节活动受限等。锁骨骨折分为三型，Ⅰ型为锁骨中 1/3 骨折，是锁骨骨折最常见的类型；Ⅱ型为锁骨外 1/3 骨折，骨折常呈斜行或横行，折端常出现向上、后方移位；Ⅲ型为锁骨内 1/3 骨折，临床较少见，骨折端常有旋转的情况存在。

X 线检查为最重要的影像学检查，简便快捷、费用低，空间分辨率高，大部分锁骨骨折都可以做出正确诊断。锁骨斜位投照技术的关键在于患者身体冠状面与摄影台面所成的角度，角度过小，锁骨不能完全展开，骨折部位容易被掩盖。角度过大，部分骨质因重叠显示欠佳。患者身体与摄影台面成 5°～10°、30°～50°、50°～60°角时，锁骨的"S"形弯曲未能完全展开，尖峰端与肩胛骨部分重叠，显示欠佳。患者身体冠状面与台面成 15°～25°角时，锁骨能够完全展开，与周围组织重叠较少，锁骨胸骨端、肩峰端显示清晰，骨折部位及其骨折端显示良好，周围软组织显示清晰。

多层螺旋 CT 三维重建技术弥补了普通 X 线片骨质重叠太多影响观察的不足，为临床骨科提供了整体、全面的锁骨骨折端的情况，可显示骨折线的走行、数目和位置，准确测量骨碎片的大小、移位方向和程度。怀疑韧带及肌腱损伤者需行 MRI 检查。

【诊断要点】

（1）明确外伤史，患处疼痛、肿胀、肩关节活动受限，骨擦音或骨擦感。

（2）DR、CT 扫描及三维重建可显示锁骨骨折，CT 能发现细微骨折，对于怀疑不完全骨折、隐匿性骨折可行 MRI 检查以明确诊断。

（齐 萌 张思伟）

第二十四节 腕舟骨骨折

【病例资料】

患者男，24 岁。

主诉：跌倒致右腕疼痛 3 天。

现病史：患者 3 天前做引体向上时不慎跌倒，右手撑地，致右腕疼痛，活动受限，当时未特殊处理，现疼痛加重，遂至医院急诊就诊，行 DR 检查提示右腕舟骨骨折，急诊医生建议其住院行进一步系统治疗，遂拟"右腕舟骨骨折"收入科室。

入院症见：患者神清，精神可，右腕疼痛，腕关节活动痛性受限，无胸闷胸痛，无气促，无咯血咳痰等不适，纳、眠一般，二便调。

既往体健。

查体：体温 36.5℃，脉搏 80 次/分，呼吸 20 次/分，血压 129/83mmHg。

专科情况：右腕部少许肿胀，未见皮肤擦损，鼻烟窝压痛（＋），桡骨远端无压痛，腕关节活动痛性受限，肢端血运、感觉可。

辅助检查：右腕 DR 示右腕舟骨骨折。

【影像图像及分析】

腕关节及舟骨 DR 表现：右腕舟骨腰部骨质不连续（图 2-6-24-1、图 2-6-24-2 白箭头所示），无明显错位及成角；余右腕关节诸组成骨骨质未见骨折、增生与破坏征象，未见异常密度影，相应关节对位关系良好，关节间隙未见狭窄，关节面光整，邻近软组织未见异常密度。

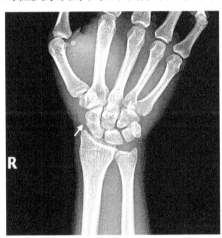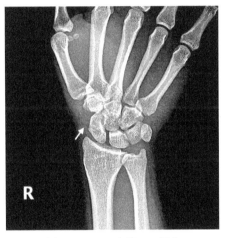

图 2-6-24-1　腕关节 DR 正位　　　　　　　图 2-6-24-2　舟骨 DR 斜位

腕关节 CT 表现：右腕舟骨腰部骨质不连续（图 2-6-24-3～图 2-6-24-5 白箭头所示），无明显错位及成角；余右腕关节诸组成骨骨质未见骨折、增生与破坏征象，未见异常密度影，相应关节对位关系良好，关节间隙未见狭窄，关节面光整，邻近软组织未见异常密度。

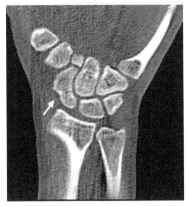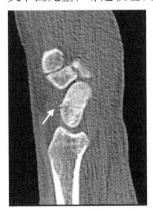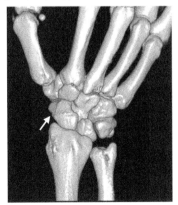

图 2-6-24-3　冠状位 CT 骨窗　　　图 2-6-24-4　矢状位 CT 骨窗　　　图 2-6-24-5　CT 三维容积重建图像

影像诊断：右腕舟骨骨折。

【案例讨论】

腕舟骨骨折是腕部最常见的骨折，发生率约占全身骨折的 2%，占腕部骨折的 60%～70%，其中 19% 为隐匿性骨折，容易发生漏诊或延迟诊断。腕舟骨骨折的典型症状包括疼痛、肿胀、活动受限，部分患者可出现皮下血肿、瘀斑等表现。

手舟骨骨折是骨科常见的疾病类型，多发于青壮年，主要由于间接暴力导致摔倒时手掌撑地，舟骨承受来自四周的挤压应力，由于舟骨腰部细小，难以抵抗挤压应力的作用，遂容易发生舟骨腰部骨折。发生骨折之后近骨折端血供中断，极易出现骨吸收坏死现象，甚至会导致骨折延迟愈合或者不愈合，患者会出现疼痛、局部肿胀、腕关节活动受限并疼痛加重现象，对患者的日常生活与工作有严重影响，需要及早进行诊断治疗。

由于腕舟骨具有复杂的三维立体结构，且腕关节周围存在重叠投影的干扰，常规 X 线检查诊断舟骨骨折有一定的局限性，有研究报道 X 线检查的漏诊率高达 11%～57%。螺旋 CT 检查后处理技术能清楚地显示腕舟骨细小骨折及骨碎片，在诊断隐匿性腕舟骨骨折方面具有独特的优势。因此，对怀疑腕舟骨骨折患者应行 CT 检查，以明确诊断，尽早治疗减少并发症。MRI 对软组织分辨率高，多参数成像，能明确关节韧带及肌肉-肌腱损伤情况，因此对怀疑有肌腱及韧带损伤者应行 MRI 检查。

【诊断要点】

（1）外伤史，典型症状腕背部桡侧出现疼痛、肿胀，鼻烟窝处明显压痛，疼痛呈持续性，活动时加重。

（2）DR、CT 可显示骨折，CT 更加明确，并可明确骨折的范围及移位情况；MRI 可以明确周围肌腱、韧带的损伤情况。

（齐　萌　张思伟）

第二十五节　应力性骨折

【病例资料】

患者女，80 岁。

主诉：双侧大腿疼痛不适数月。

现病史：患者多年来不明诱因出现双侧大腿疼痛，未予重视，疼痛逐渐加重，1 个月前至当地卫生院经针灸、推拿、口服止痛药物等保守治疗，无明显改善，变动体位时加重，站立、行走痛苦，1 周前出现双下肢麻木疼痛，以大腿前侧和小腿内侧为主，遂至本院门诊就诊。

入院症见：神清，精神可，双侧大腿疼痛，站立、行走痛苦，双下肢麻木疼痛，肌肉萎缩，无足底麻木感，无脚踩棉花感，无发热咳嗽，无心慌胸闷，无腹胀，无腹痛腹泻，纳可，眠一般，二便正常。

既往史无特殊。

查体：体温 36.4℃，脉搏 76 次/分，呼吸 18 次/分，血压 159/86mmHg。神清，精神疲倦，发育正常，言语清晰，对答切题，自动体位，查体合作。全身皮肤黏膜及巩膜无黄染，未见皮疹、出血点，浅表淋巴结未触及肿大；头颅无畸形，口唇色泽正常，五官端正，睑结膜无充血，双侧瞳孔等大等圆，对光反射存在。颈软，无抵抗，颈静脉未见怒张，气管居中，甲状腺无肿大；胸廓对称无畸形，双肺叩诊呈清音，双肺呼吸音清，未闻及干湿啰音，心界不大，心率76/分，律齐，各瓣膜听诊区未闻及病理性杂音。四肢脊柱无畸形，双下肢无水肿。脊柱生理弯曲存在，无压痛。舌暗红，苔薄白，脉沉细。

专科检查：双侧大腿疼痛，肌肉萎缩，站立不稳。

【影像图像及分析】

骨盆CT表现：双侧股骨近段局部骨皮质增厚，稍扭曲，局部可见横行线状模糊骨折线影（图2-6-25-1白箭头所示），周围软组织未见异常密度影。

影像诊断：双侧股骨近段应力性骨折。

【案例讨论】

应力性骨折不同于由一次外力引起的外伤性骨折，它是由于低于强度极限的应力反复持久地作用于骨骼，引起局部骨质的累积性微损伤而导致一种特殊类型骨折的过程。应力性骨折多发生于身体承重部位，如小腿胫、腓骨和足部（跟骨、足舟骨、距骨）。发病初期，患者运动后局部乏力，酸痛及轻度肿胀，休息后略缓解，少数患者有隐痛或夜间疼痛，继续高强度运动后加重，出现肿块，有局限

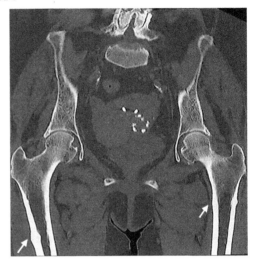

图 2-6-25-1 冠状位 CT 骨窗

压痛，痛点于病变中央处更为明显。骨折的发病部位有一定特征性，过去文献报道 80%发生于足，现报道多发于胫骨及股骨，这与训练方式有关。长途行军以第 2 跖骨远端多见，进行高强度跑跳运动者，以胫骨中上段、股骨颈和股骨中下段多见，慢性咳嗽患者多发生于中下部肋骨近腋中线处，长期负重者可发生第 1 肋骨、锁骨或跟骨应力性骨折。

1. 应力性骨折 X 线分级如下。

0 级（正常重建）：有细小的骨膜新生骨形成，X 线片无异常改变，无临床症状，但骨扫描可见细小的线性吸收增加。

1 级（轻度应力反应）：亦表现为皮质骨的重建，患者可出现运动后局部疼痛，无压痛，X线片阴性，但骨扫描为阳性。

2 级（中度应力反应）：皮质骨吸收稍强于骨膜反应，可出现疼痛和压痛，X 线片骨外形完整，可见模糊的征象，骨扫描阳性。

3 级（严重应力反应）：骨膜反应及皮质骨吸收范围均扩大，疼痛持续存在，休息时也出现，X 线片可见皮质骨增厚，骨扫描阳性。

4 级（应力性骨折）：骨活检可见有骨坏死、骨小梁微骨折及肉芽组织形成，由于疼痛，负重几乎不可能，X 线片可见骨折及早期骨痂形成，骨扫描阳性。

2. 应力性骨折 MR 分级如下。

0 级：T_1、T_2 及 STIR 像均正常。

1 级：T_2 及 STIR 像可见中度骨膜水肿。

2 级：T_2 及 STIR 像可见明显的骨膜及骨髓水肿。

3 级：T_1 像为骨髓水肿，T_2 及 STIR 像表现为骨膜与骨髓严重水肿。

4 级：T_1 像可见骨髓水肿，伴有低密度信号影（骨折线），T_2 及 STIR 像有严重的骨髓水肿。

【诊断要点】

（1）患处酸胀乏力，局部可有压痛、肿胀。

（2）X 线及 CT 检查典型表现为局限性骨皮质增厚，轻度骨质硬化，轻度骨膜增生反应，骨折线模糊；MRI 能早期发现骨髓及骨膜水肿，结合病史，早期提示应力性骨折。

（易云平　张思伟）

第二十六节　掌骨骨折

【病例资料】

患者男，35 岁。

主诉：外伤致右手肿痛 1 天。

现病史：患者于昨日打球不慎右手握拳撞击致右手第 5 掌腕关节瘀肿疼痛，活动受限，当时无不省人事，无头晕头痛，无恶心呕吐，无胸闷气促，无腹痛腹胀，无伤肢感觉异常，于当地医院就诊，X 线检查提示：右手第 5 掌骨基底部粉碎性骨折。患者为求进一步诊治，今日来本院就诊，门诊医生建议入院治疗，拟"掌骨骨折（右手第 5 掌骨）"收入科室。

入院症见：步行入院，神清，精神可，右手石膏固定，右手腕尺侧肿胀疼痛，活动受限，无肢端麻木，无头晕头痛，无恶心呕吐，无恶寒发热，无胸闷心悸，无腹胀腹痛，纳、眠可，二便调。

既往体健。

查体：体温 36.7℃，脉搏 78 次/分，呼吸 19 次/分，血压 145/93mmHg。

专科检查：右手石膏固定在位，右手第 5 掌腕关节轻度肿胀，局部皮肤少量瘀斑，局部压痛（＋），远节指间关节屈曲活动可，并指运动较差，屈曲约 45°，远节指间关节屈曲约 90°，余各指活动良好，右上肢皮肤感觉正常，肢端活动血运可。

【影像图像及分析】

右手 CT 表现：右手第 5 掌骨基底部骨折（图 2-6-26-1、图 2-6-26-2 白箭头所示），断端嵌插并向背侧成角畸形，骨折累及关节面，周围软组织肿胀模糊。

影像诊断：右手第 5 掌骨基底部骨折。

【案例讨论】

掌骨骨折是常见损伤，占所有上肢骨折的 40%。掌骨骨折多发于第 3、4 掌骨，高发于 10～40 岁男性人群体育锻炼和生产劳动伤害。掌骨骨折常以损伤手掌疼痛、肿胀、功能障碍等为典型症状，有时可触及骨擦感或闻及骨擦音。可产生掌指关节伸展性挛缩、内肌群挛缩、肌腱粘连等并发症。

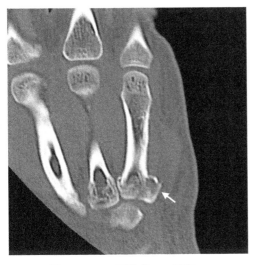 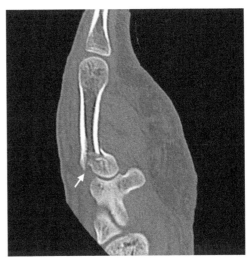

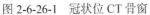

图 2-6-26-1　冠状位 CT 骨窗　　　　　　　图 2-6-26-2　矢状位 CT 骨窗

　　掌骨骨折按照骨折部位可分为：掌骨头骨折、掌骨颈骨折、掌骨干骨折及掌骨基底部骨折。按照骨折部位皮肤的完整性可分为：开放性骨折和闭合性骨折。

　　在 X 线检查中，大多数表现为骨皮质不连续，呈现中断。但 X 线片中重叠影较多，部分细小无移位骨折未能明显显示；多层螺旋 CT 后处理技术可以弥补 X 线检查中的不足，经 MPR、SSD、VRT 多方面重建，对于细小骨碎片及骨折线可清晰显示，能更全面地了解骨折的范围、错位及病灶、周围软组织情况。对怀疑合并韧带及肌腱撕裂者需行 MRI 检查，以明确诊断。

【诊断要点】

　　（1）外伤史，临床表现为手掌疼痛、肿胀、功能障碍，可触及骨擦感。

　　（2）DR、CT 可显示骨折，CT 更加明确，并可明确骨折的范围及移位情况；MRI 可以明确周围肌腱、韧带的损伤情况。

（齐　萌　张思伟）

第二十七节　跖骨骨折

【病例资料】

　　患者女，28 岁。

　　主诉：车祸外伤致左足皮损瘀肿疼痛，活动受限 1 天。

　　现病史：患者诉 1 天前因车祸外伤导致左足皮损瘀肿疼痛伴活动受限，当时无昏迷呕吐，无胸闷气促，无腹胀腹痛，遂至院急诊就诊。急诊予完善 X 线检查提示：①左足第 1 跖骨基底部、第 1 近节趾骨、第 2～3 跖骨骨折，周围软组织肿胀。②左踝关节各骨未见明确骨折征象。③心、肺未见异常。左足 CT 提示：左足第 1 跖骨基底部、第 1 近节趾骨、第 2～3 跖骨骨折，周围软组织肿胀。遂由急诊拟"左足骨折"收入科室。

　　查体：体温 36.1℃，脉搏 84 次/分，呼吸 19 次/分，血压 113/73mmHg。

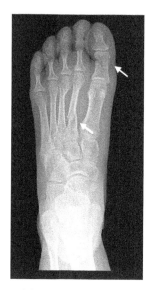

图 2-6-27-1 左足 DR

专科检查：左足瘀肿明显，可见少许皮损，少许渗血，活动受限，骨擦感阳性，足背动脉可触及，皮肤感觉正常，左踝、左足趾活动受限，无麻木，肢端血运及感觉未见异常。

辅助检查：DR 提示①左足第 1 跖骨基底部、第 1 近节趾骨、第 2~3 跖骨骨折，周围软组织肿胀。②左踝关节各骨未见明确骨折征象。③心、肺未见异常。CT 提示左足第 1 跖骨基底部、第 1 近节趾骨、第 2~3 跖骨骨折，周围软组织肿胀。

【影像图像及分析】

左足 DR 表现：左足第 1 近节趾骨及第 2 跖骨骨质不连续，可见骨折线影（图 2-6-27-1 白箭头所示），断端对位尚可，周围软组织肿胀；余左足各骨未见异常，关节对位良好。

左足 CT 表现：左足第 1 近节趾骨及第 2 跖骨骨质不连续，可见骨折线影（图 2-6-27-2 白箭头所示），断端对位良好，周围软组织肿胀，所见关节对位良好。

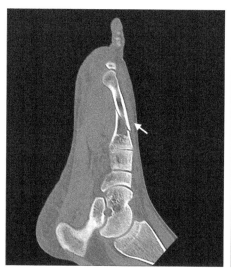
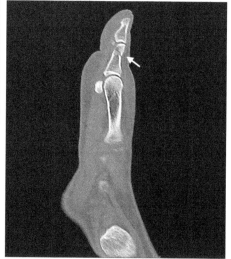

图 2-6-27-2 矢状位 CT 骨窗

影像诊断：左足第 1 近节趾骨及第 2 跖骨骨折，周围软组织肿胀。

【案例讨论】

跖骨骨折是足部最常见的骨折之一，其中第 5 跖骨骨折约占全部跖骨骨折的 70%。常见病因有车祸、重物砸伤、不慎摔倒扭伤等，多由摔伤、扭伤等低能量损伤引起。好发人群包括军人、长跑运动者、重体力劳动者。临床表现为疼痛、肿胀、瘀斑及行走受限等，严重者可导致骨折不愈合、骨折畸形愈合和关节疼痛。

跖骨骨折一般按照骨折的类型分为三类：跖骨干骨折、跖骨疲劳性骨折、第 5 跖骨基底撕脱性骨折。

X 线正斜位片大多数能做出正确诊断，对怀疑骨折者可行螺旋 CT 扫描，或 2 周后复查出现骨膜反应可予以鉴别。怀疑韧带及肌腱撕裂者需行 MRI 检查。

【诊断要点】

（1）外伤史，足部瘀肿、疼痛，功能障碍，压痛（+），可触及骨擦感，纵轴叩击痛（+）。

（2）DR、CT 可显示骨折，CT 更加明确，并可明确骨折的范围及移位情况；MRI 可以明确周围肌腱、韧带的损伤情况。

（莫伟钊　张思伟）

第二十八节　肘关节脱位

【病例资料】

患者女，86 岁。

主诉：跌倒致左肘、左髋、右小腿肿痛 6 小时。

现病史：患者于 2020 年 6 月 6 日 9 时左右行走时不慎跌倒致左肘部流血、疼痛、畸形，左髋部疼痛，右小腿下段疼痛，活动受限，跌倒时无昏迷呕吐，无胸闷心悸，遂由家属呼叫"120"接入院就诊，完善骨盆片+小腿正侧位片+髋关节侧位片提示左股骨颈骨折，右小腿未见骨折；左肘关节 CT 平扫提示左肘关节后上方旋转、脱位，伴肱骨内侧髁、尺骨冠突撕脱性骨折，周围软组织较多积气；急诊医生予左肘关节清创缝合+石膏固定术、右小腿伤口清创消毒包扎、肌内注射破伤风抗毒素、静脉滴注抗生素抗感染等对症处理；复位后复查 DR 肘或腕关节正侧位片，提示左肘关节脱位，家属为求进一步诊治，由急诊拟"左侧肘关节开放性骨折"收入科室。

入院症见：平车入院，患者神清、精神尚可，左上肢石膏托固定，左肘、左髋部及右小腿疼痛，活动受限，无恶寒发热，无头晕头痛，无咳嗽咳痰，无胸闷心悸等不适，纳、眠可，二便调。

既往史：高血压病史，余无异常。

查体：体温 36.1℃，脉搏 65 次/分，呼吸 20 次/分，血压 163/71mmHg。

辅助检查：DR 骨盆加长片+DR 单侧小腿正侧位片+DR 髋关节侧位片提示左股骨颈骨折，双髋关节退行性变，右膝关节退行性变，右小腿未见骨折。左肘关节螺旋 CT 平扫提示左肘关节后上方旋转、脱位，伴肱骨内侧髁、尺骨冠突撕脱性骨折；周围软组织较多积气。

【影像图像及分析】

肘关节 DR 表现：左肘关节脱位，尺桡骨向后、上方旋转、移位（图 2-6-28-1 白箭头所示）；周围软组织肿胀。

肘关节 CT 表现：左肘关节脱位，尺桡骨向后、上方旋转、移位（图 2-6-28-2、图 2-6-28-3 长白箭头所示），伴肱骨内侧髁、尺骨冠突撕脱性骨折（图 2-6-28-2、图 2-6-28-3 短白箭头所示）；左侧桡骨远端膨大，未见明显骨折线，尺骨茎突游离，边缘清晰；周围软组织肿胀、积气。

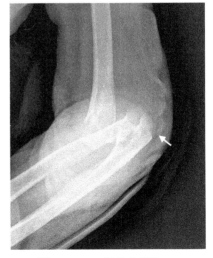

图 2-6-28-1　肘关节侧位 DR

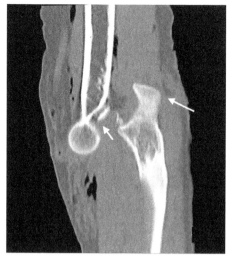

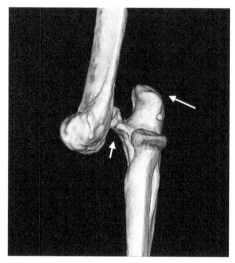

图 2-6-28-2　矢状位 CT 骨窗　　　　图 2-6-28-3　CT 三维容积重建图像

影像诊断：左肘关节脱位，伴肱骨内侧髁、尺骨冠突撕脱性骨折。

【案例讨论】

肘关节脱位是临床上常见的创伤性疾病，简单的肘关节脱位通常仅有关节囊、韧带损伤，不伴有骨折，而复杂的肘关节脱位则往往伴有骨损伤。肘关节脱位的典型症状包括局部疼痛、畸形和功能受限。部分患者合并韧带撕裂等，出现手部感觉、活动障碍等情况严重者可并发骨折、血管损伤、神经损伤。

肘关节脱位包括后脱位、前脱位、侧方脱位、爆裂性脱位、陈旧性脱位。

此外，肘关节脱位同时伴有桡骨头和尺骨冠突骨折，称为肘三联征（terrible triad of the elbow，又称肘关节恐怖三联征或难治的肘部三联征）。肘三联征是严重的高能量损伤，高处坠落及车祸伤是常见原因，多见于年轻患者。其发生机制是手臂处于伸直位时跌倒，即上臂外展，肘关节稍屈曲，通过杠杆作用使肱骨滑车与尺骨分离，并造成前关节囊和侧副韧带张力增加而断裂失效。

普通 X 线能明确诊断关节脱位及大部分骨折，是首选检查；但其对细微骨折或非移位骨折可能出现漏诊，因此肘关节 CT 及三维重建应该作为常规影像学检查之一，对于精确了解骨折部位、骨折块大小、移位程度、粉碎情况等具有十分重要的价值，也有助于治疗方案和术前计划的制订。MRI 具有更好的软组织分辨率，能明确诊断关节周围肌肉、肌腱及韧带损伤情况，对怀疑相应损伤患者应行 MRI 检查。

【诊断要点】

（1）外伤史，典型症状包括局部疼痛、畸形和功能受限，合并韧带撕裂等，出现手部感觉、活动障碍等情况严重者可并发骨折、血管损伤、神经损伤。

（2）DR、CT 可显示脱位及骨折，CT 能更加明确地显示细微骨折，并可明确骨折的范围及移位情况；MRI 可以明确周围肌腱、韧带的损伤情况。

（李嘉琪　齐　萌　张思伟）

第三部分

非外伤

第一章

中枢神经系统

第一节 单纯疱疹病毒性脑炎

【病例资料】

患者女,38岁。

主诉:发热伴言语错乱、行为异常1天。

现病史:患者于2月7日晨起外出后不能识人,不识返家路线,不能与人正常交流对答,被邻居发现后送回家中,家人发现其言语错乱,行为异常,反应迟钝,对答欠合理,无意识丧失,无偏瘫麻木,无肢体抽搐,二便失禁,无打人毁物,无谵妄狂躁,无构音障碍,无饮水呛咳,未测体温,以上症状经休息后不能缓解,遂于夜间送至院急诊。

查体:体温38.3℃,脉搏86次/分,血压133/75mmHg,呼吸19次/分。心肺、腹部未见明显异常。神志清楚,精神疲倦,神清淡漠,反应迟钝,对答不合理,发育正常,营养中等,形体稍肥胖,查体欠配合。双眼睑无下垂,双眼裂等大,双眼球未见异常凸出或凹陷;双眼球各方向运动好,无复视,眼球震颤(-);双侧瞳孔等大等圆,直径约为3.0mm,双侧瞳孔直接、间接对光反射灵敏。调节反射、辐辏反射无异常。无构音障碍,言语流利,饮水呛咳,吞咽困难,悬雍垂居中,双侧软腭可提升,咽反射存在。四肢腱反射(++),左侧巴宾斯基征、戈登征(+),其余病理征未引出。颈软,无抵抗,布鲁津斯基征(-),克尼格征(-)。

辅助检查:查血常规示白细胞计数9.28×10⁹/L,中性粒细胞百分比72%,中性粒细胞计数6.68×10⁹/L,红细胞计数4.31×10¹²/L,血红蛋白121g/L,血小板258×10⁹/L;肌钙蛋白、肝功能、凝血、胸片未见明显异常。

【影像图像及分析】

颅脑CT表现:左侧颞枕岛叶见片状低密度影(图3-1-1-1白箭头所示),边缘欠清,病灶肿胀,呈轻度占位效应,邻近左侧侧脑室颞角受压变窄。余脑实质密度未见异常。脑室系统内密度未见异常。脑裂及脑沟未见增宽。脑中线结构居中。颅骨未见异常。

影像诊断:左侧颞枕岛叶低密度病灶,结合病史及临床体征,考虑炎症性病变,单纯疱疹病毒性脑炎可能性大。

【案例讨论】

单纯疱疹病毒性脑炎是由单纯疱疹病毒引起的中枢神经系统病毒感染性疾病。大脑颞叶、额叶及边缘系统是最常受累的区域。单纯疱疹病毒是一种嗜神经病毒,口腔和呼吸道感染病毒后,病毒可在三叉神经节形成潜伏隐性感染,当机体免疫力下降时,诱发病毒由嗅球和嗅束侵入脑组织;也可在感染口腔后,直接经三叉神经入颅而引起脑炎,引起脑组织出血性坏死和变态反应性脑损害，此时脑炎和口腔感染在发病时间上有明显的关系。

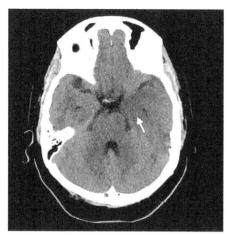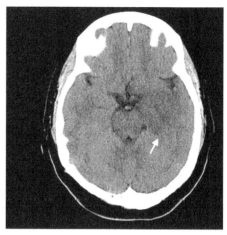

图 3-1-1-1　横断位 CT 平扫

　　临床上，患者可在任何年龄发病，主要为成人患者，男女发病比例无明显差异。患者常为急性起病，头痛和发热为最常见首发症状，体温可达 38.4℃以上；发病时常有口唇疱疹，并伴意识和人格改变。患者也可以全身性或部分性运动性发作为首发症状，其后可出现精神以及神经症状。精神症状表现突出的为注意力涣散、反应迟钝、言语减少、情感淡漠和表情呆滞，患者行动迟缓，生活不能自理，甚至出现木僵、缄默、躁动、行为奇特及冲动行为，智力以及思维障碍也较为明显。神经症状可表现为偏盲、偏瘫、失语、共济失调、脑膜刺激征等弥散性及局灶性脑损害。患者可伴有意识障碍，或全身性或部分性痫性发作，重症者可因脑实质坏死和脑水肿引起颅内压增高，脑疝形成，甚至死亡。

　　影像学检查可选择 CT 或 MRI。头颅 CT 发病数天内多为正常，或仅在一侧或两侧颞叶、岛叶见斑片状稍低密度影，此时常为颅中窝骨伪影掩盖征象，认真观察侧脑室颞角可见颞角因脑组织肿胀受压变窄；其后可见一侧或两侧颞叶及岛叶低密度影，病灶肿胀明显，呈现占位效应，伴有出血时可见有高密度影。MRI 检查敏感度优于 CT，可较早地显示病变部位，因此作为单纯疱疹性病毒脑炎首选的检查方法。颅脑 MRI 检查显示颞叶、额叶眶面、岛叶及角回等处 T_1 加权像轻度低信号、T_2 加权像高信号；出血时 T_1WI 及 T_2WI 均可见高、低混合信号，并有脑水肿及占位效应，MR 增强扫描后可有脑膜和脑回的强化。当患者体征和病史不典型时，须与颞叶梗死及颞叶胶质瘤相鉴别。

　　【诊断要点】

　　（1）既往有口腔或生殖器官疱疹病史，或本次发病前有皮肤黏膜疱疹感染；以发热、明显精神异常、意识障碍及早期出现的局灶性神经系统损害体征为首发症状；结合头颅 CT 或 MRI 发现颞叶局灶性出血性病灶，可做出单纯疱疹病毒性脑炎的初步诊断。

　　（2）单纯疱疹病毒性脑炎首选的影像学检查为 MRI，因该病好发部位为大脑颞叶、额叶及边缘系统，CT 常因颅中窝骨伪影掩盖征象表现为假阴性，对于怀疑该病的患者，需尽快完善 MRI 检查。

（陈志光　王　璐）

第二节　高血压脑病

【病例资料】

患者女，34岁。

主诉：发现肌酐升高3年余，反复头痛1个月。

现病史：患者于2012年10月怀孕时出现双下肢水肿，未予重视，后外院产检时发现血压升高，尿检提示尿蛋白（+++），尿隐血试验（++），肌酐195μmol/L，尿蛋白定量4.66g/24h。12月佛山市某医院肾穿刺活检病理为增生硬化型IgA肾病，诊断为IgA病，予相关治疗后（具体不详）病情稳定出院。出院后定期本院门诊复查：尿蛋白（+++），尿隐血试验（++），肌酐306～609μmol/L。2016年2月13日患者再次因恶心呕吐而住院，查肌酐1269μmol/L，征得患者同意后行深静脉置管并血液透析治疗，2月29日逐渐过渡至腹膜透析，余予以护肾利尿、纠正贫血、降压等治疗，后患者病情稳定出院。1个月前患者出现反复发作性头痛，以两颞侧胀痛为主，无头晕耳鸣，无视物模糊等不适，5月27日头痛加重，遂至高明区某医院就诊，查头颅CT未见异常，给予护肾、腹膜透析等一体化治疗及对症处理，第二天头痛好转，出现头晕，呈天旋地转感，经对症治疗后，患者头晕头痛仍反复发作。6月2日下午再次出现头痛，伴癫痫样发作，两目上视，口角歪斜，四肢强直性抽搐，意识丧失，无口吐白沫，无二便失禁，症状维持5～6分钟，给予镇静治疗后症状缓解，醒后不能回忆发作过程，急查头颅CT未见异常。

既往史：2012年10月剖宫产史，术中输血，具体不详，发现血压升高3年余，考虑为肾性高血压，最高收缩压为200⁺mmHg，自诉血压波动较大；否认糖尿病、冠心病等其他内科疾病病史，否认肝炎、肺结核等传染病病史。2016年2月24日行腹膜透析置管术。

查体：体温36.7℃，脉搏75次/分，血压152/111mmHg，呼吸20次/分。神志清楚，发育正常，形体中等，自动体位，查体合作。全身皮肤黏膜无黄染、皮疹及出血点，全身浅表淋巴结未见明显肿大。头颅及五官端正，巩膜无黄染，双侧瞳孔等大等圆，对光反应灵敏，外耳道及鼻腔通畅，无脓性分泌物，咽无充血，双侧扁桃体无肿大。

辅助检查：血常规示 RBC $3.25×10^{12}$/L，Hb 93g/L，PLT $232×10^9$/L；生物化学检验 Cr 785.10μmol/L，钠128.0mmol/L，氯90.0mmol/L。

【影像图像及分析】

颅脑MRI表现：双侧顶枕叶皮质下白质可见散在小片状异常信号影，T_2WI呈稍高信号（图3-1-2-1白箭头所示），FLAIR呈稍高信号（图3-1-2-2白箭头所示），T_1WI呈等信号（图3-1-2-3白箭头所示）；病灶呈轻度占位效应。DWI示前述病灶信号无明显增高（图3-1-2-4白箭头所示）。余双侧大脑半球形态、结构对称，灰白质分界清楚。脑实质信号均匀，未见异常信号灶。双侧小脑、脑干形态及信号未见异常。双侧侧脑室及第三、四脑室形态未见异常，内未见异常信号灶。脑沟、脑裂无增宽。

影像诊断：双侧顶枕叶皮质下白质异常信号，结合病史提示高血压脑病。

【案例讨论】

高血压脑病是指当血压突然升高超过脑血流自动调节的阈值时，交感神经的受激保护导致脑动脑收缩，而这种受激反应前循环大于后循环，故增高的血压导致后循环过度灌注，毛细血管压力过高，渗透性增强，从而产生脑水肿和颅内压增高，甚至脑疝的形成，并引起的一系列暂时性脑循环功能障碍的临床表现。该病起病急，进展快，若及时治疗，其症状可完全消失、不留后遗症，故及时发现并进行降压治疗十分重要。

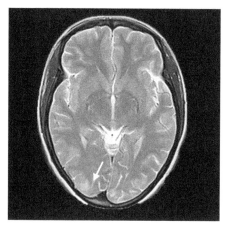

图 3-1-2-1　横断位 T₂WI 平扫

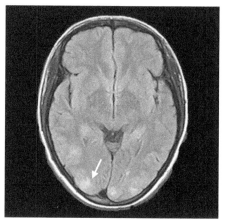

图 3-1-2-2　横断位 FLAIR

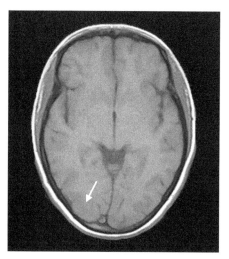

图 3-1-2-3　横断位 T₁WI 平扫

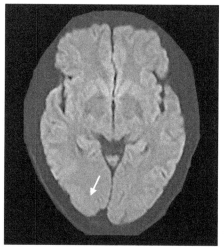

图 3-1-2-4　DWI

高血压脑病的病因常见为原发性高血压及妊娠期高血压疾病、肾小球肾炎性高血压、肾动脉狭窄、嗜铬细胞瘤等疾病导致的继发性高血压。

临床症状与发病年龄和病因有关，急性肾小球肾炎引起者多见于儿童，子痫常见于年轻妇女，脑动脉硬化者多见于老年患者。动脉压升高继发颅内压增高，患者发生剧烈头痛，喷射性呕吐，颈项强直，视盘水肿，意识障碍，甚至癫痫发作。大部分患者具有头痛、抽搐和意识障碍的高血压脑病三联征。

影像学检查以 CT 及 MRI 为首选。CT 检查主要表现为局部或弥漫性的白质大片低密度水肿，累及灰质少见，可有占位效应。亦可从阴性的、可逆性的后部白质水肿进展至弥漫性脑水肿，甚至合并出血、脑疝。高血压脑病脑部的影像学变化是由血管源性水肿而起，行 MRI 检查呈现出血管源性水肿的典型表现，T₂WI 及压水序列可见局部或弥漫性白质高信号，病变好发于椎-基底动脉顶枕叶两侧，也可以累及额叶、小脑及脑干。DWI 反映微观水分子运动，细胞外水分的增加表现为 ADC 值升高，细胞毒性水肿表现为 ADC 值下降，因此 DWI 有助于鉴别急性期脑梗死（细胞毒性水肿）与高血压脑病（血管源性脑水肿）。

【诊断要点】

（1）当患者具有突发急骤的高血压（舒张压大于 120mmHg）与颅内压升高的表现，合并颅内压增高和局限性脑组织损害为主的神经症状（如突然剧烈的头痛、呕吐、黑矇、抽搐和意识障碍）时，需要考虑本病的可能，一般在血压显著升高后 12～48 小时发生，如 CT 无阳性表现，需及时完善 MRI 检查。

（2）患者经降压治疗后，症状和体征会随血压下降而明显减轻或消失，不遗留脑实质损害的表现。

（陈志光　王　璐）

第三节　梗阻性脑积水

【病例资料】

患者女，35 岁。

主诉：反复头晕伴左侧颜面部麻木 1 月余。

现病史：患者于 1 个月前无明显诱因下出现头晕头痛，天旋地转感，转颈及体位改变头晕加重，恶心呕吐非咖啡色胃内容物数次，非喷射状，左侧颜面部麻木，无视物模糊，无耳聋耳鸣，无胸闷心悸及胸痛，无发热，无咳嗽咳痰，饮水无呛咳，行走尚可，无肢体乏力及抽搐。经休息后症状未见明显改善，遂至外院就诊，行头颅 CT 示脑积水（未见报告），给予对症治疗后症状好转（具体治疗不详），12 月 10 日患者至院就诊。

查体：体温 36.6℃，脉搏 66 次/分，血压 110/63mmHg，呼吸 18 次/分。神清，检查合作，对答切题，记忆力、计算力、定向力、理解力正常。眼球居中，无复视，未见眼球震颤。视力粗查正常；双侧视野手试法未见明显缺损；双侧瞳孔等圆等大，直径为 3mm，直接、间接对光反射存在灵敏，调节、辐辏反射无异常。双侧额纹对称，双侧咬肌、颞肌无萎缩，咀嚼动作对称有力，张口下颌无偏歪，双鼻唇沟对称，露齿口角无偏歪，鼓腮、吹哨动作可完成。伸舌居中，舌肌无震颤及萎缩。悬雍垂居中，咽后壁感觉存在，双侧软腭提升对称有力，咽反射正常。四肢肌力 5 级，四肢肌张力正常，未见不自主运动。四肢浅深复合感觉正常。双上肢肱二头肌、肱三头肌、桡骨膜反射及双膝反射、双跟腱反射存在对称，病理征未引出，脑膜刺激征（－）。

【影像图像及分析】

颅脑 CT 表现：四叠体后上方可见类椭圆形脑脊液密度影（图 3-1-3-1 白箭头所示），其前缘与松果体分界不清；病灶向前下方压迫四叠体，中脑导水管明显受压变窄，双侧侧脑室、第三脑室扩张（图 3-1-3-2 白箭头所示）；双侧侧脑室前后角圆钝，并见室管膜下脑组织密度下降。第四脑室大小、形态未见异常。余双侧大脑半球脑实质内未见明确异常密度影。中线结构居中。

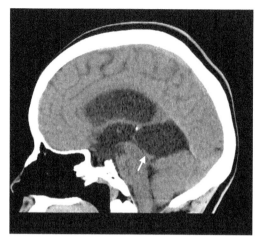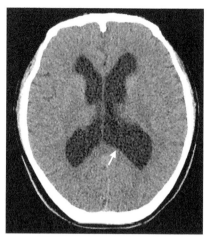

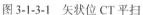

图 3-1-3-1 矢状位 CT 平扫　　　　　　图 3-1-3-2 横断位 CT 平扫

影像诊断：四叠体池囊状占位，压迫四叠体及中脑导水管，双侧侧脑室、第三脑室梗阻性脑积水；双侧侧脑室旁间质性脑水肿。

【案例讨论】

梗阻性脑积水，是由先天性或后天性因素造成的脑脊液循环通路在第四脑室以上受阻，使脑脊液流入蛛网膜下腔（或小脑延髓池）的通路发生障碍引起的病理现象。梗阻性脑积水可呈急性经过，也可为渐进性发展表现。由于脑脊液不能顺利流出，导致脑室扩张，脑脊液压力增高，在成人表现为头痛、头晕、耳鸣、视力下降、下肢乏力等症状。

梗阻性脑积水常引起间质性脑水肿，这种类型的脑积水实质是脑室压力过大，脑脊液越过室管膜浸润萎缩的脑组织，使室管膜下脑实质内组织液含量增高所致。

脑脊液流出道梗阻的部位，可使室间孔或第三脑室梗阻、中脑导水管梗阻、第四脑室梗阻、第四脑室正中孔和侧孔梗阻。CT 检查可以准确地测量脑室的大小及脑组织的厚度，判断阻塞的部位，有无占位性病变。CT 表现为脑室系统显著扩大，有时是全脑室扩大或部分脑室系统扩大，脑实质显著变薄。

【诊断要点】

梗阻性脑积水在 CT 上的三个典型征象：额角上外侧部圆形扩大；颞角扩大；脑室周围低密度，结合病史，梗阻性脑积水诊断不难，重点需要认真观察影像中脑室扩张的部位和形态，对梗阻的病因进行判断。

（陈志光　王　璐）

第四节　孤立皮质静脉栓塞

【病例资料】

患者女，48 岁。

主诉：反复头痛伴头晕 18 天，加重 2 天。

现病史：患者于 5 月 18 日上午劳动时突发头痛，以右颞侧胀痛为主，伴头晕，右耳时有耳鸣，休息后缓解不明显，头痛严重时进食后呕吐，呕吐物为胃内容物，未见咖啡样物，非喷射状，间有双上肢麻痹不适，于当地医院就诊治疗，经治疗（方案不详）后患者头痛稍有缓解，但仍时有反复。2 天前患者自觉头痛加重，稍用力提重物即诱发头部胀痛明显，时伴恶心，间中仍时有双上肢麻痹不适，时有头昏，右耳时有耳鸣，无听力减退，无视物旋转，无视物黑矇、重影，无肢体偏瘫，由家人送至本院急诊就诊。给予完善颅脑 MRI 提示：右侧顶叶脑沟内异常信号，蛛网膜肿胀，未除外合并少量蛛网膜下腔渗血，Trolard 静脉流空信号消失。MRV 上未见显示，提示静脉血栓形成。

既往 10 余年前曾因胆结石、急性胆囊炎在当地医院行手术切除胆囊，术程顺利，术后恢复良好；左肾结石病史多年，平素未系统诊治；否认高血压、冠心病、糖尿病等慢性内科疾病病史；否认肝炎、肺结核等传染病病史；否认重大外伤、其他手术史及输血史。

查体：体温 36.6℃，脉搏 80 次/分，血压 108/80mmHg，呼吸 19 次/分。神清，精神疲倦，言语流利、清晰，间中头痛，以右颞侧胀痛为主，时有头晕，呈昏沉感，无视物旋转，无视物黑矇、重影，右耳时有耳鸣，无耳聋，间中觉恶心，暂无呕吐，无咳嗽咳痰，无呼吸气促，双上肢时有麻痹不适，无偏侧肢体乏力，无饮水呛咳，无吞咽困难，纳、眠一般，二便尚调，舌淡暗，苔白腻，脉细滑。

辅助检查：凝血酶原时间（PT）11.1 秒，凝血酶原活动度（AT）104.2%，纤维蛋白原（FIB）2.88g/L，活化部分凝血活酶时间（APTT）24.5 秒。

【影像图像及分析】

颅脑 MR 平扫：右侧顶叶脑沟内见条片状异常信号影填充，呈绳索（Cord）征表现，FLAIR 呈稍高信号（图 3-1-4-1 白箭头所示），T_1WI 呈等信号（图 3-1-4-2 白箭头所示），T_2WI 呈高信号；邻近右侧 Trolard 静脉流空信号消失，T_1WI 呈高信号，T_2WI 呈高信号。余脑实质内未见异常信号影；各脑室、脑池大小、形态均正常，中线结构居中。

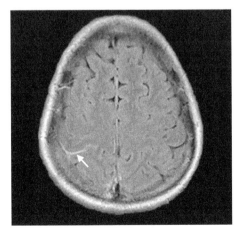　　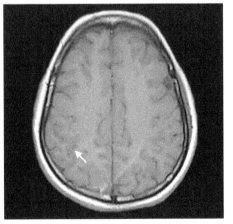

图 3-1-4-1　横断位 FLAIR　　　　　　图 3-1-4-2　横断位 T_1WI 平扫

影像诊断：右侧 Trolard 静脉血栓形成。

【案例讨论】

脑静脉血栓形成（CVT）包括静脉窦血栓和皮质静脉血栓，占所有脑卒中的 1%，孤立性皮质静脉血栓形成（isolated cortical vein thrombosis，ICVT）占 CVT 的 6.3%。皮质静脉解剖变异大、临床症状不典型，目前诊断 ICVT 的主要方法为影像学发现静脉血栓的绳索征或点征，这两个征象隐匿性强，往往只能在少数序列上看得到，需结合症状认真观察，以免漏诊。

孤立性皮质静脉血栓形成较少见，常被误诊或漏诊。患病的危险因素为凝血功能异常、服用避孕药，产后 Behcet 病、Hodgkin 病，白血病和溃疡性结肠炎等。小部分患者合并低颅压，低颅压会引起血流量下降和血管扭曲，这可能是低颅压诱发 CVT 的原因。最常见的症状是颅内高压或颅内出血导致的头痛（90%），其次为局灶性脑损害（40%～60%）和痫样发作（40%）。因该病多呈亚急性或慢性隐匿起病，且临床症状缺乏特异性，其漏诊率可高达 73%。

CTV 和 MRV 均可为其首选检查方法，DSA 是确诊的金标准。SWI 能更好地显示小静脉、微出血灶以及静脉内血栓。皮质静脉血栓形成在 SWI 上表现为特征性低信号改变，是最敏感的检查手段。MRI 常规扫描部位，应更靠近病变及皮质，对怀疑有病变的部位，应加薄层扫描，所显示的 MRI 征象应与 CT、DSA 和 MRV 一起综合判读。

对于出现头痛、癫痫发作或高级神经功能损害症状的患者，尤其处于孕期、产褥期或口服抗凝药的高危女性，在排除其他血管性病变的前提下，应考虑到孤立性脑皮质静脉血栓形成的可能。

【诊断要点】

目前诊断 ICVT 的主要方法为影像学发现静脉血栓的绳索征或点征。但这两个征象隐匿性强，往往只能在一个或少数几个序列上看得到，需结合症状认真观察，以免漏诊。

（陈志光　王　璐）

第五节　急性脑梗死

【病例资料】

患者女，55 岁。

主诉：右侧肢体乏力 18 小时。

现病史：患者昨日 21：30 自觉右侧肢体欠灵活，无肢体乏力、麻木，无头晕头痛，无恶心呕吐，无神昏、天旋地转，无抽搐、口角歪斜、言语不利、二便失禁等症状，遂凌晨于院急诊就诊。

查体：患者神清，精神疲倦，自觉右侧肢体欠灵活，右侧肢体乏力，尤麻木，无头晕头痛，无恶心呕吐，无神昏、天旋地转，无抽搐、口角歪斜、言语不利，纳、眠欠佳，二便调，舌淡暗，苔白腻，脉细滑。四肢肌肉未见萎缩或假性肥大，四肢肌张力正常，右下肢肌力 5 级，右上肢肌力 5 级；双侧指鼻试验可，闭目难立征（－）。

辅助检查：血气分析示酸碱度（pHTC）7.437，氧分压（PO₂TC）112.0mmHg↑，二氧化碳分压（PCO₂TC）36.5mmHg；血常规示白细胞计数 7.93×10^9/L，中性粒细胞百分比 49.0%，淋巴细胞百分比 40.5%，红细胞计数 4.62×10^{12}/L，血红蛋白 134g/L，血小板计数 254×10^9/L；ABO 血型正反定型（微柱法）B 型，RhD 血型（微柱法）阳性；生物化学检验示总二氧化碳（TCO₂）29.6mmol/L↑，葡萄糖（Glu）7.60mmol/L↑，肌酐（Cr）86μmol/L↑；粪便常规+隐血试验阳性（+）；凝血、心肌酶、血氨、淀粉酶、肝功能、酮体、输血 4 项、降钙素原、

肌钙、BNP 前体、尿常规未见异常。复查血常规示白细胞计数 7.38×10⁹/L，中性粒细胞百分
比 70.0%，淋巴细胞百分比 24.9%，红细胞计数 4.65×10¹²/L，血红蛋白 136g/L，血小板计数
243×10⁹/L；凝血：纤维蛋白原 1.90g/L↓。

【影像图像及分析】

颅脑 CT 表现：左侧基底节-放射冠可见片状稍低密度影（图 3-1-5-1 白箭头所示），边缘
不清，病灶轻度肿胀。余双侧大脑半球对称，灰白质分界清晰，未见明确异常密度影。脑室系
统对称，未见明确扩张。幕下小脑、脑桥未见异常。脑池、脑沟无明显扩张。中线结构居中。

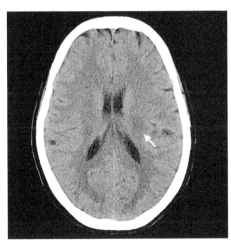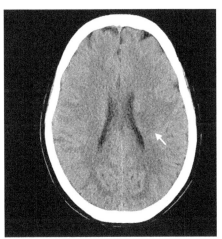

图 3-1-5-1　横断位 CT 平扫

影像诊断：左侧基底节-放射冠急性脑梗死。

【案例讨论】

脑梗死又称缺血性脑卒中，是指因脑部血液供应障碍，缺血、缺氧所导致脑组织的缺
血性坏死或软化。脑梗死占全部脑卒中的 80%。脑梗死患者常有基础病变，如糖尿病、肥
胖、高血压、风湿性心脏病、心律失常、各种原因的脱水、各种动脉炎、休克、血压下降
过快、过大等。

脑梗死的临床症状复杂，与脑梗死的部位、脑缺血的严重程度、发病前有无其他疾病以及
有无合并其他重要脏器疾病等有关，轻者可以无自觉症状，也可表现为反复发作的肢体乏力或
眩晕；重者不仅出现肢体瘫痪，甚至出现急性昏迷、死亡。常见的临床症状：头痛、头晕、眩
晕、恶心、呕吐、运动性和（或）感觉性失语，甚至昏迷、脑神经症状、肢体偏瘫或轻度偏瘫、
偏身感觉减退、走路不稳、肢体无力、大小便失禁等。

当患者出现脑卒中症状时，CT 检查为急诊首选的检查手段，CT 检查有助于排除其他
脑血管病变，如脑出血等；由于急性脑缺血梗死与脑出血的治疗截然不同，所以鉴别诊断
十分重要。

CT 显示梗死灶为低密度，较大的梗死灶可使脑室受压、变形及中线结构移位，但脑梗死
起病 4～6 小时，只有部分病例可见边界不清的稍低密度灶，而大部分的病例在 24 小时后才能
显示边界较清的低密度灶。当脑梗死的梗死灶小于 1cm，或病变在幕下时，颅脑 CT 检查往往
不能提供正确诊断，在有条件的医院，需要及时行 MRI 检查以进一步明确诊断。MRI 对脑梗
死的检出极为敏感，对脑部缺血性损害的检出优于 CT，MRI 弥散序列能够检出发病 1 小时内

的脑缺血性病灶。

【诊断要点】

结合患者的发病时间及临床体征，CT 检查显示急性脑缺血梗死病灶的大小和部位准确率可达 60%以上，显示初期脑出血的准确率可达 100%。因此，早期 CT 检查有助于鉴别诊断，排除脑出血等病变。当脑梗死的梗死灶小于 1cm，或病变在幕下时，脑 CT 检查往往不能提供正确诊断，在有条件的医院，需要及时行 MRI 检查以进一步明确诊断。

（陈志光　王　璐）

第六节　颈内动脉海绵窦瘘

【病例资料】

患者女，52 岁。

主诉：左眼视物重影，进行性肿胀、突出 1 月余。

现病史：患者 2020 年 8 月 1 日晨起后发现左眼视物重影，肿胀不适，左侧眼睑轻度下垂，无视物模糊，无头晕头痛，无耳鸣耳聋，无偏侧肢体麻木乏力，遂于 8 月 3 日至省眼科医院就诊，诊断为眼肌麻痹。查因，建议住院治疗，遂于 2020 年 8 月 8～20 日由家属陪同在省西部中心医院住院，查体：左眼视力（Vos）0.8，矫正无助，光定位准，可辨红绿，眼压 24mmHg，左眼睑重度肿胀，眼球突出，眼球左上、左中、左下转动受限、球结膜充血、水肿，上眼睑下垂遮盖角膜约 1/3，角膜透明，角膜后沉着物（−），前方轴深约 3mm，圆形，对光反射灵敏，晶状体透明，眼底未见明显异常。诊断为左侧动眼神经麻痹。查因，治疗上给予激素、抑酸护胃、营养视神经等处理，症状未见改善，较前加重，今日来本院门诊就诊，门诊拟"硬脑膜动静脉瘘（左侧海绵窦）"收入科室。

既往体健。

查体：体温 36.5℃，脉搏 63 次/分，血压 113/73mmHg，呼吸 20 次/分。视力粗查正常，左眼睑重度肿胀，眼球突出、肿胀，眼球左上、左中、左下转动受限、球结膜充血、水肿，上眼睑下垂遮盖角膜约 1/3，角膜透明，角膜后沉着物（−），前方轴深约 3mm，圆形，对光反射调节、辐辏反射消失，晶状体透明；右侧视野手势法未见缺损，双侧眼底检查未见异常，右侧调节、辐辏反射无异常。未见眼震，右侧眼睑无下垂，双眼裂不对称，右侧瞳孔直径约为 3mm，对光反射灵敏，右侧角膜反射正常，右眼球活动无受限。颜面部感觉正常，咬肌力正常。左侧额纹变浅，眼裂不对称，左侧鼻唇沟变浅，露齿口角无歪斜，鼓腮、吹哨动作完成可，饮水无呛咳，构音清晰，悬雍垂居中，双侧软腭提升有力，咽反射存在，伸舌居中，舌肌无萎缩及震颤。

辅助检查：眼部超声提示如下。①右眼眼眶内球后未见明显占位性病变、各眼外肌未见肥厚声像；②左眼上、内直肌肥厚声像；③左眼眶血管异常声像。眼眶血管彩超示左眼眶血管异常声像。

术中所见：脑血管造影提示左侧海绵窦区硬脑膜动静脉瘘，该瘘口由左侧脑膜中动脉、左侧颈内动脉-脑膜垂体干及右侧颈内动脉-脑膜垂体干通过海绵间窦供血。

诊断：左侧海绵窦动静脉瘘。

【影像图像及分析】

颅脑 MRI 表现：横断位 T_2WI、T_1WI 平扫示左侧眼球突出（图 3-1-6-1、图 3-1-6-2 短白箭头所示），左侧眼外肌肿胀增粗，边缘模糊（图 3-1-6-1、图 3-1-6-2 长白箭头所示）；左侧视神经球后段增粗，周围见线状 T_2WI 信号；矢状 T_2WI 平扫示左侧球后脂肪信号浑浊，见片絮状 T_2WI 高信号（图 3-1-6-3 白箭头所示）。横断位 T_1WI 增强示左侧颈内动脉海绵窦段亦轻度扩张，左侧眼上静脉扩张纤曲（图 3-1-6-4 白箭头所示）。

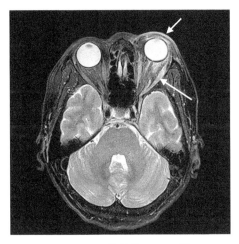

图 3-1-6-1　横断位 T_2WI 平扫

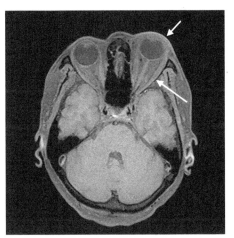

图 3-1-6-2　横断位 T_1WI 平扫

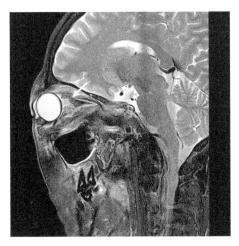

图 3-1-6-3　矢状位 T_2WI 平扫

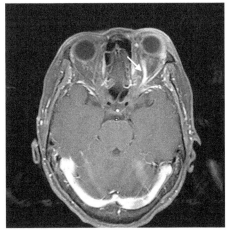

图 3-1-6-4　横断位 T_1WI 增强

脑血管造影：左侧海绵窦区硬脑膜动静脉瘘，该瘘口由左侧脑膜中动脉、左侧颈内动脉-脑膜垂体干及右侧颈内动脉-脑膜垂体干通过海绵间窦供血（图 3-1-6-5 黑箭头所示）。

影像诊断：左侧海绵窦动静脉瘘。

【案例讨论】

颈动脉海绵窦瘘是指颈动脉和海绵窦之间的自发性或获得性产生交通，使得动脉血进入海绵窦，75%以上由外伤颅底骨折引起，也可能因为颈内动脉瘤或动脉壁病变及先天性动

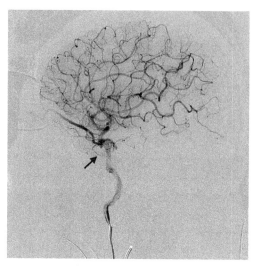

图 3-1-6-5 脑血管造影

脉壁薄弱。颈动脉海绵窦瘘采用 Barrow 分类法，分为四型。

A 型：颈内动脉与海绵窦之间直接相通，是最常见的类型，通常由外伤造成，少数为自发性。

B 型：颈内动脉通过脑膜支与海绵窦相通。

C 型：颈外动脉通过脑膜支与海绵窦相通。

D 型：颈内外动脉均通过各自的脑膜支与海绵窦相通。

又可简单将 A 型称为直接型，将 B、C、D 型称为间接型。创伤性颈动脉海绵窦瘘，几乎都属于 A 型，自发性颈动脉海绵窦瘘则可为任何一类。

临床表现与海绵窦充血、压力增高以及回流静脉的方向有关，多表现为颅内杂音、单侧或双侧搏动性突眼、进行性视力下降、眼外肌麻痹、眼球表面血管怒张、眼球震颤、结膜充血水肿、头痛、脑出血或蛛网膜下腔出血。

脑血管造影是颈动脉海绵窦瘘的金标准，颈内动脉造影可见海绵窦提前显影，与海绵窦相连的眼上静脉、岩上窦、岩下窦提前显影并扩张增粗，颈内动脉远侧分支显影不良。但大部分患者就诊常因前述临床症状怀疑眼部病变而行 CT、MRI 检查，因此，影像科医生和临床医生必须熟悉颈动脉海绵窦瘘的影像学表现，以免造成漏诊。

CT 可见同侧和双侧海绵窦增宽，密度增高，眼上静脉、眼下静脉增粗，眼球突出，眼外肌肿胀、模糊，眼环增厚、水肿，增强扫描可见同侧或双侧海绵窦动脉期过早强化，甚至可因血栓形成出现不均匀强化。MR 平扫可以多方位、多参数成像，能够较为直观地反映出病变的主要病理变化，如患侧海绵窦扩大，眼上、下静脉扩张，以及眼球突出，眼外肌增粗，MRA 海绵窦出现动脉样显影，平扫甚至可出现流空信号。

【诊断要点】

（1）常继发于外伤后颅底骨折，表现为搏动性突眼、结膜充血、鼻出血等。

（2）CT 平扫显示眼球突出及水肿、眼外肌增粗、眼眶及颅底骨折，增强扫描单侧或双侧眼上静脉及海绵窦扩张，强化明显，CTA 可显示海绵窦附近的静脉曲张及岩上窦增宽。

（3）MR 平扫及增强扫描均可显示增粗的眼上静脉和扩大的海绵窦呈流空低信号；MRA 可直观显示颈内动脉海绵窦段增粗及异常静脉的引流情况。

（李宁娜　王　璐）

第七节　静脉窦血栓

【病例资料】

患者男，23 岁。

主诉：头痛 2 天伴右侧肢体乏力 1 天。

现病史：患者 2 天前无明显诱因下出现头痛，无头晕，无一过性黑矇，无天旋地转感，无脚踩棉花感，不能正常活动，伴低热，无其他不适，自行休息一夜后第二日头痛明显好转，但出现恶心呕吐，呕吐酸水、痰涎 2 次，仍有低热，患者未予重视及就医。今日下午 15 时，患者出现头晕，疲倦乏力，无视物旋转，约 18 时睡醒后自觉右侧肢体乏力，难以抬举，不能行走，稍头痛，无恶心呕吐，无耳鸣耳聋，无胸闷、心悸、气促等症状。遂由家属送至某大学附属医院就诊，查头部 CT 示：上矢状窦密度增高，蛛网膜下腔出血待排，遂转至本院急诊。

查体：体温 36.6℃，脉搏 55 次/分，血压 130/82mmHg，呼吸 14 次/分。患者神清，精神稍倦，颈软，双侧瞳孔等圆等大，直径约为 2.5mm，对光反射灵敏，双侧肢体肌张力、肌力正常，生理反射存在，双侧巴宾斯基征（－），脑膜激征（－）。

辅助检查：血常规示白细胞计数 12.01×10^9/L↑，中性粒细胞计数 8.65×10^9/L↑。凝血 6 项：D-二聚体 3.44mg/L FEU↑，纤维蛋白（原）降解产物 12.00mg/L↑。

【影像图像及分析】

颅脑 MRI 表现：左侧额顶叶局部皮质肿胀、增厚，T_2WI 呈稍高信号（图 3-1-7-1 长白箭头所示），FLAIR 呈稍高信号（图 3-1-7-2 长白箭头所示），T_1WI 呈等信号（图 3-1-7-3 长白箭头所示）；DWI 为等或稍高信号，ADC 图信号无明显减低，相应脑沟变窄。余幕上、幕下脑实质信号无明确异常。余脑沟、脑室、脑池系统对称，形态、信号无异常。上矢状窦正常流空信号消失，散在斑条状异常信号，T_2WI 呈等或较低信号（图 3-1-7-1 短白箭头所示），窦壁呈相对高信号，T_1WI 呈等、稍高信号（图 3-1-7-2 短白箭头所示）。右侧横窦、乙状窦 T_1WI、T_2WI 信号不均匀增高。

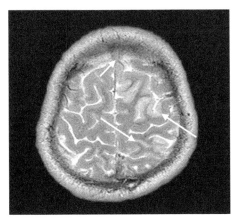

图 3-1-7-1　横断位 T_2WI 平扫

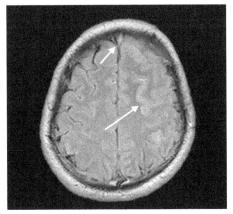

图 3-1-7-2　横断位 FLAIR

颅脑 MRV 表现：上矢状窦未见显影（图 3-1-7-4 白箭头所示）。右侧横窦、乙状窦、所见右侧颈静脉较断续显影且信号减低。下矢状窦、直窦、窦汇、左侧横窦、乙状窦信号及形态未见异常，未见明显充盈缺损征象。

影像诊断：①上矢状窦、右侧横窦、乙状窦及右侧颈内静脉改变，提示静脉窦血栓形成；②左侧额顶叶局部皮质肿胀，DWI 信号略显增高，注意静脉性梗死；③双侧额顶叶脑沟内点条状稍长 T_2 信号，提示蛛网膜下腔出血。

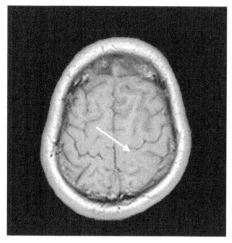
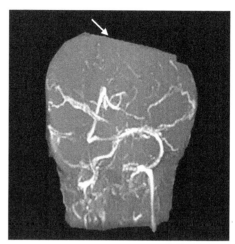

图 3-1-7-3　横断位 T₁WI 平扫　　　　　　图 3-1-7-4　颅脑 MRV

【案例讨论】

脑静脉窦血栓是一种特殊类型的脑血管疾病，占卒中病例不到 1%，通常以儿童和青壮年多见。

静脉窦血栓的病因可分为炎性和非炎性两类。炎性颅内静脉血栓形成多继发于头颈颌面部的感染病灶，最常发生在海绵窦和乙状窦，脑膜炎脑脓肿可累及上矢状窦。非炎性颅内静脉血栓形成的病因及危险因素主要是导致血液呈高凝状态的疾病或综合征，如全身衰竭、脱水、慢性消耗性疾病，妊娠及产褥期，颅脑外伤，血液病，自身免疫性疾病，外科手术，长期口服避孕药。

静脉窦血栓形成的临床表现并无特异性，与病因、病变部位、范围、进展速度、静脉侧支循环代偿情况及继发性损害范围和程度有关，其中脑实质病损范围与闭塞静脉窦的区域关系密切。临床表现可能为头痛、恶心、呕吐、局灶性和视觉性缺陷、昏睡、昏迷甚至死亡。

如怀疑患者为脑静脉窦血栓形成，CT 和 MRI 检查为首选检查手段。在 CT 平扫图像上，脑静脉窦血栓表现为在周围低密度脑水肿或缺血灶衬托下，沿静脉窦的高密度"细绳征/带"，该征象在脑组织水肿不严重的情况下常缺乏特征性而导致误诊、漏诊。

MR 平扫可直接显示静脉窦内流空信号的消失和血栓信号的形成。血栓在 MR 平扫上的表现取决于血凝块的时期。治疗后或慢性期，血管部分再通，可重现流空效应，典型表现为在 T₁WI 呈等信号，T₂WI 及 FLAIR 呈等信号或高信号。MRI 的间接征象主要为静脉阻塞所致的脑实质改变，如脑水肿、脑梗死、脑出血等。MRV 是诊断脑静脉窦血栓形成的重要手段，表现为脑静脉或静脉窦血流信号缺失、不规则狭窄及存在边缘区欠规整的低信号。

【诊断要点】

静脉窦血栓发病率不高，出血性的静脉窦血栓更是罕见，CT 检查征象常缺乏特征性，一般情况下难以判断，很容易误诊、误治。当患者表现为不明原因的脑出血，伴颅内压增高时，应考虑静脉窦血栓可能，及时完善颅脑 MRI 及 MRV 检查以及脑血管造影。

（陈志光　王　璐）

第八节　脑　出　血

【病例资料】

患者女，70岁。

主诉：突发右侧肢体乏力伴意识模糊9小时。

现病史：患者于9小时前突发右侧肢体乏力，伴意识较前模糊，无明显头痛头晕，无恶心呕吐，无肢体抽搐，家属发现后遂呼叫"120"至当地医院急诊，急查头颅CT提示左侧基底节脑出血，具体报告不详，予硝酸甘油降压、甘露醇脱水后，患者症状无明显缓解，伴意识障碍进一步加重，嗜睡状，家属为求进一步治疗转至本院急诊。平素纳、眠一般，二便调。

既往史：高血压病史10余年，平素服药治疗，血压控制不详。否认糖尿病、其他手术史，重大外伤史。否认药物、食物以及其他过敏史。

查体：患者呈嗜睡状，形体一般，全身皮肤黏膜无黄染，皮下未见出血点，浅表淋巴结未触及肿大。头颅、五官无畸形，巩膜无黄染，双侧瞳孔不等大，右侧瞳孔直径约为2.5mm，左侧瞳孔直径约为2.0，对光反射灵敏。颈软，无颈静脉怒张，气管居中，甲状腺无肿大。胸廓对称无畸形，双侧呼吸动度一致，听诊双肺呼吸音清，未闻及湿啰音。心界不大，心率95次/分，律齐，各瓣膜听诊区未闻及明显病理性杂音。腹软，肝脾肋下未触及，肝颈静脉回流征（－），移动性浊音阴性，肠鸣音正常。脊柱、四肢无畸形，双下肢无水肿。

辅助检查：血常规示白细胞计数5.87×10^9/L，中性粒细胞百分比84.4%，血红蛋白测定107g/L，血小板计数147×10^9/L。血气分析：酸碱度（pHTC）7.387，氧分压（ PO_2 TC）183.0mmHg，二氧化碳分压（ PCO_2 TC）37.6mmHg，吸氧浓度21%。

【影像图像及分析】

颅脑CT表现：左侧基底节区-放射冠见不规则高密度影（图3-1-8-1长白箭头所示），边界清楚，周围见低密度水肿带；左侧脑室受压变窄；左侧脑室后角见高密度影（图3-1-8-1短白箭头所示）。

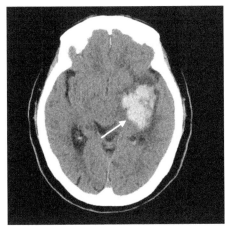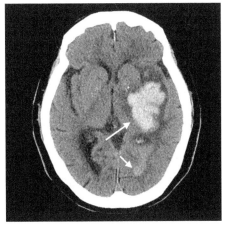

图3-1-8-1　横断位CT平扫

影像诊断：左侧基底节区-放射冠脑出血，出血量约为27ml，少量出血破入左侧脑室。

【案例讨论】

自发性脑出血是指非外伤引起的成人脑部大、小动脉、静脉和毛细血管自发性破裂所致的脑实质内出血，占全部脑卒中的 20%～30%，急性期病死率为 30%～40%。常见病因是高血压合并小动脉硬化，微动脉瘤或者微血管瘤。此外，凝血功能异常、嗜血杆菌感染、白血病、血小板减少症以及颅内肿瘤、酒精中毒、交感神经兴奋药物等也可引起脑出血。

脑出血常因情绪激动、体力活动或过度疲劳等诱发。患者表现为急性起病，伴有剧烈头痛、恶心、呕吐、偏瘫、失语。根据出血量及血肿累及的部位，可出现不同程度的意识障碍及局灶性症状，症状可在 24 小时内达到高峰。邻近脑室系统的血肿可破入脑室，导致患者进入深昏迷状态。

头颅 CT 为脑出血首选检查方法，对典型的脑出血病灶可以迅速明确诊断，急性脑内血肿呈均匀一致的高密度区域，血肿多呈圆形或卵圆形，边缘清楚；血肿周围可见低密度水肿带围绕。血肿及水肿带均具有占位效应，造成周围结构的受压、移位，甚至形成脑疝。占位效应一般在一周内达到高峰。在此期间，需密切复查排除继续出血。

典型的脑出血病灶，结合患者症状、体征及 CT 图像不难明确诊断。但是对于某些有基础疾病的患者，血肿会出现不典型的特殊影像。血肿的 CT 值与血色素直接相关，血色素下降 1g，CT 值减少 2HU，在严重贫血的患者，脑出血可表现为等密度甚至低密度。对于有凝血功能障碍的患者，脑内血肿可呈等密度，甚至出现液液平面，这是由患者凝血功能障碍，血肿未能正常凝固、收缩所致。

【诊断要点】

（1）中老年患者突然发病，出现急性局灶性神经功能缺损症状以及头痛、呕吐等颅高压症状时，应考虑脑出血的可能。

（2）头颅 CT 为脑出血首选检查，可以迅速明确诊断。

（3）当临床症状典型，而 CT 图像血肿表现不典型时，需考虑患者是否存在基础疾病。

（陈志光　王　璐）

第九节　脑　脓　肿

【病例资料】

患者男，56 岁。

主诉：反复发热 2 周余。

现病史：患者 2 周前吹空调后出现发热恶寒，体温最高可达 38.2℃，无鼻塞流涕，少许咳嗽咳痰，头痛头晕，遂于院急诊就诊。

查体：体温 36.9℃，脉搏 60 次/分，血压 115/75mmHg，呼吸 20 次/分。神志清楚，精神疲倦，发育正常，营养良好，形体中等，言语清晰，时有对答不切题，查体合作。全身皮肤、睑结膜、巩膜无黄染，无皮疹或出血点，无蜘蛛痣或肝掌。全身浅表淋巴结未触及肿大。头颅、五官端正无畸形，球结膜无充血，双侧瞳孔等大等圆，直径约为 3mm，对光反射灵敏，耳鼻无异常分泌物，唇无发绀，咽无充血，扁桃体无肿大，未见脓点。颈静脉无明显怒张，颈软，气管居中，甲状腺无肿大。胸廓对称无畸形，双肺呼吸动度一致，双侧触觉语颤对称，双肺叩诊呈清音，双肺呼吸音粗，未及明显干湿啰音。心前区无隆起，心界不大，心率 60 次/分，律齐，各瓣膜区未闻及明显病理性杂音。腹稍膨隆，腹软，无压痛及反跳痛，肝脾肋下未触及，肝、脾区无叩击痛，墨菲征（−），双肾区无叩击痛，肠鸣音正常。脊柱、四肢无畸形，四肢肌力、肌张力正常，生理反射存在，病理反射未引出。双下肢无水肿。

辅助检查：2020 年 6 月 17 日血常规示白细胞计数 $11.33 \times 10^9/L$，中性粒细胞计数 $7.90 \times 10^9/L$。7 月 3 日复查血常规示白细胞计数 $8.97 \times 10^9/L$，中性粒细胞计数 $6.72 \times 10^9/L$；肝功能：总蛋白 64.5g/L，白蛋白 39.0g/L；生物化学检验：葡萄糖（Glu）8.33mmol/L；输血 4 项、凝血 3 项、二便常规、C 反应蛋白（CRP）、降钙素原、肌钙蛋白 T（TnT）、心肌酶 3 项未见明显异常。甲/乙流感病毒抗原、登革热病毒抗原抗体检测、新型冠状病毒核酸检测阴性。

术中所见：沿切口线逐层切开皮肤、皮下、帽状腱膜及肌肉，撑开器撑开，止血。于脓肿最表浅处钻孔一枚，骨蜡及电凝止血，十字切开硬膜，脑穿针进针约 2cm，见白色脓性液体喷出，压力高，残腔置入引流管一条，反复用庆大霉素和温生理盐水冲洗置换至清亮；残腔置入颅内压监测探头一枚。

【影像图像及分析】

颅脑 CT 表现：右侧颞叶可见类圆形环形稍高密度影（图 3-1-9-1 白箭头所示），环厚度均匀，并隐约可见分层，病灶内部呈低密度，病灶占位效应明显，周围脑组织肿胀；右侧侧脑室受压变窄，中线结构向左侧移位。

影像诊断：右侧颞叶脑脓肿，并大脑镰下疝形成。

【案例讨论】

脑脓肿是由化脓性细菌引起的脑组织的化脓性感染，少部分也可由真菌及原虫致病。脑脓肿在任何年龄均可发生，以青壮年最常见。

脑脓肿感染的来源较多，常见的有：邻近中耳炎、乳突炎、鼻窦炎、颅骨骨髓炎及颅内静脉窦炎等化脓性感染的扩散；血源性脑脓肿，远处部位的感染可经动脉途径传入颅内，胸腔、腹腔及盆腔的器官感染可由脊柱周围的无

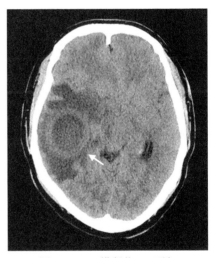

图 3-1-9-1　横断位 CT 平扫

瓣静脉丛与椎管内相吻合的静脉途径传入，面部三角区的感染灶可经静脉途径回流至颅内；颅脑外伤时化脓性细菌直接由外界侵入脑内，导致脑脓肿；或由带菌异物或骨碎片存留于脑内引发；部分患者病因不明，临床上无法确定其感染源，成为隐源性脓肿。

脑脓肿的临床表现复杂，取决于脓肿形成的速度、体积和发病部位，在脓肿不同的病理发展阶段也有所不同。通常有以下表现：急性感染及全身中毒症状，如发热、寒战、头痛、恶心、呕吐、嗜睡或躁动，查体常有颈部抵抗感、克尼格征及布鲁津斯基征阳性，实验室检查可见周围血象增高；颅内压增高症状，头痛、呕吐、视盘水肿是其三大主征；脓肿所在发病部位导致的局灶定位征；脑疝或脓肿发生破溃时导致的脑内炎症播散。

急诊影像学检查手段以 CT 为首选。在脑炎期，病灶呈边缘模糊的低密度区，病灶肿胀有占位效应。脓肿形成后初期仍表现为低密度占位性病灶，可见淡薄不完整的稍高密度脓肿壁。脓肿壁完全形成后，其低密度边缘密度较高，可见完整、厚度均一的环状，周围有明显不规则的脑水肿和占位效应，为脓肿的特征性表现，脓肿内通常为坏死脑组织和脓液，呈低密度，如

产气杆菌感染，可呈现气液平面，或可因为多个脓肿融合表现为多房性，此时可见低密度区内呈现一个或多个间隔。

脑炎期或脓肿形成初期 CT 表现缺乏特征性，容易与其他病变（如肿瘤、梗死）相混淆，故临床上对脑脓肿的诊断不能依赖 CT，还需结合病史和实验室检查，在条件合适的时候及时完善 CT 增强或 MR 增强扫描，以做出正确诊断。

【诊断要点】

（1）根据病史、临床表现和必要的辅助检查，结合 CT 检查，可对脑脓肿做出初步判断。对于存在发热、颅内压增高的征象和局灶定位体征的患者，需考虑脑脓肿的可能性。对于急诊 CT 表现不典型的患者，需在条件合适的时候及时完善 CT 增强或 MR 增强扫描，以做出准确的诊断。

（2）对于脑脓肿容易合并的脑疝及脓肿破溃播散，需认真观察图像、主动排除，避免延误治疗。

（陈志光　王　璐）

第十节　山豆根中毒

【病例资料】

患者女，58 岁。

主诉：服用山豆根后恶心、呕吐、气促、失语 1 天。

现病史：患者因胸部疼痛，昨日 14 时左右服用自配中药 1 剂，含有"山豆根 12g、扁豆 12g、丁香 6g、木香 6g、乳香 12g、没药 12g、菖蒲 15g、白背木耳 12g"，煎药时间大于 30 分钟，服药后出现恶心欲呕，于 20 时左右再次翻煎服用同一剂中药，煎煮时间不详，今日凌晨 03 时左右再次出现恶心、呕吐，伴头晕、气促、疲倦、失语，患者仍未予重视及处理，今早 10 时左右患者呕吐稍缓解，但肢体乏力、失语、心悸、气促不能缓解，无意识丧失，无四肢抽搐，无二便失禁，无发热恶寒，无咳嗽咳痰，遂呼叫"120"接入院。

查体：体温 37.3℃，脉搏 115 次/分，血压 126/75mmHg，呼吸 31 次/分。神志清楚，精神疲倦，形体中等，营养良好，发育正常，失语，查体欠合作。全身皮肤黏膜无黄染，未见皮下出血，浅表淋巴结无肿大。头颅、五官端正，双侧瞳孔等大等圆，直径约为 3mm，对光反射灵敏。耳道、鼻腔无异常分泌物，颈部柔软。腹软，未见肠型及蠕动波，全腹无压痛及反跳痛，全腹未扪及肿物及包块，肝脾肋下未触及，腹部移动性浊音（-），肠鸣音正常。脊柱无畸形，双下肢无水肿。神经系统检查：神清，理解力下降，查体不配合，伸舌居中，四肢肌力 2+级，肌张力正常。病理征阴性，颈软无抵抗，脑膜刺激征阴性。

辅助检查：标准剩余碱（SBE 或 BE_{ecf}）9mmol/L，乳酸（Lac）5.7mmol/L，PCO_2TC 14.7mmHg，PO_2TC 137mmHg，pHTC 7.559，血常规示中性粒细胞百分比 50.7%，白细胞计数 2.66×10^9/L，心肌酶示肌酸肌酶<21U/L。

【影像图像及分析】

颅脑 MRI 表现：双侧小脑齿状核、脑桥背侧、延髓背侧可见对称分布异常信号影，T_2WI 呈高信号（图 3-1-10-1 白箭头所示），T_1WI 呈稍低信号（图 3-1-10-2 白箭头所示），FLAIR 呈稍

高信号（图 3-1-10-3 白箭头所示），弥散序列 DWI 的上前述病灶呈等信号（图 3-1-10-4 箭头

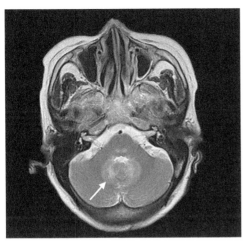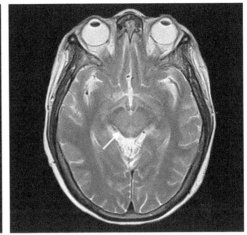

图 3-1-10-1　横断位 T₂WI 平扫

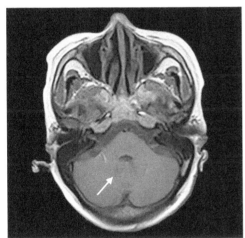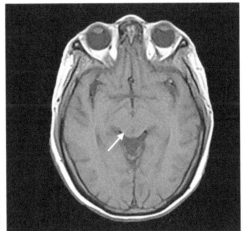

图 3-1-10-2　横断位 T₁WI 平扫

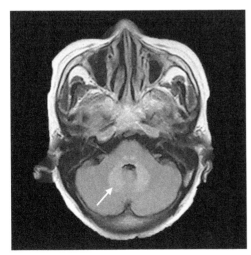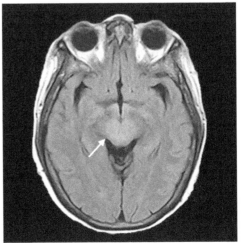

图 3-1-10-3　横断位 FLAIR

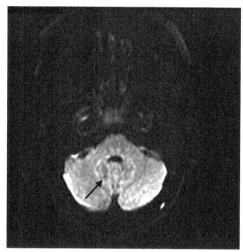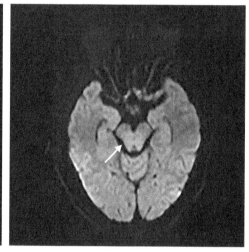

图 3-1-10-4　DWI

所示），ADC 图呈等信号，病灶轻度肿胀。余双侧大脑半球形态、结构对称，灰白质分界清楚，脑实质信号均匀，未见异常信号灶。双侧侧脑室及第三、四脑室形态未见异常，其内未见异常信号灶。脑沟、脑裂无增宽。海绵窦形态、信号未见异常。双侧颈内动脉流空信号存在。

影像诊断：山豆根中毒。

【案例讨论】

山豆根，为豆科植物越南槐的干燥根和根茎。其苦，寒；有毒。有清热解毒、消肿利咽的功效，常用于火毒蕴结、乳蛾喉痹、咽喉肿痛、齿龈肿痛、口舌生疮。山豆根所含生物碱成分是导致其毒性的中药物质基础，如苦参碱和金雀花碱。山豆根的毒性反应以胃肠道反应为主，以神经毒性反应的损害最为严重，亦可见心血管系统毒性反应。临床表现较多的有头痛、四肢无力、肌肉抽搐、走路不稳、视物不清、言语不清等，重症中毒可发生全身肌肉痉挛、抽搐等，甚至呼吸停止而死亡。

山豆根中毒多由服用剂量过大引起，内服常用量为 3～6g/d。一般在 10g 以上便容易引起中毒。苦参碱有烟碱样作用，能使胆碱能自主神经系统兴奋，从而出现腹痛、腹泻、呕吐、流涎、肺水肿；金雀花碱能反射性兴奋呼吸中枢和血管运动中枢，使呼吸急促、心跳加快、血压升高。

既往对山豆根中毒患者脑部 CT 影像学表现的文献均认为基底节的对称性伤害为其特征性改变，而对于幕下脑组织伤害缺乏认识，后学者总结 MR 影像，认为山豆根中毒性脑病的影像学特点为双侧基底节、小脑齿状核、脑桥背侧、延髓背侧的对称性病变，其中豆状核为主要受累部位，也可以幕下（小脑齿状核、脑桥背侧、延髓背侧）脑组织损伤为显著，而该类患者 CT 检查常为假阴性。因此，怀疑山豆根中毒患者，应首选 MRI 检查，需与 Fisher 综合征以及病毒性小脑炎相鉴别。

本例患者有服用过量山豆根的病史，并且在 MRI 图像上有典型影像学表现，诊断为山豆根中毒。部分患者由于中毒后不知道所服中药或中成药的成分，需认真追查所服用中药的处方或中成药的说明书。

【诊断要点】

（1）患者有大剂量服用山豆根（剂量在 10g 以上）的病史。

（2）双侧基底节、小脑齿状核、脑桥背侧、延髓背侧的对称性病变，其中豆状核为主要受累部位，DWI 序列示上述病灶呈等信号，ADC 图亦呈等信号。

（陈志光　王璐）

第十一节　一氧化碳中毒

【病例资料】

患者女，10 岁。

主诉：意识不清 7 天，烦躁 3 天。

现病史：患者于 2019 年 1 月 25 日 15 时左右在厕所洗澡，热水器置于厕所内，厕所面积狭窄、通风不良，约 30 分钟后家属反复敲门但患者无回应，遂撬门而入，见患者瘫倒在浴缸内，双目紧闭，口唇呈樱桃红，呼之不应，四肢瘫软，无口吐白沫、肢体抽搐，家属遂将其抱至客厅，立即行胸外按压、人工呼吸等，约 5 分钟后患者呼之可睁眼，但不能对答，四肢不能挥动，家属立即将其送至院急诊就诊。

查体：体温 36.5℃，脉搏 80 次/分，血压 100/60mmHg，呼吸 20 次/分。患者呈谵妄状态，间中烦躁，偶有哭闹、喊叫，夜间明显，不能理解他人言语，不能对答，不能配合指令动作，可疑睁眼困难，双眼球无目的扫视，双上肢屈曲，双下肢伸直，四肢可见自主活动，左侧肢体活动较多，无双目上视、牙关紧闭、口吐白沫、肢体强直抽搐，无呕吐，小便失禁，大便 2 日未解。瞳孔对光反射欠灵敏，口唇呈樱桃红色，四肢肌力、肌张力查体不配合，右侧巴宾斯基征（+）。

辅助检查：血常规示白细胞计数 31.53×10⁹/L，中性粒细胞百分比 89.4%，中性粒细胞计数 28.188×10⁹/L，血小板计数 418×10⁹/L；血气分析示 pH 7.308，PO_2 259.2mmHg，氧饱和度 99.7%，碱过剩（BE）-6.2，氧合血红蛋白 84.6%，脱氧血红蛋白 0.2%，一氧化碳血红蛋白（HbCO）14.6%，标准碳酸氢根 19.3mmol/l；心肌酶检测示肌酸激酶 360U/L，肌酸激酶同工酶 9.03ng/ml；电解质检测示钾 3.00mmol/L；肝功能检测示丙氨酸转氨酶 41U/L，天冬氨酸转氨酶 81U/L。

【影像图像及分析】

颅脑 MRI 表现：双侧额枕顶叶皮质、双侧豆状核及尾状核头体部见对称性斑片状异常信号，以枕顶叶为著，T₂WI 呈稍高信号（图 3-1-11-1 白箭头所示），FLAIR 呈稍高信号（图 3-1-11-2 白箭头所示），T₁WI 呈等信号（图 3-1-11-3 白箭头所示）；各脑室、脑池大小、形态均正常。中线结构居中。

影像诊断：双侧额枕顶叶皮质、双侧豆状核及尾状核头体部对称性异常信号影，以枕顶叶为著，结合病史，符合一氧化碳中毒性脑病。

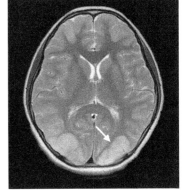

图 3-1-11-1　横断位 T₂WI 平扫

【案例讨论】

一氧化碳中毒是指含碳燃料燃烧不完全时的产物经呼吸道吸入引起的中毒。一氧化碳与血红蛋白的亲和力比氧高 200～300 倍，一氧化碳与血红蛋白结合形成碳氧血红蛋白，使血红蛋白丧失携氧的能力和作用。

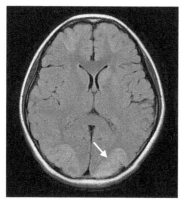
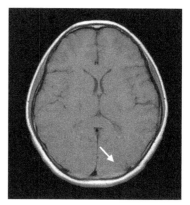
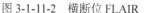

图 3-1-11-2　横断位 FLAIR　　　　图 3-1-11-3　横断位 T₁WI 平扫

一氧化碳中毒临床表现主要为缺氧，全身的组织细胞均受影响，尤其对大脑皮质的影响最为严重，急性一氧化碳中毒的症状与血液中 HbCO 的浓度有密切关系，同时也与患者中毒前的健康情况，如有无心血管疾病和脑血管病，以及中毒时体力活动等情况有关。轻者有头痛、无力、眩晕、呼吸困难症状，此时 HbCO 饱和度达 10%～20%。当 HbCO 饱和度达 30%～40%时，患者症状加重，患者口唇呈樱桃红色，可出现恶心、呕吐、意识模糊、虚脱或昏迷。重者呈深昏迷，伴有高热、四肢肌张力增强和阵发性或强直性痉挛，HbCO 饱和度＞50%。患者常因缺氧发生脑水肿、肺水肿、心肌损害、心律失常和呼吸抑制，可造成死亡。部分急性一氧化碳中毒患者于昏迷苏醒后，经 2～30 天的假愈期后会再度昏迷，并出现痴呆木僵型精神病、震颤麻痹综合征、感觉运动障碍或周围神经病等精神神经后发症，又称急性一氧化碳中毒迟发脑病。

影像学检查可选择 CT 或 MRI。一氧化碳中毒患者于急性期和出现迟发脑病时，颅脑 CT 检查主要征象为双侧大脑皮质下白质及苍白球或内囊出现大致对称的密度减低区。目前由于患者转运及时，急诊 CT 常无明显阳性表现。对于怀疑一氧化碳中毒患者，即使 CT 检查结果阴性，也需及时完善 MRI 检查以明确病情。轻度中毒患者 MRI 可表现为正常，中度中毒患者可见双侧苍白球对称性的异常信号影，T₂WI 上呈高信号，T₁WI 上呈低信号，重度中毒患者可见脑白质、基底节的广泛异常信号。

【诊断要点】

（1）临床可根据一氧化碳接触史、突然昏迷、皮肤黏膜樱桃红色等做出初步诊断。

（2）在得到 HbCO 的浓度检测结果之前，影像学检查尤其是 MRI 可作为迅速评价中毒程度的手段。

（陈志光　王　璐）

第十二节　蛛网膜下腔出血

【病例资料】

患者女，40岁。

主诉：头晕头痛4小时余，一过性意识不清1次。

现病史：患者于4小时前开始出现头晕头痛，恶心呕吐，呕吐非咖啡色胃内容物，并出现一过性意识不清1次（具体时间不详），跌倒后前额着地，无二便失禁，无肢体偏瘫，无抽搐，家属呼叫"120"接至院急诊就诊。

既往史：高血压病史2年，收缩压最高180mmHg以上，用药情况不详；否认糖尿病、冠心病、肾病等其他内科疾病病史。否认肝炎、肺结核等传染病病史。否认重大外伤、手术及输血史。

查体：体温37.5℃，脉搏90次/分，血压167/118mmHg，呼吸21次/分。神清，发育正常，营养可，查体配合。右眼周围皮肤淤青，全身皮肤黏膜及巩膜无黄染，未见皮下出血点，全身浅表淋巴结未触及肿大。耳鼻无异常，口唇无发绀，咽充血（−），双侧扁桃体无肿大，气管居中，甲状腺稍大，颈静脉无怒张。胸廓对称无畸形，双肺叩诊呈清音，听诊双肺呼吸音清，未闻及明显干湿啰音。心前区无隆起，无震颤，心率90次/分，律齐，各瓣膜听诊区未闻及病理性杂音。腹软，无浅表静脉曲张，未见胃肠型及蠕动波，腹部无压痛，无反跳痛，肝脾肋下未触及，墨菲征（−），麦氏征（−），肝肾区无叩击痛，肠鸣音4次/分。四肢、脊柱无畸形，颈稍抵抗，双侧瞳孔等大等圆，直径约为3mm，对光反射灵敏，四肢肌力、肌张力正常，生理反射存在，病理征未引出，脑膜刺激征（−）。

辅助检查：血常规示白细胞计数11.93×10⁹/L↑，中性粒细胞百分比55.7%，红细胞计数4.49×10¹²/L，血红蛋白测定134g/L，血小板计数213×10⁹/L；生化+心酶：钾3.24mmol/L↓，葡萄糖7.68mmol/L↑；肌钙蛋白、凝血、肝功能、脑利尿钠肽（BNP）无明显异常；ABO血型正反定型（微柱法）B型，RhD血型（微柱法）阳性；输血4项阴性。

【影像图像及分析】

颅脑CT表现：鞍上池、环池、双侧侧裂池可见条片状高密度影填充（图3-1-12-1白箭头所示）。双侧大脑半球对称，灰白质对比正常，未见局灶性密度异常。各脑室大小形态正常，脑室内密度未见异常。中线结构居中，幕下小脑、脑干无异常。

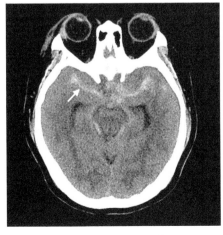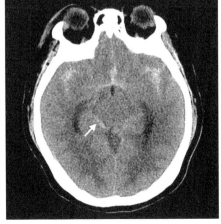

图3-1-12-1　横断位CT平扫

影像诊断：蛛网膜下腔出血。

【案例讨论】

蛛网膜下腔出血指脑底部或脑表面的病变血管破裂，血液直接流入蛛网膜下腔引起的一种临床综合征，又称为原发性蛛网膜下腔出血。蛛网膜下腔出血也可继发于脑实质及脑室内出血，血液穿破脑组织流入蛛网膜下腔，称为继发性蛛网膜下腔出血。

蛛网膜下腔出血任何年龄均可发病，青壮年常见，最主要的病因是动脉瘤，动脉瘤破裂所致者好发于 30～60 岁，女性多于男性。发病的诱因主要是导致颅内动脉瘤破裂的因素，包括高血压、吸烟、大量饮酒，既往有动脉瘤破裂病史、动脉瘤体积较大、多发性动脉瘤亦为高危因素。

蛛网膜下腔出血典型临床表现为突然发生的剧烈头痛、恶心、呕吐和脑膜刺激征，伴或不伴局灶体征。患者表现为突然起病，以数秒或数分钟速度发生的剧烈头痛为首发表现。发病前多有明显诱因，如剧烈运动、情绪激动、用力排便、咳嗽、饮酒等；少数可在静息情况下发病。

头颅 CT 是诊断的首选方法，CT 显示蛛网膜下腔内高密度影为确诊蛛网膜下腔出血的主要征象。根据 CT 结果可以初步判断或提示颅内动脉瘤的位置，对于后续治疗十分重要。颈内动脉常是鞍上池不对称积血；大脑中动脉为外侧裂池积血；前交通动脉则是前纵裂池基底部积血；脚间池和环池积血，一般无动脉瘤。

根据蛛网膜下腔内局限性和弥漫性积血的情况，可预测脑血管痉挛的发生，如蛛网膜下腔尤其是脑池内存在 3mm×5mm 以上大小的血凝块或弥漫性积血达 1mm 厚时，常提示将可能发生严重的脑血管痉挛。

【诊断要点】

具有典型的临床症状，如突然发生剧烈头痛、恶心、呕吐和脑膜刺激征阳性，缺乏局灶性神经缺损体征，伴或不伴意识障碍时，应高度怀疑本病；CT 影像学表现为脑池与蛛网膜下腔内有高密度征象，可诊断为蛛网膜下腔出血。

（陈志光　王　璐）

第二章

头 颈 部

第一节 化脓性淋巴结炎

【病例资料】

患者男，39 岁。

主诉：发现左颈部肿物渐进性增大 1 月余。

现病史：患者于 1 月余前因食用炒粉、煎炸食物等致吞咽痛，无吞咽异物感，无咳嗽咳痰，无鼻塞流涕，遂至当地医院就诊。完善电子鼻咽喉镜检查提示：①喉炎；②咽喉反流，予以抗生素雾化喷喉等对症治疗，后上述症状稍有好转，几天后出现左侧颈部肿物，当时肿物较小，伴吞咽痛，触摸有压痛，自述有低热，无鼻塞流涕，无咳嗽咳痰，无头晕头痛，无胸闷心悸，遂再次至某市人民医院就诊，予抗生素治疗，后上述症状有所改善，自觉左侧颈部肿物有所变小，几天后左侧颈部肿物开始逐渐增大，现大小约为 6cm×5cm，颈部绷紧感，伴吞咽痛，触摸有压痛，无发热恶寒，无咳嗽咳痰，无痰中带血，为求进一步治疗遂至本院急诊就诊。起病以来，患者近期体重下降 5kg 左右。

既往体健。

查体：体温 36.8℃，脉搏 68 次/分，血压 126/80mmHg，呼吸 20 次/分。左颈部Ⅳ区胸锁乳突肌前缘可见一肿物，大小约 6cm×5cm，质偏硬，表面光滑，边界尚清，活动度欠佳，局部肤温、肤色如常，伴有压痛。颈软，活动灵活，气管居中，甲状腺无明显肿大。

辅助检查：颈部彩超示左侧颈部肌层后方低回声团（与甲状腺左叶上部、颈部肌层分界不清），考虑炎性包块并脓肿形成。

术中所见：于左侧颈部肿块周围行局部浸润麻醉，沿皮纹做一横行切口，长约 2cm，暴露胸锁乳突肌，予以切断部分肌肉，见白色脓液溢出，予以吸除脓液，温生理盐水反复冲洗脓腔，检查未见脓液残留，予以留置负压引流管一条，术口分层缝合。

诊断：颈部化脓性淋巴结炎。

【影像图像及分析】

颈部 CT 表现：左侧颈部Ⅳ区见软组织密度影（图 3-2-1-1～图 3-2-1-3 白箭头所示），大小约 3.7cm×2.9cm×3.8cm，内见液性密度影，病灶实性成分 CT 值约 38HU，增强扫描病灶边缘

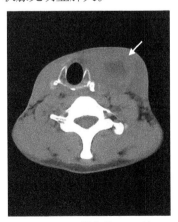

图 3-2-1-1 横断位 CT 平扫

环形强化，CT 值约 97HU，内壁尚光整，并可见细小分隔，中央液性成分未见强化；病灶旁甲状腺左叶、左侧胸锁乳突肌及颈前肌肿胀，密度不均，与病灶分界不清；左侧颈内静脉受包绕并向后向外移位，管腔变窄（图 3-2-1-2 及图 3-2-1-3 箭头所示）。

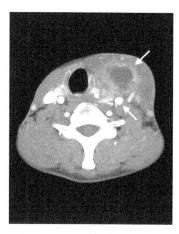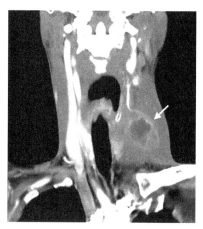

图 3-2-1-2　横断位 CT 增强　　　　图 3-2-1-3　冠状位 CT 增强

影像诊断：左侧颈部Ⅳ区病变，考虑感染性病变，脓肿可能性大，病灶累及甲状腺左叶、左侧胸锁乳突肌及颈前肌。

【案例讨论】

头颈部的淋巴结和淋巴管非常丰富，共同构成了区域性的防御系统，是防御炎症侵袭和阻止肿瘤细胞扩散的重要屏障。正常情况下，淋巴结不易触及，当在炎症和肿瘤等病理因素引起相应淋巴结肿大时，就会扪及肿大和疼痛。急性化脓性淋巴结炎早期病症轻者仅有淋巴结的肿大、变硬和压痛，患者有轻度自觉疼痛的症状，淋巴结与周围组织无粘连，界线尚清楚，具备一定移动度。当炎症波及淋巴结包膜外，累及周围脂肪间隙，结周可出现蜂窝织炎，肿胀弥漫分布，边缘不清，病灶表面红肿热痛。全身反应轻微或伴有低热，体温一般在 38℃以下，如能够及时治疗可以治愈或向慢性淋巴结炎转归。如病灶未有效控制，可迅速发展成脓肿，局部疼痛加重，淋巴结化脓溶解。脓肿破溃后累及周围软组织，可形成广泛的肿胀，皮肤红肿，淋巴结与周围组织粘连，不能移动。脓肿形成后，皮肤表面出现明显压痛点，表面皮肤软化、水肿，可触及波动感。全身反应加重，高热，寒战，头痛，全身无力，食欲减退，白细胞数急剧上升，达（20~30）×10^9/L 以上，重者出现核左移。如不及时治疗可并发颌周间隙蜂窝织炎、败血症，并可累及周围重要结构，形成静脉炎等，甚至出现中毒性休克。

明确脓肿的部位、范围，脓肿壁完整性及周围结构的受累情况，是颈部化脓性淋巴结炎诊断的关键，在脓肿未完全形成前，影像科医生需结合病史、查体及其他辅助检查进行鉴别判断。在淋巴结脓肿形成后，结合 CT 所见脓肿壁形成及周围组织结构蜂窝织炎表现，不难做出诊断。

该病需与淋巴结结核、淋巴瘤及淋巴结转移瘤相鉴别：

1. 颈部淋巴结结核

早期表现淋巴结增大不明显，密度尚均匀，周围脂肪间隙清晰，增强扫描明显均匀强化；中期淋巴结内部坏死、相互融合而出现特征性环形强化或环形融合状强化，周围脂肪间隙模糊或消失，晚期增强扫描表现为不规则、分隔状或多房状强化的环壁，并见窦道形成，边缘组织较厚。

2. 颈部淋巴瘤

可侵犯颈部各区淋巴结，多数为多发，少数为单发，肿大淋巴结大小不等，边界清，密度、强化均匀，部分淋巴结可融合呈块状，坏死较少见。

3. 颈部淋巴结转移瘤

分布与其原发肿瘤关系密切，影像学表现与原发肿瘤有一定关联，为多发或单发，密度均匀或不均匀，淋巴结可出现融合及包膜外侵犯，表现为边界清楚或不清楚。淋巴结中央可出现坏死，CT 表现为中央低密度区。原发瘤灶的发现是诊断的关键。

【诊断要点】

（1）明确脓肿的部位、范围，脓肿壁完整性及周围结构的受累情况，是颈部化脓性淋巴结炎诊断的关键。

（2）影像科医生需结合病史、查体及其他辅助检查，与淋巴结转移瘤、淋巴瘤及淋巴结结核相鉴别。

（徐　莉　陈志光）

第二节　咽　旁　脓　肿

【病例资料】

患者男，48 岁。

主诉：右咽部肿痛 3 天。

现病史：患者于 3 天前熬夜及进食油腻食物后出现右侧咽痛，疼痛牵扯至右耳部，吞咽时疼痛加剧，因疼痛张口受限，无畏寒发热，声嘶，无咳嗽咳痰，无头晕头痛，无肢体酸痛，无呼吸困难，无胸闷心悸，无腹痛腹泻，遂至院急诊就诊。

既往体健。

查体：体温 36.1℃，脉搏 110 次/分，血压 118/87mmHg，呼吸 18 次/分。神清，精神稍倦，右咽部肿痛，吞咽时疼痛加剧，稍声嘶，张口稍受限。咽充血，右侧扁桃体Ⅱ度肿大，右侧扁桃体咽侧索处膨胀隆起，扁周充血、肿胀，悬雍垂稍充血水肿，会厌活动正常，无充血肿胀，双侧声带色白，活动可，闭合佳。右侧颈上部无肿胀，无明显压痛，颌下区可触及肿大的淋巴结，表面光滑，活动可。

辅助检查：颈部 CT 平扫+增强+三维重建示右侧咽旁间隙（扁桃体水平）低密度影，考虑感染并脓肿形成。

【影像图像及分析】

颈部 CT 表现：右侧咽旁间隙（扁桃体水平）见团片状低密度影（图 3-2-2-1、图 3-2-2-2白箭头所示），边界不清，平扫 CT 值约为 30HU，增强扫描病灶周边呈环形强化，范围约为1.6cm×1.7cm。右侧颈动脉鞘区见增大淋巴结，短径约为 0.9cm。会厌软骨形态及密度未见异常，会厌喉面光整，会厌前间隙未见明确异常密度影。

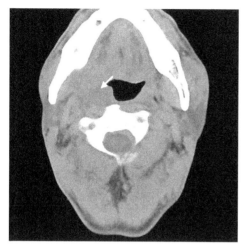
图 3-2-2-1　横断位 CT 平扫

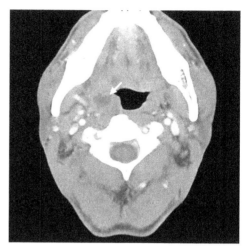
图 3-2-2-2　横断位 CT 增强

影像诊断：右侧咽旁间隙（扁桃体水平）低密度影，考虑感染并脓肿形成。

【案例讨论】

咽旁脓肿为咽旁间隙的化脓性炎症，早期以蜂窝织炎为主，后期发展形成脓肿，常见病因有邻近组织的炎症；邻近组织的脓肿破溃或延展；咽侧壁受异物或器械损伤而引起感染，如鱼刺刺伤；邻近器官或者组织的感染，经血行和淋巴系统传播至咽旁间隙。主要表现为咽痛及颈深部疼痛，吞咽、张口及头部活动时，局部软组织张力增大导致症状加剧，并可伴反射性耳痛。当出现全身炎症反应时，可出现高热、畏寒、食欲不振、头痛、乏力。

查体：患侧颈部颌下区及下颌角后软组织肿胀，触之坚硬，并有明显压痛，如脓肿经颈部间隙蔓延，可上达腮腺，下达胸锁乳突肌及锁骨上窝。颈交感神经和迷走神经受累产生霍纳综合征及喉痉挛。感染于颈部深处，表面皮肤常无充血，也触不到波动感，并不能因为患者不同时具备红肿热痛而排除炎症可能。

咽旁脓肿可经咽旁间隙向周围蔓延扩展，发展为咽后脓肿、喉部水肿及纵隔炎。咽旁间隙内的血管亦可受炎症累及，颈内动脉可发生动脉壁炎症糜烂引起致命性的大出血，颈内静脉可发生血栓性静脉炎。

急诊首选 CT 检查，CT 扫描可见咽旁间隙软组织密影，边缘模糊，内见低密度区，如有脓腔，增强扫描可见明显环形强化，并可显示咽旁间隙内动脉炎及静脉血栓形成，故咽旁脓肿患者应及时完善增强扫描，可显示脓腔以及脓腔与周围血管的关系，及时发现血管受累，指导下一步的治疗方案。

【诊断要点】

（1）根据临床表现及相关影像学检查，可明确诊断。

（2）急诊首选 CT 检查，如有条件，应行增强扫描，除可显示脓腔外，还可显示血管受累情况，注意颈内动脉壁炎症糜烂以及颈内静脉血栓性静脉炎的发生，以指导下一步治疗。

（徐　莉　陈志光）

第三节 眼眶蜂窝织炎

【病例资料】

患者女，75岁。

主诉：左眼红肿疼痛1天余。

现病史：患者于1天前无明显诱因下出现左眼睑红肿疼痛，伴少许分泌物，遂至院急诊就诊。

查体：体温36.1℃，脉搏62次/分，血压117/71mmHg，呼吸18次/分。神清，精神可，左眼红肿胀痛不适。视力：右眼无光感，左眼0.1，眼压：左眼测不出。右眼结膜充血，上方滤过泡隆起，角膜中央可见斑翳，前房浅，中央2CT，周边1/3CT，虹膜周边可见周切孔，部分虹膜萎缩，瞳孔不圆，可见人工晶状体在位，检眼镜窥不入。左眼睑红肿，皮温高，结膜充血（++），角膜透明，前房深度正常，中央轴深4CT，瞳孔欠圆，颞侧及下方瞳孔缘后粘连，对光反射消失，人工晶状体在位，视盘色淡红，边界清，C/D约0.7，后极部视网膜平伏，黄斑中心凹反光（－）。无恶寒发热，无视物变形变色，无恶心呕吐，无头晕头痛，口干无口苦，纳、眠可，二便调。

【影像图像及分析】

眼眶CT表现：左侧泪腺及眼环前方软组织稍肿胀（图3-2-3-1白箭头所示），左眼眶前外侧皮下软组织肿胀，脂肪间隙密度增高，可见少许网格状密影，边缘模糊不清。双侧眼球对称，大小形态正常，球内玻璃体、晶状体密度正常，眼球壁均匀光滑，球后脂肪呈均匀低密度，眼外肌无明显增粗，泪腺无增大，视神经走行正常，密度均匀，边界清楚，眶尖及右侧眶周结构未见明显异常。

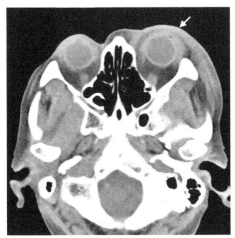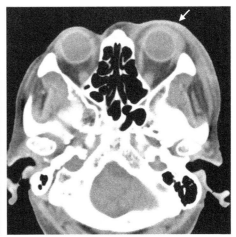

图3-2-3-1 横断位CT平扫

影像诊断：左侧泪腺及眼环前方软组织稍肿胀，左眼睑及左眼眶前外侧皮下软组织肿胀，结合病史，提示左侧眼眶蜂窝织炎。

【案例讨论】

眼眶蜂窝织炎是眼眶软组织的急性感染，如患者未能得到及时合理的诊治，可引起患侧视力减退、失明，甚至危及生命。

眼眶蜂窝织炎常见病因分为外因和内因，外因为眼眶周围外伤及眶周术后感染，内因为眶周结构的炎症蔓延，如鼻旁窦炎、泪囊炎、眼睑或面部疖肿、眶壁感染、骨膜下脓肿溃破，也可是全身菌血症、败血症及急性传染病。患者常合并有明显的局部症状，如眼部胀痛甚至剧烈疼痛；患者视力减退、丧失；眼睑肿胀、充血明显，如形成较大脓腔，触诊有波动感；结膜充血水肿；眼球活动受限，眼球不同程度突出或移位。病情严重者，可有全身中毒症状。

CT检查速度迅速，并可显示炎症对眼外肌、视神经、眼球及眶壁的影响，是眼眶蜂窝织炎急诊影像学检查的首选。按照发病部位，眼眶蜂窝织炎分为三类，肌锥内、肌锥外及骨膜下三类，CT表现为眼睑软组织肿胀，眶内结构正常间隙消失，眼眶间隙密度局限或弥漫性增高，眼球不同程度突出，泪腺增大，眶内低密度脂肪影为软组织密度影取代，如有脓肿形成，则局部可见软组织密度肿块，增强扫描呈不规则或环形强化。眼眶蜂窝织炎的发病急剧，不易局限，大部分病例预后良好，海绵窦炎症血栓是最严重的并发症。故在处理该类患者的时候，临床医生需密切观察患者是否存在海绵窦血栓形成的体征（患侧面部迅速进行性肿胀），影像科医生亦应在图像中重点观察海绵窦的改变，以免延误治疗。

【诊断要点】

（1）眼眶CT检查可以全面、客观地显示病变范围及其毗邻结构的情况，为眼眶蜂窝织炎临床诊断、疗效评价的重要手段。

（2）眼眶CT中应重点观察海绵窦的改变，及时发现并发症，挽救患者生命。

（徐　莉　陈志光）

第三章

胸　部

第一节　肺　出　血

【病例资料】

患者男，39岁。

主诉：反复咳嗽咳血痰10个月。

现病史：今年2月开始咳嗽，咳痰带血，在当地医院诊为肺部感染，经治疗后缓解，1周前再发咳嗽，咳白痰带血，无气促，无鼻塞流涕，无发热，遂来院就诊。

既往史：无

查体：体温36.4℃，脉搏70次/分，呼吸20次/分，血压125/72mmHg。神清，全身皮肤黏膜无黄染，浅表淋巴结无肿大。颈软，双肺呼吸音粗，无啰音。心律齐，无杂音。腹平，无压痛，无反跳痛及肌紧张，肝脾肋下未触及，四肢及神经系统无异常。

辅助检查：胸部平扫+三维重建提示①左肺上叶上舌段片絮状磨玻璃影，考虑肺泡出血。②右肺中叶外侧段数个小结节，考虑炎性肉芽肿。

【影像图像及分析】

胸部CT表现：双肺支气管-血管束走行清晰，左肺上叶上舌段可见片絮状磨玻璃影（图3-3-1-1～图3-3-1-3黑箭头所示），边缘模糊；右肺中叶外侧段可见数个小斑点影，较大者直径约为0.3cm，余双肺未见明显实质性病变或异常密度影。

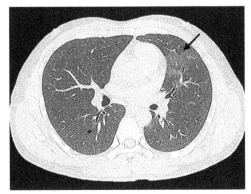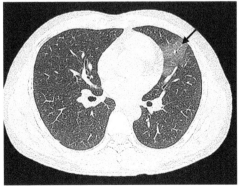

图3-3-1-1　横断位CT平扫肺窗

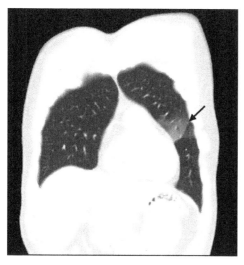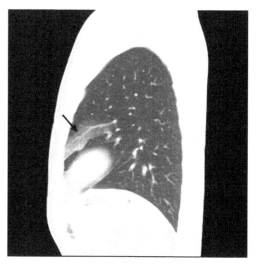

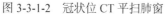

图 3-3-1-2　冠状位 CT 平扫肺窗　　　　图 3-3-1-3　矢状位 CT 平扫肺窗

影像诊断：①左肺上叶上舌段片絮状磨玻璃影，考虑肺泡出血。②右肺中叶外侧段数个小结节，考虑炎性肉芽肿。

【案例讨论】

肺出血是以肺血管壁损伤、变性和（或）伴有肺动脉增高等因素引起的以咯血为主要特征的疾病。特指肺部细小血管损害发生的渗血，文献报道发生率约为 5.6%。在临床实践工作中比较常见，其致病病因较多，如支气管扩张、肺结核、肺癌、肺挫裂伤、血管畸形、肺-肾综合征、流行性出血热等所致凝血功能障碍，表现为咳嗽、痰中带血或血丝，也可以为大咯血，严重者可发生窒息而危及患者生命。肺出血需要根据胸部 CT 判断，必要时行纤维支气管镜检查，以了解出血的具体部位和原因。

CT 是肺出血的首选检查方法，除了可诊断引起出血的原发性疾病外，还可以判断出血的范围。新鲜出血表现为肺门周围散布的斑点状、结节状或云絮状影，或出现蝴蝶样阴影，酷似肺水肿。病变影像学表现因出血吸收及咯血情况变化很大，多能在数日内消退，亦可重新出现。反复咯血可引起含铁血黄素沉着及纤维组织增生，病变后期可见细结节状或网结状阴影。相较于肺部感染，肺出血具有形态变化快的特点，在 1～3 天复查肺部阴影可有显著变化。肺出血确诊的具体原因必须结合临床，但有部分病例经过临床全面检查仍找不到病因。

【诊断要点】

肺出血肺部影像学多为单侧或双侧肺渗出改变，严重者可表现为双肺满布棉絮样渗出，无特异性；影像诊断时应综合临床症状做出判断。当临床上有咯血症状，肺部 CT 检查肺内有肺泡渗出的影像学改变时，在排除重症肺炎、肺水肿等渗出疾病后，应考虑到肺出血可能。

（李嘉琪　黄　燕　周淑琴）

第二节　肺动脉栓塞

【病例资料】

患者男，21 岁。

主诉：咳嗽、咯血 5 天，发热伴气促 1 天。

现病史：5 天前患者出现咳嗽，伴胸痛，少许白痰，可见痰中少量血丝，每日咯血量为 2～3ml，无畏寒发热，无鼻塞流涕，无咽痒咽痛，无呼吸困难。1 天前患者咳嗽加重，伴呼吸困难、发热，遂来院急诊就诊。

既往史：既往高脂血症、脂肪肝、癫痫病史 17 年。否认高血压、糖尿病、冠心病等其他内科疾病病史。

查体：体温 39.1℃，脉搏 114 次/分，呼吸 29 次/分，血压 123/60mmHg。胸廓对称，双侧呼吸动度一致，叩诊呈清音，右下肺听诊呼吸音稍低，余肺呼吸音稍粗，未闻及干湿啰音，叩诊心界无扩大，心率 114 次/分，律齐，各瓣膜听诊区未闻及病理性杂音。

辅助检查：白细胞计数 13.80×10^9/L，C 反应蛋白 145.54mmol/L。凝血酶原时间 16.2 秒，凝血酶原活动度 68.0%，凝血酶原国际标准化比值 1.28R，纤维蛋白原 4.85g/L，D-二聚体＞20.00mg/L FEU，纤维蛋白（原）降解产物 115.20mg/L。

肺动脉造影提示：肺动脉主干、左右肺动脉及其分支多发栓塞形成。诊断：肺动脉栓塞。

【影像图像及分析】

胸部 CT 表现：双肺支气管-血管束增粗、紊乱，双肺下叶见多发斑片状模糊影。余双肺未见明显异常密度影。心脏增大，肺动脉增宽，主干直径约为 2.8cm。双侧肺动脉干及各叶、段其分支内见多发低密度充盈缺损（图 3-3-2-1、图 3-3-2-2 白箭头所示）。心包及双侧胸腔内见少量积液影。

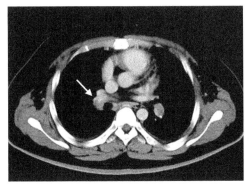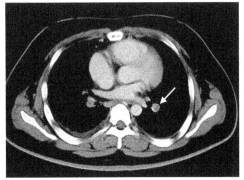

图 3-3-2-1　横断位 CT 增强

影像诊断：双肺动脉干内散在分布多发充盈缺损影，符合肺动脉栓塞。

【案例讨论】

急性肺栓塞是内源性或外源性栓子阻塞肺动脉引起肺循环障碍的临床和病理生理综合征，造成栓塞的栓子包括血栓、脂肪栓、羊水、空气、肿瘤等，其中血栓是最常见类型，又称肺血栓栓塞症。深静脉血栓是引起肺血栓栓塞症的主要来源，多数肺栓塞是以下肢静脉血栓开始，以肺疾病终结，二者是同一种疾病在病程不同阶段中的临床表现，统称静脉血栓栓塞症。因此，急性肺栓塞最大的危险因素就是下肢静脉血栓形成，如患者有下肢静脉血栓的病史，就要注意及时预防肺栓塞的发生。

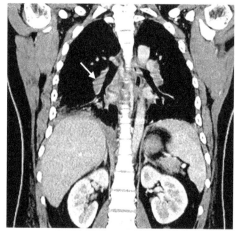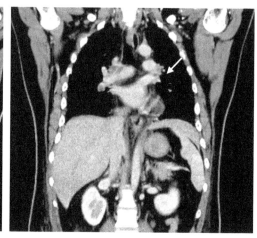

图 3-3-2-2　冠状位 CT 增强

　　急性肺栓塞缺乏特异性的临床症状和体征，在发病之初很难在临床得到初步诊断。患者临床表现的基础是肺动脉管腔阻塞引起的血流动力学和气体交换障碍，因而其体征也分为两类：①心血管系统体征，主要是急、慢性肺动脉高压和右心功能不全的表现；听诊约有一半患者可有肺动脉瓣第二心音亢进；出现肝大、肝颈静脉反流征和下肢水肿等显示右心功能改变的重要体征，是诊断急性肺栓塞的重要依据。②呼吸系统体征，如气管移向患侧，患侧膈肌上移，病变部位叩诊浊音以及听诊的干湿啰音。临床症状方面，多数患者因呼吸困难、胸痛、咯血而被疑诊急性肺栓塞：胸痛是急性肺栓塞常见及首发症状，多由远端急性肺栓塞引起的胸膜刺激所致，也可因急性肺源性心脏病而表现为心绞痛，多为右心室缺血所致。

　　CT 肺动脉造影是诊断急性肺栓塞的首选检查手段，其敏感性为 98%，特异性为 95%～98%。CTA 可直观判断肺动脉栓塞的程度和形态，以及累及的部位及范围。直接征象为肺动脉内低密度充盈缺损，部分或完全包围在强化的血流之内的"轨道征"，或者呈完全充盈缺损，远端血管不显影；间接征象包括肺内楔形渗出、肺梗死灶及邻近的胸膜改变。在临床应用中，CT 肺动脉造影应结合患者的临床可能性评分进行判断。由于扫描技术的局限，对于在亚段及一些远端肺动脉内的栓子，CT 的敏感性是有限的，故 CT 肺动脉造影结果阴性并不能除外单发的亚段急性肺栓塞。另外，由于急性肺栓塞的栓子多来自下肢深静脉，因此，静脉血栓形成的发现能间接提示急性肺栓塞可能存在，故临床体征及症状怀疑该病的患者，需完善下肢静脉的超声检查。

　　本例为年轻患者，以咯血为首发症状，胸部 CT 增强扫描显示双肺动脉急性栓塞，肺栓塞直接征象为右肺动脉干末端、双肺诸叶段动脉内散在分布充盈缺损影，与肺动脉造影结果基本相符。

　　【诊断要点】

　　(1)患者以呼吸困难、胸痛、咯血为首发症状，既往存在下肢静脉血栓病史，应考虑急性肺栓塞的可能性。

　　(2)CT 肺动脉造影是诊断急性肺栓塞的首选检查，但是在亚段及一些远端肺动脉内的栓子 CT 上常不能显示，在症状、体征及 D-二聚体化验结果指向肺动脉栓塞时，应尽快完善肺动脉造影。

　　(3)下肢静脉血栓形成的发现能间接提示急性肺栓塞可能存在，必要时完善下肢静脉的超声检查。

（李嘉琪　黄　燕　周淑琴）

第三节 肺 水 肿

【病例资料】

患者女，86 岁。

主诉：胸闷痛 1 天。

现病史：患者既往冠心病病史，昨日上午约 08：00 平静状态下突然出现心前区闷痛，疼痛呈绞痛感，可放射至左侧肩背，冷汗出，无恶心呕吐，心慌，与进食无关，予含服硝酸甘油片后自觉症状好转。昨天夜间约零点时患者再次出现心前区闷痛，疼痛呈绞痛感，可放射至左侧肩背，冷汗出，无恶心呕吐，心慌，遂至院就诊。

查体：体温 36.5℃，脉搏 76 次/分，呼吸 18 次/分，血压 125/86mmHg。神清，精神疲倦，颈软无抵抗，颈静脉无怒张。胸廓对称无畸形，双肺呼吸音粗，双肺可闻及大量湿啰音，无明显哮鸣音。心界不大。腹平软，双下肢轻度凹陷性水肿。

辅助检查：超敏肌钙蛋白 T（TnT）4.24μg/L，脑利钠肽前体（NT-ProBNP）3430pg/ml。

心脏彩超：射血分数（EF）53%，主动脉瓣钙化并少量反流，二尖瓣钙化并少量反流，三尖瓣少量反流，轻度肺动脉高压，左心室舒张功能减退。

冠状动脉造影：左回旋支（LCX）近段狭窄 80%，钝缘支动脉（OM2）弥漫性长狭窄，最窄约 95%。LCX 中段、远段狭窄 70%。右冠状动脉（RCA）近段狭窄 70%，中段、远段见斑块。

诊断：心肌梗死，心功能不全，肺水肿。

【影像图像及分析】

胸部 CT 表现：双肺支气管-血管束增粗、紊乱、模糊，小叶间隔增厚。双肺透过度不均匀减低，双肺弥漫分布斑片状、片状密度增高影（图 3-3-3-1、图 3-3-3-2 黑箭头所示），以双侧肺门区为著，呈蝶翼状改变，边界不清。左心房、左心室增大。双侧冠状动脉走行区见斑、条状致密影。胸主动脉壁散在点条状、弧形致密影。心包未见积液征。双侧胸腔见弧形积液征（图 3-3-3-3 白箭头所示）。

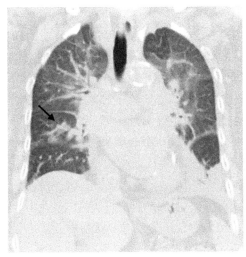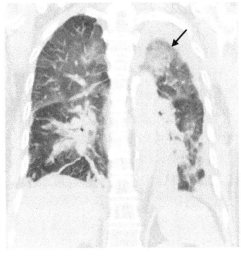

图 3-3-3-1 冠状位 CT 平扫肺窗

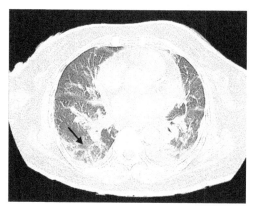
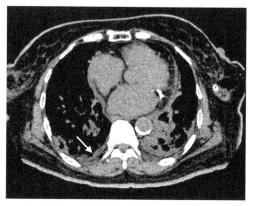

图 3-3-3-2　横断位 CT 平扫肺窗　　　　图 3-3-3-3　横断位 CT 平扫纵隔窗

影像诊断：双肺水肿，心脏增大（左心房、左心室增大），双侧胸腔少量积液，考虑心功能不全，请结合临床病史考虑。

【案例讨论】

肺的主要功能是气体交换，在此过程中，肺内液体平衡是维持正常气体交换的基本因素。肺水肿是指由某种原因引起肺内组织液的生成和回流平衡失调,使大量组织液在很短时间内不能被肺淋巴和肺静脉系统吸收，从肺毛细血管内外渗，积聚在肺泡、肺间质和细小支气管内所引起的疾病。本病可严重影响呼吸功能，是临床上较常见的急性呼吸衰竭的病因。主要临床表现为极度呼吸困难，端坐呼吸，发绀，大汗淋漓，阵发性咳嗽伴大量白色或粉红色泡沫痰，双肺布满对称性湿啰音。

肺水肿的病因按解剖部位分为心源性和非心源性两大类。①心源性肺水肿：是指在某些病理状态时，右心排血量急剧增多或左心排血量突然严重减少，肺循环中血容量急剧上升，肺毛细血管静脉压超过肺毛细血管内胶体渗透压，肺毛细血管壁渗透性增高，液体通过毛细血管壁滤出，形成肺水肿。高血压性心脏病、冠心病及风湿性心脏瓣膜病所引起的急性肺水肿，占心源性肺水肿的绝大部分。②非心源性肺水肿：病因较多，各种造成肺毛细血管通透性增加、肺毛细血管压力增加、血浆胶体渗透压降低、淋巴循环障碍、组织间质负压增高的因素均可成为病因，临床上最常见的病因为肝肾疾病造成的功能不全。

从以上病因学分析可知，肺水肿发病的本质为肺内组织液的平衡失常，组织液循环为肺血管腔—肺间质—肺泡腔—淋巴管腔，肺水肿在微观上也分为间质期、肺泡壁期和肺泡期，三期呈线形连续改变，并无明显界限。影像学上分为间质性肺水肿及肺泡性肺水肿。

间质性肺水肿：X 线及 CT 可见肺血重新分布现象，上肺野血管增粗；肺纹理和肺门阴影边缘模糊，以及出现间隔线阴影，其病理基础是小叶间隔水肿，可分为 KerleyA、B、C 线；胸膜下水肿，类似胸膜增厚，不随体位改变而变化，其中叶间胸膜下水肿表现为叶间裂增厚。

肺泡性肺水肿:组织液进入肺泡腔，出现从细小结节或腺泡致密影到融合成大片的实变影。在肺泡性水肿开始时，常伴有因压力增高而直接造成肺泡上皮细胞的损害，X 线及 CT 表现为肺泡实变阴影，早期呈结节状阴影，边缘模糊，很快融合成斑片或大片状阴影，有含气管支气管影像，密度均匀；肺内病灶分布和形态呈多样性，并呈中央性及弥漫性表现，特征表现为两肺中内带对称分布的大片状阴影，肺门区密度较高，形如蝶翼，称为蝶翼征；肺水肿最初发生在肺下部、内侧及后部，很快向上、向外侧及向前发展，病灶可在数小时内迅速变化。

急性肺水肿是临床常见的危重病症，发病迅速，病死率高。本例患者有冠心病病史，本次平静状态下突然出现心前区闷痛、气促，影像学表现为肺内多发斑片状、片状渗出，结合 CT 所见，符合急性心功能不全并肺水肿表现。

【诊断要点】

肺水肿是一种其他器官或全身病变及功能障碍引起的肺内组织液体平衡失常的表现，根据病史、症状、体检和 X 线表现常可对肺水肿作出明确诊断。如在肺水肿发生早期影像学表现欠典型，但动脉血气分析结果提示肺水肿存在，应在短时间内及时再次行影像学检查。

（李嘉琪 黄 燕 周淑琴）

第四节 肺 炎

【病例资料】

患者女，55 岁。

主诉：发热伴咳嗽 6 天。

现病史：患者于 6 天前受凉后开始出现发热，恶寒，口苦咽痛，无头晕头痛，少许四肢乏力，当时患者未予重视及未予治疗。其间上述症状未见缓解，反复发作，遂前往当地社区医院就诊，测体温 39.5℃，查血常规：白细胞计数 11.57×10^9/L，血小板计数 199×10^9/L，给予贝敏伪麻片、清热消炎宁胶囊、复方甘草片、头孢克洛胶囊等对症处理，患者症状未缓解，体温时高时低。当天 22 点，患者体温再次升高，遂至院急诊就诊。

既往史：高血压病史 4 年余，否认糖尿病、肾病等内科疾病病史。

查体：体温 36.2℃，脉搏 94 次/分，呼吸 21 次/分，血压 128/80mmHg。患者神清，精神稍疲，胸廓形态正常，双肺叩诊清音，双肺呼吸音粗，左肺闻及湿啰音，心律齐，心前区无隆起，心界不大，心音有力，心率 94 次/分，各瓣膜区未闻及病理性杂音及附加心音。

辅助检查：血常规示中性粒细胞百分比 87.1%，白细胞计数 9.46×10^9/L，淋巴细胞百分比 7.8%。急诊生化示葡萄糖 10.95 mmol/L，氯 97.6mmol/L，钾 3.18mmol/L。

【影像图像及分析】

胸部 DR 表现：左下肺可见斑片状阴影（图 3-3-4-1 黑箭头所示），边缘模糊，其余肺野未见实质性病变。

胸部 CT 表现：双肺支气管-血管束走行清晰，左肺下叶见大片状高密度影（图 3-3-4-2～图 3-3-4-4 白箭头所示），内部密度欠均匀，可见支气管充气影，病灶边界不清；左侧胸腔见少许积液征象。余双肺未见明显实质性病变或异常密度影。

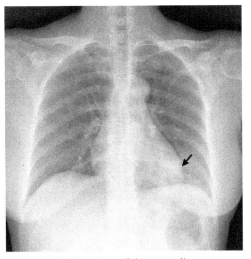

图 3-3-4-1 胸部 DR 正位

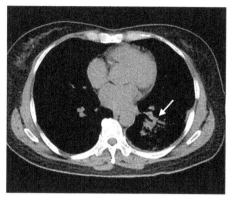

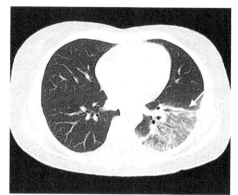

图 3-3-4-2　横断位 CT 平扫纵隔窗　　　　　　图 3-3-4-3　横断位 CT 平扫肺窗

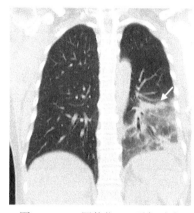

图 3-3-4-4　冠状位 CT 平扫肺窗

影像诊断：左肺下叶感染。

【案例讨论】

肺炎是由各种不同病原体引起的肺实质或肺间质的炎症性疾病，以发热、咳嗽、咳痰为首发临床表现，亦可仅有咳嗽等轻微临床症状。肺炎可由多种病原体引起，包括细菌、病毒、支原体、衣原体等生物性致病因子、过敏及物理、化学因素等。生物性致病因子引起的肺炎最为常见，其中又以细菌、病毒引起的肺炎为著。致病因子通过空气、血流或淋巴感染呼吸道，感染后在肺内沿空气通道蔓延，因此病变以肺泡、肺小叶、肺段或肺叶为单位。

肺炎因累及范围不同，患者亦有不同的影像学表现。胸部 DR 平片及 CT 均是临床常用的诊断肺炎的影像学手段，对比 DR，CT 对肺炎诊断具有更高的敏感性和准确性。

细菌性肺炎为临床工作中最常见肺炎，主要由肺炎球菌、葡萄球菌和肺炎杆菌等一系列的细菌引起。细菌性肺炎主要发生于肺实质，可引起大叶性肺炎及小叶性肺炎。由于现代抗生素的使用，典型的大叶性肺炎已较为少见，CT 主要表现为肺叶密度均匀，边缘被胸膜结构限制，出现大片实变区及支气管充气征，肺叶体积无明显变化。小叶性肺炎是最常见的细菌性肺炎类型，CT 表现为一侧或双侧下肺多发小斑片状模糊影及腺泡结节。CT 检查除了评价肺内炎症的范围、形态与分布外，还能发现坏死、空洞及阻塞因素（如肿瘤或异物），鉴别支气管播散性病变，以指导下一步的治疗。

病毒性肺炎是另一种常见的急性呼吸道疾病，通常是多种病毒对患者肺部进行侵犯，导致患者肺部功能受到影响造成的。病毒性肺炎患者胸部 CT 呈多样性表现，缺乏特异性，以小叶分布的磨玻璃密影或是网状索条影背景下的磨玻璃影为主，亦可呈多发结节状改变，或是肺段组织实变，上述征象可在同一患者胸部 CT 中同时出现。

自 2019 年 12 月以来，新型冠状病毒肺炎在全球迅速蔓延，根据新型冠状病毒肺炎诊疗方案，胸部 CT 在本病诊断、病情评估中具有重要作用。新型冠状病毒主要侵犯肺间质，引起小叶间隔及小叶内间隔增厚，形成磨玻璃病灶内的网格影，磨玻璃影伴网格状小叶内间隔增厚（铺路石征）是其特征性 CT 表现，但最后确诊仍需新型冠状病毒核酸检测。

本病例临床以发热伴咳嗽就诊，血常规中性粒细胞偏高，影像学表现为左下肺片状高密度影，内见支气管充气征，后经抗菌药物治疗病情好转，提示细菌感染。该病变为大叶性肺炎实变期改变，呈一个及以上肺段、肺泡内弥漫性纤维素渗出性炎症表现。

【诊断要点】

（1）影像学表现为肺内片状、斑片状渗出或实变，白细胞水平增高，提示细菌性感染可能；影像学表现为肺组织内磨玻璃影伴网格状小叶内间隔增厚，白细胞水平不高，提示病毒性感染可能，在影像学检查中，放射科医生应尽量提示肺部感染的类型，以指导下一步治疗。

（2）由于胸部 DR 平片对较小及淡薄病变显示较差，且会受到解剖结构重叠的影响，故 DR 对肺炎特别是病毒性肺炎存在一定程度的假阴性，对体征及症状均指向肺部感染的患者，应进一步完善胸部 CT 检查。

（李嘉琪 黄 燕 周淑琴）

第五节 急性主动脉综合征

【病例资料】

患者男，35 岁。

主诉：突发胸痛半天。

现病史：患者中午无明显诱因下出现胸、背、腹部痛，胸口少许撕裂感，无左肩臂放射痛，无心悸，汗出，无气促，无呕吐腹泻，送至院急诊就诊。

既往史：否认高血压、糖尿病、甲状腺功能亢进（甲亢）等其他内科疾病病史；否认肝炎、肺结核等传染病病史；否认重大手术、外伤及输血史。

查体：体温 37.2℃，脉搏 106 次/分，呼吸 23 次/分，血压 208/117mmHg。神志清楚，精神疲倦，平车入院，自动体位，对答切题，查体合作。形体偏胖，营养良好。胸廓对称无畸形，双肺呼吸音清，未闻及干湿啰音，心前区无隆起；未扪及震颤；心界不大，心率 106 次/分，心律齐，各瓣膜听诊区未闻及病理性杂音。双下肢未见明显肿胀，皮温可，双侧足背动脉搏动可。

辅助检查：凝血功能示 D-二聚体＞20.00mg/L FEU，纤维蛋白（原）降解产物 52.54mg/L；降钙素原 0.49ng/ml。

手术所见：主动脉根部见内膜撕裂，内膜撕裂近端至主动脉窦，升主动脉真腔大于假腔，假腔内血栓形成。远端至降主动脉以远。破口位于主动脉弓小弯侧，大小约 2cm。夹层累及无冠窦及右冠窦致瓣膜轻度关闭不全。头臂干、左锁骨下动脉、左颈总动脉无夹层累及。

诊断：主动脉夹层（Stanford A 型）。

【影像图像及分析】

胸部 CT 表现：CT 平扫示胸主动脉管腔密度欠均匀（图 3-3-5-1 白箭头所示）；增强扫描示主动脉见低密度内膜片内移，主动脉见双腔征象（图 3-3-5-2 长白箭头所示），向下蔓延至右肾动脉上方 0.8cm 处，累及范围约 35cm，破口位于主动脉弓水平（图 3-3-5-2 短白箭头所示）。

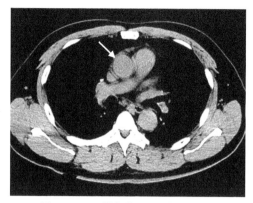

图 3-3-5-1　横断位 CT 平扫纵隔窗

影像诊断：主动脉夹层动脉瘤（Stanford A 型）。

【案例讨论】

急性主动脉综合征是一类严重的、危及生命的主动脉疾病，包括急性主动脉夹层（aortic dissection，AD）、壁内血肿（intramural haematoma，IMH）、主动脉穿透性溃疡（penetrating aortic ulcer，PAU），其中最常见的是主动脉夹层，其次为 IMH、PAU。IMH 和 PAU 的临床特点与 AD 相似，一个病理过程可以发展为另一个病理过程。例如，PAU 可能作为主动脉夹层的起始点，IMH 也可能演变为主动脉夹层。高血压是急性主动脉综合征最主要的危险因素，其他的危险因素还包括动脉粥样硬化、医源性损伤、主动脉瘤和急性主动脉综合征家族史。

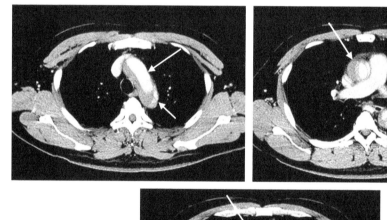

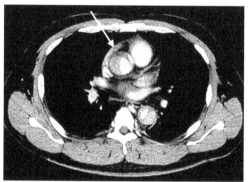

图 3-3-5-2　横断位 CT 增强

急性主动脉综合征患者中最重要且常见的临床症状是急性疼痛。在临床实践中 CT、超声心动图、MRI 已经成为急性主动脉综合征的确诊方法。CT 因获取结果快及高分辨率成为临床上高度疑似急性主动脉综合征患者的首选影像学检查。

主动脉夹层是由于血液流入动脉中膜，导致内膜和外膜分离，并形成真、假两个腔的一种心血管疾病。大多数患者是内膜撕裂导致真、假腔相沟通，部分患者也可因动脉壁内血肿形成继而发生夹层。血液不断流入中膜，使假腔顺着血流方向进展，并可累及主动脉分支血管。目前最常用的是 DeBakey 和 Stanford 分型。Stanford A 型主动脉夹层波及升主动脉，Stanford B

型不累及升主动脉。在 DeBakey 分型中，Ⅰ型通常包括全部主动脉，Ⅱ型仅包括升主动脉，Ⅲ型仅累及降主动脉和主动脉弓。DeBakey 分型中的Ⅰ型和Ⅱ型与 Stanford 的 A 型相似，因为都包括升主动脉。这种分类有助于明确是否累及升主动脉，确定治疗方法和更好地判断预后。

壁内血肿是指在没有内膜撕裂口下的大动脉壁内出血，但是与主动脉内腔无关。组织学上，血肿一般是沿着内膜下扩展。壁内血肿通常为平滑的新月形或圆形的主动脉内增厚部分，一般直径>5mm。血肿可能会侵入主动脉腔取代内膜并引起钙化。诊断要点为螺旋 CT 检查可见主动脉壁因出血呈现分离或多层表现，且主动脉壁增厚超过 0.7cm，行 CT 断层扫描示主动脉壁为新月形或环形增厚改变。本病主要并发症为形成主动脉瘤、假性动脉瘤或溃疡样病变，通过螺旋 CT 扫描及临床表现，可初步对本病做出诊断及鉴别诊断，并为制订临床治疗方案提供较可靠的信息支持。

主动脉穿透性溃疡被认为是由内膜破裂而血液进入内弹力层引起的。随着时间推移，这种渗漏会引起主动脉瘤形成或破裂。主动脉穿透性溃疡典型的影像学特征是一个边缘不规则的袋状突起，伴有内膜钙化和局部壁内血肿。

本例为年轻患者，典型撕裂样胸痛，CT 可见主动脉夹层并局部附壁血栓形成，主动脉内见双腔征象，向下蔓延至右肾动脉上方；破口位于主动脉弓水平，与术中所见基本符合。多层螺旋 CT 有助于查明内膜瓣的剥离程度，分支血管的受累情况，主动脉真腔、假腔、心脏压塞和冠状动脉等情况。急性主动脉夹层死亡率高，立即对疑似急性主动脉夹层患者采取合适的影像学检查、快速明确诊断，对患者预后具有巨大价值。

【诊断要点】

（1）大约 50% 的急性主动脉综合征患者胸部 X 线片是正常的，约 1/3 的患者有纵隔增宽。在临床实践中 CT、超声心动图、MRI 已经成为急性主动脉综合征的确诊方法。

（2）主动脉夹层分型有助于明确是否累及升主动脉、确定治疗方法和更好地判断预后，应在影像学报告中明确进行描述及分型。

（李嘉琪　黄　燕　周淑琴）

第六节　脓　胸

【病例资料】

患者男，64 岁。

主诉：反复咳嗽咳痰 5 个月，加重伴发热气促 10 天，胸痛 5 天。

现病史：患者于 5 个月前开始出现咳嗽咳痰，无胸闷气促，无恶寒发热，无头晕头痛等，未予系统诊治，症状时轻时重。10 天前患者开始出现咳嗽咳痰加重，痰黏、量多、难咳，伴发热寒战，最高体温大于 38℃，气促，无胸闷胸痛，无心慌心悸，无腹痛腹泻，遂至社区医院就诊，经治疗（具体不详）后退热，咳嗽咳痰减轻。5 天前，患者再次出现症状加重，伴右侧胸痛，以胀痛为主，持续不能缓解，咳嗽、深呼吸时加重，自觉低热，遂至院急诊就诊。

既往史：高血压病史 10 年以上，收缩压最高 190mmHg，未服用降压药物，否认冠心病、糖尿病、肾病等其他内科疾病病史；否认结核等传染病病史；否认重大外伤、手术及输血史。

查体：体温 37.5℃，脉搏 114 次/分，呼吸 24 次/分，血压 156/120mmHg。右侧呼吸动度稍差，右肺叩诊呈实音，听诊右肺呼吸音弱，双肺可闻及中量湿啰音。心前区无隆起，无震颤及心包摩擦感，心界无扩大，心率 114 次/分，律齐，各瓣膜听诊区未闻及病理性杂音。

辅助检查：血气分析示酸碱度（pHTC）7.298，氧分压（PO$_2$TC）266.0mmHg，二氧化碳分压（PCO$_2$TC）47.4mmHg，全血乳酸（Lac）2.00mmol/L；血常规：白细胞计数 14.77×10^9/L，中性粒细胞百分比 91.9%；结核抗体检测阴性（−），肺炎支原体抗体 IgM 阴性（−）。

术中所见：入胸探查胸膜增厚明显，胸腔内大量黄白色脓液及脓苔，肺与胸顶、膈肌、前胸壁及后纵隔粘连紧密，右肺完全被增厚胸膜包裹、限制。吸净胸腔脓液及脓苔，松解肺与胸壁粘连。再次探查见右中下肺内脓肿形成，脓肿直径约为 4cm，与家属商量后决定行中下肺叶切除术+胸廓成形术+胸膜剥脱术。

病理：（右中下肺叶）符合肺脓胸病理改变。

【影像图像及分析】

胸部 CT 表现：右侧胸膜增厚，右侧胸腔见大量积液（图 3-3-6-1 长白箭头所示），右侧胸腔见数个小气液平面（图 3-3-6-1 短白箭头、图 3-3-6-2 黑箭头所示）。

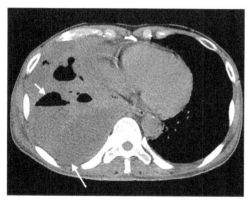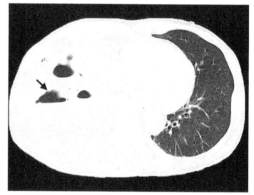

图 3-3-6-1　横断位 CT 平扫纵隔窗　　　　　　图 3-3-6-2　横断位 CT 平扫肺窗

影像诊断：右侧胸膜增厚，右侧胸腔大量积液，并多发包裹性液气胸，结合病史符合脓胸改变。

【案例讨论】

脓胸是指由各种病原微生物引起的胸膜腔感染性炎症，同时伴有外观浑浊、具有脓样特性的胸腔渗出液。按照致病菌则可分为化脓性、结核性和特殊病原性脓胸。细菌是脓胸的最常见病原体。少数脓胸可由结核菌或真菌、放线菌、奴卡菌等所致。肺炎并发的脓胸常为单一菌感染，若为肺脓肿或支气管扩张并发脓胸，则多为混合菌感染。脓胸可发生于任何年龄，但以幼儿、年老体弱及农村患者多见。临床表现为高热、食欲不振、全身不适、胸痛、咳嗽、咳痰、白细胞增多，当胸腔大量积脓影响呼吸时，可出现胸闷、气促甚至休克。

正常情况下脏层胸膜和壁层胸膜十分靠近，胸膜腔为封闭结构。致病菌进入胸膜腔的途径为：①肺部化脓性感染的直接扩散，是最常见的感染途径。②经淋巴管途径，如纵隔、心包及膈下感染经淋巴管侵犯胸膜腔。③全身败血症和脓毒血症的血源性播散。

脓胸的病理过程可分为渗出期、纤维化脓期和机化期。在渗出期，胸腔内见大量渗出物，脏层胸膜保持弹性，维持胸腔形态和容积。在纤维化脓期，胸腔积液浑浊，纤维蛋白沉积，迅速包裹并可出现分隔。在机化期，肉芽组织形成，脏层和壁层胸膜增厚，阻碍肺的进一步复张。

胸部 X 线及 CT 均可用于脓胸的检查。胸部 X 线可见患侧胸腔呈均匀一致的密度增高影，呈典型的"S"形。如伴有支气管、食管瘘可出现液气平面。如出现包裹性脓胸，相应部位可出现包裹阴影。X 线的影像学表现缺乏特征性，不能对脓胸进行定性诊断。胸部 CT 可显示脓胸各期的病理过程，在渗出期，表现为胸腔积液；在纤维化脓期，胸腔积液，部分包裹，增强扫描可见纤维分隔牵拉；在机化期，肉芽组织形成，增强扫描脏层和壁层胸膜明显增厚、强化。胸部 CT 影像比 X 线更具特征性，应作为脓胸的首选影像学检查。

本例患者，CT 表现为胸膜增厚、患侧胸廓体积缩小，胸腔积液，肺组织受压，并多发气液胸，结合患者临床症状，符合脓胸纤维化脓期改变。

【诊断要点】

（1）临床表现为高热、胸痛、咳嗽、咳痰、白细胞增多等胸膜炎症症状。

（2）发病初期胸部 CT 可见大量积液，后出现包裹、分隔、胸膜增厚。

（3）胸部 CT 增强扫描可反映更多胸膜腔病变细节，对于怀疑脓胸的患者，应尽快完善增强扫描检查。

（黄　燕　周淑琴）

第七节　气道异物

【病例资料】

患者男，75 岁。

主诉：反复咳嗽咳痰 5 余年，加重伴气促 10 天。

现病史：患者于 5 年前开始出现咳嗽咳痰，咳白色泡沫样痰，无气促，于吸入刺激性气味或受凉后发作。10 天前患者自觉咳嗽咳痰加重，痰色黄，伴气促，活动后明显，夜间、清晨时加重，昨日至院急诊就诊。

既往史：既往高血压病史 10 余年。否认糖尿病、肾病等其他内科疾病病史；否认肺结核、肝炎等传染病病史。

查体：体温 37.5℃，呼吸 21 次/分，脉搏 87 次/分，血压 132/68mmHg。胸廓对称无畸形，双肺呼吸动度一致，右下肺叩诊呈实音，余双肺叩诊呈过清音，双肺呼吸音粗，右下肺呼吸音减弱，双肺未闻及明显干湿啰音。心前区无隆起，心率 87 次/分，心律齐，各瓣膜听诊区未闻及明显病理性杂音。

辅助检查：血常规示白细胞计数 14.23×10^9/L，中性粒细胞百分比 82.7%，血红蛋白 134g/L，血小板 358×10^9/L；急诊生物化学检验示葡萄糖 7.69mmol/L，钠 136mmol/L，氯 97.3mmol/L；降钙素原 0.22ng/ml，全血乳酸 3.18mmol/L；静脉血厌氧菌培养+药敏定量：涂片/培养 5 天，无菌生长；静脉血血培养+药敏定量：涂片/培养 5 天，无菌生长。癌胚抗原 5.28ng/ml。

气管镜检查：气管黏膜发红，腔内可见少-中量黄白色黏稠分泌物，左主支气管及各叶、段、亚段黏膜发红，表面光滑，管腔通畅，可见大量黄白色黏稠分泌物，未见新生物及出血。右主支气管、右上叶及各段、亚段黏膜发红，表面光滑，管腔通畅，可见少-中量黄白色黏稠分泌物，未见新生物及出血。右中间支气管中部起可见异物堵塞管腔，表面可见肉芽覆盖，管腔肿胀变窄，随呼吸可见少量黄脓痰溢出，气管镜不能探及远端，未见出血。

诊断：右中间支气管区域长条状高密度影，考虑异物，并右肺中下叶不张、实变并阻塞性炎症。

【影像图像及分析】

胸部 CT 表现：双肺支气管-血管束走行紊乱，右肺下叶不张实变，右肺中叶体积明显缩小，右肺中叶见条片状密度增高影，边界模糊；右侧中间支气管区域见长条状高密度影（图3-3-7-1 白箭头、图 3-3-7-2 黑箭头所示），周围见软组织影，中间支气管及下叶支气管完全阻塞，中叶支气管部分尚见充气；气管、左侧主支气管及叶段支气管管腔通畅无狭窄，左肺未见异常密度影。右侧胸腔见少量积液。

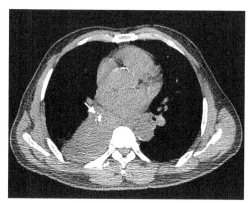 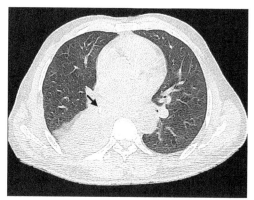

图 3-3-7-1 横断位 CT 平扫纵隔窗　　　　　图 3-3-7-2 横断位 CT 平扫肺窗

影像诊断：右中间支气管区域长条状高密度影，考虑异物，并右肺下叶不张实变，右肺中叶含气不全及阻塞性炎症，右侧胸腔少量积液。

【案例讨论】

气道异物多发生于 5 岁以下的儿童及老年人。外来物经过呛入、吸入等方式进入、停留或嵌顿于气管或支气管内，从而导致一系列症状及并发症。气道异物分为气管异物和支气管异物。由于异物停留嵌顿的位置不同，两者的症状也有所区别。

（1）气管异物症状以呛咳为主，由于气管管径较大，异物常具有一定的活动性，可随呼吸及咳嗽气流移动，引起阵发性咳嗽及显著的呼吸困难。如异物未能及时排出，呼吸道分泌物将显著增加，局部黏膜肿胀，呼吸道不完全堵塞可以发展至完全堵塞，患者表现为不能言语、痛苦面容及 "V" 形手势，其后患者可因缺氧而昏迷甚至死亡。

（2）支气管异物呛入时，症状与气管异物相似。如吸入植物性异物，对黏膜刺激较大，患者可出现高热、咳嗽、咳脓痰等急性支气管炎症状；如吸入金属或塑料异物，局部刺激较轻微，异物可存留在支气管中数月而无症状，后期可由于异物嵌顿造成局部慢性炎症，表现为不同程度的阻塞。

尽管电子支气管镜检查是诊断气道异物的"金标准"，但是实际临床工作中，胸部 CT 扫描是排除气管异物的首选检查。CT 检查能迅速显示患者气管支气管异物的直接征象和间接征象。CT 三维重建技术可对异物存在的部位、大小、形态及与支气管黏膜的具体情况进行直接观察，有助于指导下一步的电子支气管镜检查，并准确将异物取出。

对典型气道异物患者，明确异物吸入史且有剧咳、憋喘等症状，诊断不难。对不典型气道异物的患者，特别是老年人，由于会厌和气管反应较差，常忽略自身的异物吸入病史，故老年患者有不明原因的支气管阻塞以及久治不愈的急、慢性肺炎及肺不张时，应考虑支气管异物长时间停留、嵌顿的可能，特别是金属异物，需作支气管镜及 CT 扫描检查，进一步明确诊断，早诊早治，防止异物造成并发症导致不可逆的肺损害。

本病例为老年患者，因反复咳嗽咳痰等慢性病症就诊检查，完善胸部 CT 检查，清晰显示右肺中间段支气管腔内高密度异物影，右中下肺不张并阻塞性炎症；支气管镜证实右肺中叶支气管异物存在，表面肉芽组织覆盖，管腔肿胀变窄。

【诊断要点】

影像检查发现在气道空腔衬托下的致密阴影，要注意异物可能，并追问病史。对临床怀疑异物吸入，特别是可透 X 线的植物性异物，要完善胸部 CT，利用冠状位、轴位、矢状位及斜切面等多平面细致排查。

（李嘉琪　黄　燕　周淑琴）

第八节　心 脏 压 塞

【病例资料】

患者男，35 岁。

主诉：反复全身水肿 5 月余，加重伴气促 1 周。

现病史：1 周前患者水肿反复，伴有咳嗽无痰、活动后气促，腹胀，自行服用药物后（具体不详）症状未见缓解，遂于本院急诊就诊。

既往史：2019 年 5 月 23 日于广州市某医院诊断为结核性胸膜炎；发现血糖升高史 3 年，未规范降糖治疗。否认高血压、冠心病等其他内科疾病病史，否认肝炎、梅毒等其他传染病病史，否认手术、输血、外伤史。

查体：体温 36.8℃，脉搏 121 次/分，呼吸 21 次/分，血压 139/90mmHg。神志清楚，精神疲倦，发育正常，营养一般，形体偏胖，自动体位，查体合作。胸廓扩大，对称，双侧呼吸动度一致，叩诊呈清音，双肺呼吸音粗，左肺可闻及轻度哮鸣音，其他部分未闻及明显干湿啰音，心前区无隆起，心界扩大，心率 121 次/分，律齐，各瓣膜听诊区未闻及病理性杂音，腹软，腹膨隆，液波震颤（+），脐周叩诊呈鼓音，其余部分叩诊呈浊音，无压痛及反跳痛。

辅助检查：心脏彩超提示部分心包粘连并中-大量心包积液。血气分析：pHTC 7.515，PO_2TC 67.4mmHg，PCO_2TC 31.9mmHg，乳酸 2.40mmol/L，血液剩余碱（BE-B）3.6mmol/L，血氧饱和度（HbO_2）92.0%，碳氧血红蛋白（HbCO）1.6%，标准碳酸氢根（SB）27.5mmol/L。

诊断：心脏压塞。

【影像图像及分析】

胸部 CT 表现：双肺支气管-血管束走行清晰，双肺下叶、上叶见片状阴影，边缘欠清。气管、双侧主支气管及叶段支气管管腔通畅无狭窄。纵隔居中，各区未见明显肿大淋巴结影。心包见大量积液征象，部分包裹（图 3-3-8-1 白箭头所示），增强扫描心包内见多发分隔，心脏明显受压（图 3-3-8-2 白箭头所示）。双侧胸腔后部见液体密度影；双侧叶间裂增厚。

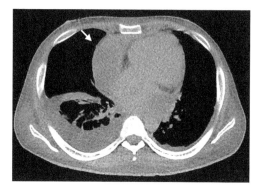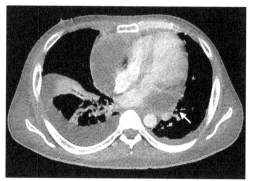

图 3-3-8-1　横断位 CT 平扫纵隔窗　　　　　图 3-3-8-2　横断位 CT 增强纵隔窗

影像诊断：心包大量积液，心脏压塞。

【案例讨论】

心脏压塞（pericardial tamponade，PT）又称为心包填塞。正常心包腔内有 20～50ml 的液体，心包腔内液体量增加称心包积液，一般 80～120ml 不会引起血流动力学的改变，当心包腔内液体量增加到一定程度，心腔内压力随之增高，可引起心室舒张期充盈不良，心排血量明显降低，因体循环及肺循环静脉压均明显增高而产生症状。

在临床上可以导致心脏压塞的常见病因有肿瘤、感染（结核、HIV 等）、医源性/创伤性心包积液、心脏术后综合征、肾衰竭、主动脉夹层或心肌梗死后心脏破裂引起的心包积血等。大量心包积液/积血常导致心脏压塞，短时间内危及患者生命，是急诊常见危重病。患者的症状包括呼吸困难、呼吸急促和疲劳，而常见的症状包括心动过速、颈静脉扩张、心前区安静、低血压、迷走神经功能亢进。

近年来，随着多层螺旋 CT 的使用。其在心血管方面的应用价值得到重视。在现代影像工作中 CT 扫描密度分辨率高，横断面上的组织结构不会重叠，为心包病变的诊断分析提供了可靠的无创性检测手段，并可提供比心脏超声检查更大范围的资料（如肺及纵隔情况）以弥补其不足。心包积液的 CT 表现为围绕在心脏周围非对称分布，其厚度不一的低密度阴影，外缘光滑锐利，内缘与心脏各大血管表面紧密相连，呈新月形或扇形，其最厚部位通常位于左、右壁交界区。舒张期心包脏层与壁层间距为 5～14mm 时，提示心包少量积液，此时积液量少于100ml；舒张期心包脏层与壁层间距为 15～24mm 时，提示心包中等量积液，此时积液量为 100～500ml；舒张期心包脏层与壁层间距大于 25mm 时，提示心包大量积液，此时积液量大于 500ml。积液分布与积液部位有关，少量积液主要分布于前方及左侧方，中量积液分布于前方、左侧及后方，大量积液为全心包积液。在临床工作中主要鉴别以心脏压塞为主要表现的心脏肿瘤、纵隔非精原细胞肿瘤等。

【诊断要点】

（1）如未及时治疗，心脏压塞可危及生命，因此对于心包大量积液的患者，需在报告中着重提出。

（2）CT 可定量分析心包积液，并可显示心脏受压的情况。

（黄 燕 周淑琴）

第九节 自发性气胸

【病例资料】

患者男，18 岁。

主诉：左侧胸闷痛半个月。

现病史：患者于上课时无明显诱因出现左侧胸闷痛，深呼吸、行走时疼痛明显，无呼吸困难，无肢体放射痛，无肢冷汗出等不适，至外院就诊，查胸片提示左侧气胸，肺组织压缩 30%，建议住院治疗，患者拒绝并未予特殊治疗。2020 年 1 月 20 日咳嗽后自觉左侧胸闷痛加重，无心悸，无呼吸困难，无恶寒发热，无肢冷汗出，遂至院急诊就诊。

既往史：2019 年右侧肺大疱切除术病史。否认乙肝、肺结核等传染病病史，无重大心、肺等方面内科疾病，预防接种史不详，否认重大外伤史、手术史及输血史。

查体：体温 36.0℃，脉搏 84 次/分，呼吸 20 次/分，血压 119/82mmHg。神清，精神可，对答切题，查体合作，自动体位。发育正常，营养一般，形体适中。胸廓对称，左肺触觉语颤稍减弱，呼吸音稍弱，双肺未闻及干湿啰音，心前区无隆起，心尖冲动无弥散，未触及震颤，各瓣膜听诊区未闻及杂音。

辅助检查：血常规、生物化学检验、肝功能、心肌酶、肌钙蛋白未见异常。

术中所见：左肺与胸膜无粘连，上叶尖段一处肺大疱破裂漏气明显。显露肺大疱，以切割缝合器切除肺大疱，标本送病理检查。

诊断：左侧气胸。

【影像图像及分析】

胸部 DR 表现：左侧肺野外带见异常透亮无肺纹理区（图 3-3-9-1 白箭头所示），内侧缘可见发线状被压缩肺组织的外侧缘，肺组织被压缩约 70%；右上肺可见线状致密影。两侧肺门未见增大；纵隔略向右侧移位、未见增大；心影大小、形态正常。双膈面光整，左侧肋膈角可见气液平面，右肋膈角清晰锐利。

影像诊断：左侧液气胸，肺组织被压缩约 70%。

【案例讨论】

胸膜腔是位于肺和胸壁之间的不含气体的潜在腔隙。自发性气胸是指肺组织和脏层胸膜破裂，或靠近肺表面的肺大疱、细小气肿疱破裂，呼吸时空气进入胸膜腔导致胸膜腔积气而引发的疾病。

自发性气胸又分为原发性自发性气胸及继发性自

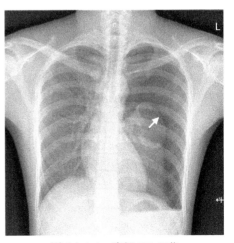

图 3-3-9-1 胸部 DR 正位

发性气胸。原发性自发性气胸者是指患者无肺部基础疾病，好发于年轻男性，峰龄 20～30 岁，患者身材瘦高，体重指数低；继发性自发性气胸即患者合并有慢性阻塞性肺疾病、囊性肺纤维化、肺感染性疾病（如肺脓肿、肺结核）、哮喘等肺部基础疾病，多见于 ≥60 岁的中老年男性。

根据脏层胸膜破口的情况及其发生后胸腔压力的变化，气胸分为闭合性、张力性、交通性三类。如破裂口在肺组织回缩或被渗出物封闭，胸膜腔气体不再增加，此为闭合性气胸；如破裂口形成活瓣，呈单向流通，呼吸时气体只能单向进入胸膜腔，胸膜腔内的气体和压力不断增加，即形成张力性气胸，此型最为凶险；如破裂口持续开启，胸膜腔气体自由进入，抽气后不能保持胸膜腔负压，形成交通性气胸。

部分气胸患者起病前可有持重物、屏气、剧烈体力活动等诱因。大多数起病急骤，典型症状为胸痛，为突发、尖锐、持续性刺痛或刀割样痛，吸气时加剧，多发生在前胸、腋下等部位；随之发生胸闷和呼吸困难，并可因气胸刺激胸膜产生刺激性咳嗽。其中张力性气胸因胸膜腔内压力不断增高，纵隔结构受压，可迅速出现严重呼吸循环障碍，患者常表现为进行性严重呼吸困难，精神高度紧张，烦躁不安，伴有窒息感，并有脉搏细弱而快、血压下降、皮肤湿冷等休克表现，甚至出现意识不清、昏迷，继而发生呼吸、循环衰竭，若不及时抢救可引起患者死亡。

胸部 X 线是诊断气胸的重要手段，主要采用站立位后前位摄片，有时可增加侧位片协助诊断。气胸的典型 X 线表现为胸膜线移位，可见外凸弧形的细线条形阴影，即气胸线，气胸线与胸壁之间无肺纹理，线内为压缩的肺组织。肺组织被压缩程度应用 Kircher 方式来进行量化计算。大量气胸或张力性气胸，常显示纵隔和心脏向健侧移位，因此影像学检查除明确气胸的诊断外，需重点描述纵隔的位置。CT 检查除显示气胸外，亦能显示肺大疱的大小、数量与部位，指导下一步的诊疗工作。

【诊断要点】

（1）胸痛患者，特别是一侧突发胸痛的患者，需仔细查找胸腔内有无肺纹理的透亮区，避免漏诊肺尖区、纵隔侧胸膜下等有遮盖部位。

（2）CT 检查主要以检测肺大疱为目的。对肺大疱大小、数目及分布，需重点描述，对指导手术彻底治疗、防止复发具有重要临床价值。

（黄　燕　周淑琴）

第四章

腹 盆 部

第一节 肠 结 核

【病例资料】

患者男，49岁。

主诉：反复中下腹部疼痛3月余。

现病史：患者于3个月前无明显诱因开始出现腹痛，以中下腹部为主，呈阵发性，下午症状明显，无压痛，伴气上顶感，矢气频，嗳气增多，平素易乏力，无反酸，无恶心呕吐，二便调，排小便时有尿道疼痛感，胃纳一般，眠尚可。遂于外院就诊，完善上下腹CT平扫+增强提示阑尾稍增粗、回肠末端肠壁增厚及回盲部周围少量积液，考虑为炎性病变可能，建议治疗后复查。具体治疗不详，患者自诉服药后症状仍反复，现患者为求进一步系统诊治来院求治，发病以来体重下降9kg。

既往史：无特殊。

专科检查：腹部平坦，未见腹壁静脉曲张，未见胃肠型及蠕动波，腹软，无包块，全腹无压痛及反跳痛，肝脾肋下未触及，肝肾区无压痛及叩击痛，墨菲征阴性，麦氏点无压痛及反跳痛，肠鸣音正常。

诊疗经过：患者入院后完善相关检查，HIV抗体确证检测报告示HIV-1抗体阳性，CD4$^+$ T淋巴细胞检测示CD3$^+$细胞数602g/μl，CD3$^+$CD4$^+$细胞数38/μl，CD3$^+$CD8$^+$细胞数519/μl。患者艾滋病诊断明确，已报填传染病卡；追问病史，患者诉5年前有吸毒史，因注射针头感染，现已戒毒，曾至当地医院进行相关抗病毒治疗（具体不详），半年前自行停药，现已完善传染病报告相关流程，告知患者及医护做好相关防护，结合胸片提示肺结核可能，其腹痛及消瘦不排除肺结核及肠结核可能，完善HCV-RNA定量检测、胸部及全腹CT平扫+增强，以进一步明确诊断，注意追查结果，暂缓小肠镜检查。电话随访患者肺结核诊断明确。

【影像图像及分析】

胸腹部CT表现：①胸部CT示双肺见多发条索状、片状、结节状密度影，边界欠清，以双肺上叶明显，并可见空洞形成（图3-4-1-1白箭头所示），壁薄均匀，未见明确壁结节。②腹部CT：小肠CT造影（CTE）示回盲部，第5、6组小肠见多发肠壁增厚（图3-4-1-2、图3-4-1-3白箭头所示），最厚约0.9cm，呈跳跃状，增强扫描可见黏膜明显强化，回盲部形态尚可见，未见明显挛缩、变形。

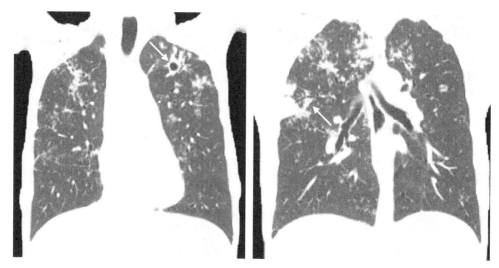

图 3-4-1-1　冠状位 CT 肺窗

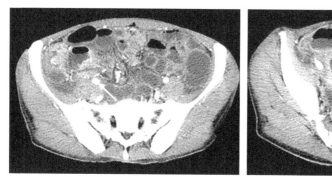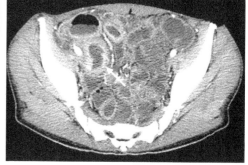

图 3-4-1-2　横断位 CT 增强腹膜窗

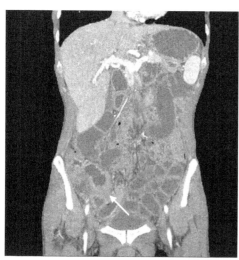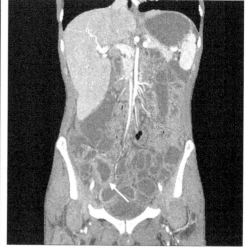

图 3-4-1-3　冠状位 CT 增强腹膜窗

　　影像诊断：①胸部 CT 示双肺多发密度影，考虑感染性疾病，肺结核并空洞形成可能性大，建议临床进一步检查。②腹部 CTE 示回盲部，第 5、6 组小肠多发肠壁增厚并明显强化，考虑炎性病变，结合病史考虑肠结核可能性大，需与克罗恩病相鉴别，建议行小肠镜检查。

【案例讨论】

肠结核（intestinal tuberculosis）是由结核分枝杆菌侵犯肠道引起的慢性特异性感染，以回盲部多见，是最常见的肺外结核病之一，由人型结核分枝杆菌引起。结核分枝杆菌侵犯肠道主要是经口感染，患者多有开放性肺结核或喉结核，因经常吞咽含结核分枝杆菌的痰液而引起本病。主要临床表现为发热、腹痛、腹泻、体重下降等；本病多见于中青年，主要是机体抵抗力下降时，继发于肺结核或体内其他部位结核病。肠结核主要分三型：溃疡型，占 60%；增生型，占 10%；混合型，占 30%。

目前，小肠 CT 造影已成为小肠疾病的首要检查方法。肠结核 CT 主要表现：①肠壁环形增厚伴黏膜溃疡；②肠壁分层或均匀一致强化；③回盲部挛缩变形和固定开口；④淋巴结肿大伴周边环形强化和钙化；⑤腹膜呈饼状、结节状，伴有周边环形强化和钙化；⑥肠管周围脓肿、瘘管形成和肠梗阻。

磁共振小肠造影（magnetic resonance enterography，MRE）由于软组织对比度好，对对比剂增强的敏感性高，既能多层面扫描，又无射线辐射，并能较好地显示肠腔内、外结构，因此逐渐被采用，尤其适用于儿童、孕妇及需要定期复查的年轻患者。

本病主要需要与克罗恩病相鉴别，克罗恩病好发于回肠及右半结肠，病变呈节段性、跳跃性，易发生窦道和肠梗阻，病理无干酪样病变，此为区别于结核的要点。

【诊断要点】

（1）中青年患者有肠外结核，主要是肺结核。

（2）有腹痛、腹泻、便秘等消化道症状；右下腹压痛、腹部肿块或不明原因肠梗阻，伴有发热、盗汗等结核毒血症。

（3）小肠 CT 造影检查发现有肠壁环形增厚伴黏膜溃疡；肠壁分层或均匀一致强化；淋巴结肿大伴周边环形强化和钙化；腹膜呈饼状、结节状，伴有周边环形强化和钙化；肠管周围脓肿、瘘管形成和肠梗阻。

（4）结核菌素试验强阳性或 T-SPOT 阳性。

（5）肠镜检查回盲部炎症、溃疡、息肉或肠腔狭窄。

（周淑琴　王　璐）

第二节　肠　套　叠

【病例资料】

患者男，74 岁。

主诉：反复上腹部疼痛 2 月余，发现肺占位 4 天。

现病史：患者于 2020 年 2 月开始出现上腹部疼痛不适，无腹胀，嗳气无反酸，无恶心呕吐，起初未予重视，后因症状反复发作，2020 年 4 月初至外院查胃镜：①食管炎（A 级）；②胃黏膜食管异位症；③十二指肠球降交界部息肉（已钳除，病理：炎性息肉）；④慢性浅表性胃炎（轻度）。予抑酸护胃治疗，症状稍有改善，但仍反复发作。2020 年 4 月底至本院行肠镜示大肠多发息肉。发病以来体重下降 5kg 以上。

既往史：否认高血压、冠心病、糖尿病、肾病等重大内科疾病病史。否认有肝炎、肺结核等传染病病史。否认外伤、输血及手术史。

专科检查：腹平软，未见胃肠型及蠕动波，全腹无压痛及反跳痛，腹部未触及包块，肝脾肋下未触及，肝肾区无叩击痛，移动性浊音（－），肠鸣音正常。浅表淋巴结未触及肿大。

术中所见：腹腔内未见腹水，距离屈氏韧带约 70cm 处空肠可见小肠肿物并套叠，松解套叠肠管长度约 20cm，近端肠管明显扩张水肿，未见肠管坏死缺血表现，近套叠肠管小肠系膜处可见一大小约 3cm×4cm 的肿物，肿物旁可见多发淋巴结肿大，术中诊断为"小肠肿物（套叠并梗阻）＋肠系膜肿瘤（小肠系膜）"，决定中转开腹行小肠部分切除＋肠系膜肿物切除术。取腹部正中绕脐切口长约 8cm，逐层进入腹腔，保护套保护切口后，松解局部粘连，将小肠及系膜拖出腹腔，沿着肠系膜肿瘤边沿游离，注意保护小肠主干血管，至肠系膜肿瘤及病变肠管近端约 10cm 处完全游离，用直线切割闭合器距离肿瘤肠管近、远端约 10cm 处离断闭合小肠，成侧侧吻合，3-0 倒刺线浆肌层包埋吻合口，取出标本。可吸收线连续缝合关闭系膜裂孔。

【影像图像及分析】

腹部 CT 表现：左下腹第三组小肠聚集，并呈套鞘状，系膜血管进入其中，局部肠壁明显不规则增厚（图 3-4-2-1、图 3-4-2-2 白箭头所示），密度减低，平扫 CT 值约 43HU，增强扫描轻度强化，CT 值约 62HU，其以上水平空肠、十二指肠及胃明显扩张积液，空肠最宽约 5.8cm。

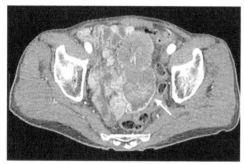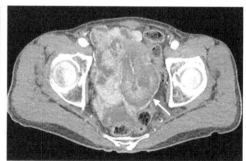

图 3-4-2-1 横断位 CT 增强腹膜窗

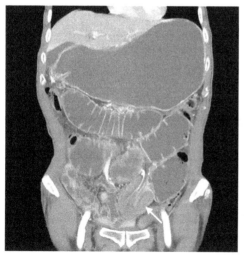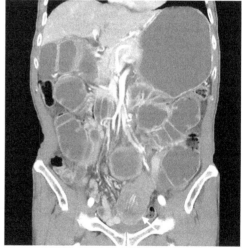

图 3-4-2-2 冠状位 CT 增强腹膜窗

影像诊断：左下腹第三组小肠聚集，呈套鞘状，考虑肠套叠，局部小肠肠壁增厚，合并以上水平空肠、十二指肠及胃梗阻。

【案例讨论】

肠套叠是指一段肠管及与其相连的肠系膜(套入部)被套入与其相邻的一段肠管内(鞘部)，导致肠内容物通过障碍及肠壁血运障碍；肠套叠的机制一般认为是肠蠕动节律紊乱，局部肠环形肌持续性痉挛，剧烈的肠蠕动将痉挛段推入相邻肠腔内形成。

绝大多数为顺行性（近端套入远端），与肠管蠕动方向一致。按套叠部位可分为：回结型（回肠-结肠内）；结肠型（结肠-结肠内）；小肠型（小肠-小肠内）；复杂型。

当发生肠套叠后，由于被鞘部压迫，引起被压肠管不同程度的静脉阻塞、进行性肠壁肿胀，同时动脉受损，黏膜因缺血导致黏液及血液渗出，最后引起血供中断，肠管缺血性坏死，进而引起肠穿孔导致弥漫性腹膜炎，因此及早发现、及早治疗对肠套叠的预后有非常重要的作用。

成人肠套叠无特定的病因，许多肠管病变及其他各种因素均可导致其发生。病理因素以肿瘤最为多见，还包括解剖因素及其他诱发因素等。

成人肠套叠临床症状多不典型，常表现为慢性腹痛，以周期性、间歇性为主要特征，所以容易漏诊或误诊。多层螺旋 CT 快速、方便，可以提供较多的图像信息，增强扫描及冠状、矢状位多平面重建更有助于显示肠套叠发生的部位、范围，同时增强扫描可判断肠壁血运及肠壁是否水肿，是否出现肠壁坏死、穿孔等情况，有助于成人肠套叠病因的鉴别诊断。肠套叠的 CT 表现主要有以下几点。①多层同心圆征：又称靶环征，当肠套叠的长轴与扫描层面垂直时，肠套叠的三层肠壁及夹杂在其间的肠系膜脂肪、肠管内容物共同形成具有同一圆心的多个同心圆；②血管卷入征：血管随肠系膜一起套入相邻肠管腔内，在套叠部形成肠腔内血管影；③彗星尾征：套叠近端肠系膜血管受牵拉而呈现聚拢现象。

【诊断要点】

（1）多层螺旋 CT 可很好地显示肠套叠各部的结构，典型者表现为不同密度的分层结构，较高密度层为增厚的肠壁，而较低密度层为卷入的肠系膜脂肪层。

（2）注意成人肠套叠多为继发性，寻找继发病因同样具有重要临床意义，在分析图像时应仔细观察套叠邻近肠壁有无增厚、有无肿块形成等。

（周淑琴 王 璐）

第三节 胆囊结石，急性胆囊炎

【病例资料】

患者男，67 岁。

主诉：上腹胀痛 5 天。

现病史：患者 5 天前早餐后出现少许上腹疼痛，呈阵发性，疼痛可忍，未向它处放射，无恶心、呕吐，无发热、恶寒，伴皮肤巩膜轻度黄染，无腹泻，自购护胃药口服后症状未见缓解，遂来院就诊。近期无明显体重减轻。纳、眠可。二便调。

既往史：高血压多年，自诉服药血压控制良好。结肠肝曲肠癌（T4aN0M0）手术、化疗史。

查体：体温 35.6℃，脉搏 77 次/分，呼吸 20 次/分，血压 108/64mmHg。全身皮肤黏膜及巩膜轻度黄染。浅表淋巴结无肿大。腹部平软，可见陈旧性手术瘢痕，未见胃肠型及蠕动波。腹壁浅表静脉未见曲张，未发现蜘蛛痣，未触及明显肿块。右上腹压痛（＋），反跳痛（＋）。肝脾未触及肿大。墨菲征（＋），肝区叩击痛（－），叩诊移动性浊音（－），肠鸣音 4 次/分。余查体无特殊。

辅助检查：血常规示白细胞计数 11.94×10⁹/L↑，中性粒细胞百分比 83.2%↑，中性粒细胞计数 9.93×10⁹/L↑。肝功能 12 项：总胆红素（TBIL）73.9μmol/L（↑），直接胆红素（DBIL）37.4μmol/L↑，间接胆红素（IBIL）136.5μmol/l↑。凝血 3 项[甲胎蛋白（AFP）、癌胚抗原（CEA）、CA199]、输血 4 项（生化 7 项、粪便常规、尿常规）均未见异常。粪便隐血试验阴性。

行急诊 CT 检查，显示：①胆囊管结石，急性胆囊炎，胆囊周围炎及局限性腹膜炎；②脂肪肝；③十二指肠憩室。

完善检查后，于腹腔镜下行胆囊切除术、经胆囊管胆总管探查术、腹腔粘连松解术。术中所见：胆囊周围网膜组织粘连，胆囊壁肿胀坏疽，大小约 12cm×8cm×6cm，胆总管无明显增宽，外径约 0.7cm。切开胆囊管至近胆总管交界处，置入胆道镜检查胆总管下段见一直径约 0.3cm 结石，用取石网篮取净结石。十二指肠乳头出口通畅，胆道镜可进入十二指肠，再探查左右肝管出口畅通后，胆囊管残端、胆总管无结石残留。

术后诊断：①胆囊管结石，急性坏疽性胆囊炎；②胆总管结石，急性胆管炎。

【影像图像及分析】

腹部 CT 表现：胆囊增大，胆囊壁肿胀、增厚，外缘毛糙（图 3-4-3-1、图 3-4-3-2 长白箭头所示），周围间隙模糊，见条絮影；胆囊管内见类圆形高密度结石征（图 3-4-3-2A 短白箭头所示）。胆总管下段腔内见小圆形高密度结石征（图 3-4-3-1B、图 3-4-3-2B 短白箭头所示）。

影像诊断：①胆囊管结石，急性胆囊炎，胆囊周围炎及局限性腹膜炎；②胆总管下段小结石。

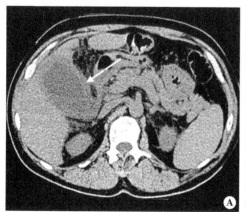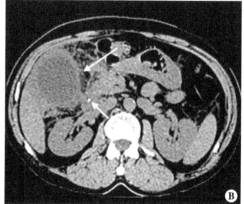

图 3-4-3-1　横断位 CT 平扫腹膜窗

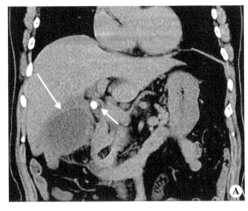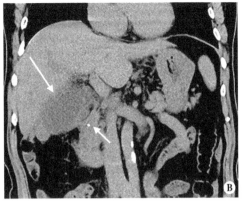

图 3-4-3-2　冠状位 CT 平扫腹膜窗

【案例讨论】

急性胆囊炎（acute cholecystitis）是胆囊结石最常见的急性并发症。

急性胆囊炎的主要病因是梗阻与感染。80%～95%的梗阻是由结石引起的，又称为急性结石性胆囊炎。感染主要由大肠埃希菌、产气杆菌等肠道内革兰氏阴性杆菌及厌氧菌引起。在病变早期，主要为胆囊黏膜的充血、水肿、增厚，伴有大量炎症细胞渗出，为急性单纯性胆囊炎。当病变进展累及胆囊壁全层，黏膜、肌层有破坏，浆膜层表面有纤维素性渗出，胆囊窝内可有积脓，为急性化脓性胆囊炎。当病变进一步进展，引起胆囊壁坏死时，为急性坏疽性胆囊炎，这时胆囊可穿孔，形成胆囊漏及胆汁性腹膜炎。

临床上，急性胆囊炎以女性发病多见。其特征性的临床症状为右上腹疼痛，早期为持续性胀痛，稍后表现为阵发性绞痛，炎症波及浆膜层及壁层腹膜时，出现腹膜炎表现，即右上腹压痛、反跳痛、肌紧张、深呼吸时疼痛加重，可放射至右肩部，伴恶心、呕吐，严重者可有发热、畏寒，部分患者出现轻度黄疸。典型体征为墨菲征阳性。实验室检查示 85%患者有白细胞增多。

需要特别强调的是，临床上有 5%～15%的急性胆囊炎为非结石性胆囊炎，多见于男性、老年人、儿童，常发生于严重创伤、手术、烧伤、休克、麻醉、糖尿病患者。这可能与胆道系统发育结构异常、胆囊缺血、生理功能的降低及细菌感染等因素有关。该类胆囊炎患者腹痛症状或体征容易被其他严重病变遮盖而延误诊断、治疗。日常工作中要有这个警惕性。

气肿性胆囊炎（emphysematous cholecystitis）更为少见，约占急性胆囊炎的 1%。由产气杆菌感染所致的急性坏死性炎症，在高龄患者，糖尿病、心血管疾病患者发病率高。炎症进展迅速，胆囊壁缺血坏死，胆囊壁内出现气体，气体可经坏死灶破口进入胆囊腔内，也可以从浆膜穿孔处向胆囊周围弥散。气肿性胆囊炎并发症严重，应尽早手术治疗。

《急性胆囊炎东京指南核心要点（2018 版）》推荐急性胆囊炎影像学检查首选超声，当腹部超声无法明确急性胆囊炎时，推荐 MRI/磁共振胰胆管成像（MRCP）。当怀疑胆囊穿孔时，推荐 CT 检查。当怀疑坏疽性胆囊炎时，推荐增强 CT 或增强 MRI 检查。

无论何种影像学检查，其典型的影像学表现可概括为：胆囊壁增厚（厚度大于 3mm），胆囊增大，胆囊周围渗出、积液，邻近肝组织水肿。胆囊壁增厚通常为弥漫性增厚，偶可表现为结节状增厚；胆囊壁增厚的征象亦可因胆汁淤积、胆囊内压力增加而不显著。气肿性胆囊炎可见胆囊壁或胆囊腔内积气。CT 增强扫描可以帮助判定胆囊壁有无坏疽、有无合并胆囊其他病变。急性胆囊炎的胆囊壁于增强扫描时呈显著强化且连续、光整，外缘模糊；当胆囊壁出现非对称性增厚，伴有斑片状不强化的低密度区时（即呈不连续强化），常提示坏疽性胆囊炎。

典型的临床症状、体征，加上 CT 平扫，大部分急性胆囊炎可以确诊。该案例患者有胆囊结石，餐后出现右上腹阵发性疼痛，体格检查示右上腹压痛、反跳痛，墨菲征均呈阳性，CT检查有典型的影像学表现，确诊急性结石性胆囊炎非常容易。遗憾的是，急诊 CT 报告漏了胆总管小结石这一诊断。胆总管结石虽小，可能也是引起患者出现轻度黄疸的原因之一。对于胆囊结石患者，务必要仔细查看有无胆总管结石。

【诊断要点】

急性胆囊炎诊断要点如下。

（1）绝大多数为结石性胆囊炎；5%～15%为非结石性胆囊炎。

（2）右上腹疼痛，阵发性，可放射至右肩部，伴发热，可有轻度黄疸；墨菲征阳性。

（3）85%患者白细胞升高。

（4）典型的影像学表现为胆囊壁增厚、胆囊增大、胆囊窝积液，增强后胆囊壁明显强化。

（周淑琴　王　璐）

第四节　胆总管结石

【病例资料】

患者女，81 岁。

主诉：右上腹隐痛 10 余天。

现病史：患者 10 天前出现右上腹隐痛，未予重视，隐痛仍未缓解，遂来院急诊就诊。入院时神清，精神可，无发热、恶寒，无身目黄染。近期无明显体重减轻。纳、眠可。二便调。

既往史：肝囊肿；胆囊结石；高血压，自诉服药控制血压良好；无手术史。

查体：体温 35.6℃，脉搏 77 次/分，呼吸 20 次/分，血压 108/64mmHg。腹平软，腹壁无浅表静脉怒张，腹壁未及包块，肝脾肋下未触及。全腹压痛（-）、反跳痛（-），墨菲征（-），麦氏点压痛（-），肝区叩击痛（-），双肾区叩击痛（-），移动性浊音（-），肠鸣音正常。余查体无特殊。

辅助检查：肝功能 12 项示 γ-谷氨酰基转移酶（GGT）109U/L↑；尿常规示尿葡萄糖（干化学）（+++）↑；血常规、凝血 3 项（甲胎蛋白、癌胚抗原、糖链抗原 19-9）输血 4 项、生物化学检验 7 项、粪便常规均未见异常；粪便隐血试验阴性。

急诊 CT 检查显示：①胆总管多发结石，肝内外胆管轻-中度扩张；②胆囊多发结石，慢性胆囊炎；③肝囊肿。

入院后，完善各项检查，行经腹腔镜胆总管切开取石伴 T 管引流术、胆囊切除术。

术中所见：胆总管外径约为 2.6cm，可触及质硬柱形结石。胆囊大小约 10cm×8cm×5cm，明显增大，胆囊壁增厚，并与网膜粘连。

术后诊断：①胆总管多发结石；②胆囊多发结石，慢性胆囊炎。

【影像图像及分析】

腹部 CT 表现：胆总管明显增宽，胆总管腔内高密度结石充填（图 3-4-4-1A、B、C 及

图 3-4-4-2 白箭头所示），胆总管壁稍增厚；结石水平以上肝内、外胆管普遍轻-中度扩张（图 3-4-4-1D 白箭头所示）。胆囊增大，胆囊壁稍增厚，胆囊内见多发小斑点状高密度结石（图 3-4-4-1E 白箭头所示）。

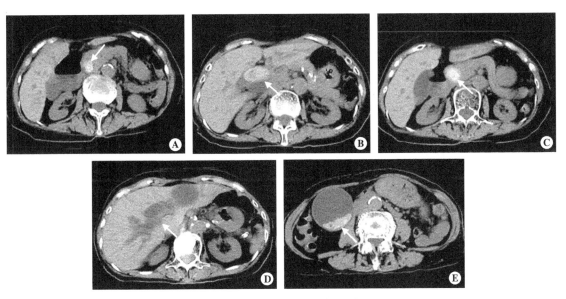

图 3-4-4-1 横断位 CT 平扫腹膜窗

影像诊断：①胆总管多发结石，肝内外胆管轻-中度扩张；②胆囊多发结石，慢性胆囊炎。

【案例讨论】

胆管结石（cholangiolithiasis）为胆道系统常见疾病，是引起胆管炎性狭窄或黄疸的主要原因。胆管结石分为肝内胆管结石和肝外胆管结石。肝内胆管结石是指左右肝管汇合区及其以近胆管分支内的结石，几乎均是胆红素性结石，常多发，形状不规则，质软易碎，剖面无定形，有时呈泥沙样，可呈弥漫型、区域型及散在分布，左叶较右叶略多见。受累胆管呈柱状或囊状扩张，结石累及的局部往往有胆管狭窄。肝外胆管结石主要指胆总管结石，可来源

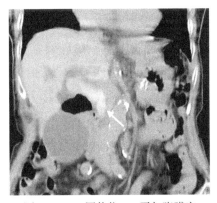

图 3-4-4-2 冠状位 CT 平扫腹膜窗

于胆囊、胆管内结石或直接形成于胆总管内。来源于胆囊者称为继发性结石，以胆固醇性结石为主；肝内胆管结石下降或直接形成于胆总管者称为原发性结石，以胆色素性结石为主。当胆总管结石嵌顿于胆总管下段，引起胆道梗阻扩张，此时结石可浮起，胆管再通，如此反复发作，十二指肠乳头反复炎性变，致乳头肥厚，胆总管下段狭窄。急性嵌顿时，可引起急性梗阻性胆管炎，严重者可引起化脓性炎症。结石嵌顿常可致胰腺的急、慢性炎症；部分结石排入十二指肠，可引起胆石性肠梗阻。肝外胆管结石的临床表现主要取决于有无梗阻和感染。如结石阻塞胆总管下端并继发胆管炎，则出现典型的 Charcot 三联征，即腹痛、寒战高热和黄疸。腹痛多为绞痛，多在剑突下和右上腹部，呈阵发性刀割样，向右后肩背部放射，伴恶心、呕吐。胆绞痛多发生于进油腻食物或体位改变后。约 2/3 的患者在胆绞痛后出现寒战高热，主要是由胆道内压力升高，胆道感染逆行扩散所致。若结石嵌顿于 Vater 壶腹而不能松解时，在胆绞痛和高

热后 1～2 日即可出现黄疸。肝内胆管结石的临床表现多不典型，在间歇期仅有肝区和胸背部不适和胀痛；急性发作期常有发热和胀痛，可出现黄疸。合并胆管化脓性感染，则出现寒战高热，甚或休克。体格检查时，肝呈不对称性肿大，肝区有压痛和叩击痛。

诊断胆管结石主要依据临床症状、影像学检查。在临床工作中，对于怀疑胆管结石的急诊患者，可先行上腹部 CT 检查。CT 平扫可清晰地显示大部分胆系结石的大小、形态、数目及部位，结石密度可分为高密度、等密度（软组织密度）、低密度和混合密度。多发结石可充满一段胆管呈串珠样或铸型。约 20% 的结石与胆汁密度接近，CT 平扫不易显示，可仅表现为胆总管的突然中断，此时需进一步增强检查。增强扫描未见强化，多提示结石；对于那些轻-中度强化的小赘生性病变，非常容易漏诊，阅片时，需仔细观察。此外，MRI 的 T_2WI 序列及 MRCP 可作为补充。大部分结石 T_2WI 序列表现为胆管内低信号影，边缘围绕有高信号的胆汁；MRCP 显示胆管内的充盈缺损；梗阻点以上胆管扩张呈枯树枝状。

本案例患者为老年女性，有胆囊结石病史，因右上腹隐痛 10 余天未缓解而就诊，无发热、黄疸，体格检查阴性，实验室检查 γ-谷氨酰基转移酶升高，但胆红素、白细胞、中性粒细胞均未见异常。单凭这些临床症状、体征和实验室检查，尚不能排除胆管结石，需要行进一步影像学检查。急诊 CT 显示胆总管扩张，腔内多发铸型高密度结石，以上肝内、外胆管轻-中度扩张。此时诊断非常明确。但实际工作中，有一些病例诊断困难，需要多模态影像学检查与实验室检查密切结合。作为影像科医生，在阅片时，需要将胆管结石与胆管内的小血块、息肉、乳头状瘤和胆管癌相鉴别。

对拟行手术治疗的胆管结石患者进行规范的 CT、MRI 检查，实现肝胆管结石三维可视化，不仅有助于术前的准确诊断，还可为手术方案个体化规划和手术入路选择提供决策性意见，指导肝胆管结石的精准治疗。

【诊断要点】

（1）胆管结石主要指胆总管及肝内胆管结石，分胆固醇结石、胆色素结石和混合性结石三类。

（2）间歇期可无症状，或仅有右上腹疼痛，间歇性寒战、发热等。

（3）急性发作时，可有疼痛、发热、寒战及黄疸，即 Charcot 三联征。

（4）CT 可清晰地显示大部分胆系结石的大小、形态、数目及部位；与胆汁密度接近的结石，CT 平扫不易显示，需进一步行增强扫描及 MR 扫描（T_2WI、MRCP）。

（周淑琴　王　璐）

第五节　附件囊肿蒂扭转

【病例资料】

患者女，23 岁。

主诉：突发中下腹疼痛 2 天。

现病史：患者月经 14 岁初潮，平素月经欠规则，15～30 天一潮，5 天干净，量适中，痛经（＋），末次月经（LMP）为 2020 年 11 月 1 日。发病前一日晚有性生活，次日下午开始出现中下腹部持续性疼痛，痛甚时伴恶心、呕吐、冷汗出。无发热，无阴道流血，带下量不多。经休息后症状不缓解，遂来我院急诊科就诊。入院见：神清，精神稍疲倦，持续性中下腹疼痛，与体位无关，伴恶心欲呕，无腹胀、腹泻，无阴道流血，带下量不多，无发热恶寒，无头晕头痛，无咳嗽咳痰，无胸闷心悸。纳、眠一般。二便尚调。

既往体健。

查体：体温 37.4℃，脉搏 71 次/分，呼吸 20 次/分，血压 107/84mmHg。腹软，中下腹压痛（－），反跳痛（±），移动性浊音（－），肝脾肋下未扪及，墨菲征（－），麦氏点压痛（－）。肠鸣音正常。双肾区叩击痛（－）。妇科检查：外阴正常，阴道通畅，分泌物量不多，宫颈表面光滑，无举摆痛，子宫前位，常大，活动可，无压痛，子宫前方可扪及囊性肿物约 12cm×10cm，边界尚清，轻触痛。余体格检查无特殊。

辅助检查：β-人绒毛膜促性腺激素（β-hCG）＜0.1U/L；血孕酮 16.16nmol/L。血常规示白细胞计数 11.14×10⁹/L↑，中性粒细胞百分比 72.5%（正常范围内），中性粒细胞计数 8.07×10⁹/L↑，血红蛋白 127g/L。肝功能、凝血 6 项、输血 4 项未见异常。糖链抗原 125、糖链抗原 15-3、糖链抗原 19-9、甲胎蛋白、癌胚抗原、鳞癌相关抗原均未见异常。神经元特异性烯醇化酶 18.7ng/ml↑。急诊腹部 CT 检查，考虑右侧附件囊肿并蒂扭转可能。

于腹腔镜下行右侧输卵管及囊肿切除、盆腔粘连松解术。术中探查：大网膜与右侧附件粘连并包裹，子宫被遮蔽，分离粘连后见右侧输卵管囊性肿物大小约 12cm×10cm×12cm，表面暗紫色，蒂部扭转 2 圈，右侧输卵管呈黑色，右侧卵巢外观皮色尚可。子宫正常大小，左侧卵巢外观正常。术后大体：肿物主要来自于右侧输卵管系膜，囊内容物为白色稀薄液体，部分为血性液体；囊壁光滑，未见乳头状物。术后病理：右侧输卵管副中肾管囊肿，蒂扭转伴出血、梗死。

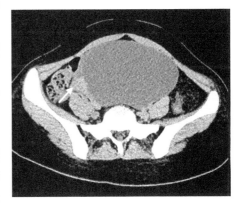

图 3-4-5-1　横断位 CT 平扫腹膜窗

术后诊断：右侧输卵管副中肾管囊肿蒂扭转伴出血、梗死。

【影像图像及分析】

盆腔 CT 表现：盆腔内中线处见巨大低密度囊性团块，与右侧附件分界不清（图 3-4-5-1、图 3-4-5-2 白箭头所示），囊腔内密度均匀，内壁光整，未见明确壁结节；病变右侧缘旁见少许积液征。子宫形态、密度无异常。左侧附件区未见占位征象。盆腔未见肿大淋巴结。

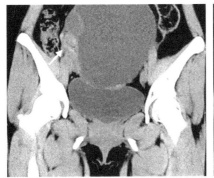
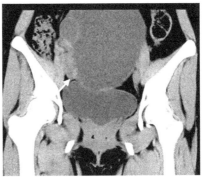

图 3-4-5-2　冠状位 CT 平扫腹膜窗

影像诊断：盆腔巨大囊性占位，考虑右侧附件来源，囊肿可能，周围少量积液，考虑合并蒂扭转。

【案例讨论】

发生在附件的囊肿性病变有很多，按其性质可分为肿瘤性、非肿瘤性。狭义的附件囊肿指的是非肿瘤性囊肿，包括泡状附件（morgagni cyst）、副中肾管囊肿（mullerian cyst）、子宫内膜异位囊肿（endometriosis cyst）、皮质包涵囊肿（cortical inclusion cyst）、单纯性囊肿（simple cyst）、卵泡囊肿（follicle cyst）、黄素化卵泡膜囊肿（luteinized follicle cyst）、黄体囊肿（corpus luteum cyst）、卵巢网囊肿（rete ovarii cyst）。

附件囊肿蒂扭转是妇科常见急腹症之一，发生率为 9%～17%，多发生在中等大小、蒂长、重心偏于一侧且活动度大的囊肿。以育龄期女性多见，也有青少年附件囊肿蒂扭转的报道。本病多发生于意外暴力或突然改变体位时。急性扭转早期，囊肿蒂部有压痛；中晚期，因病灶静脉回流受阻，呈高度充盈状态，病灶体积增大，血管破裂，此时整个囊肿都有压痛。扭转时间过长，动脉血流亦受阻，囊肿可发生坏死或破裂，亦可伴发卵巢、输卵管的缺血、坏死。

临床表现为突发单侧下腹剧烈疼痛，可伴有恶心、呕吐，偶有低热，伴发感染时，出现高热。查体见腹肌紧张、压痛，可有反跳痛。患侧附件区可触及包块，与子宫分界清晰，当扭转较重时，病灶与子宫分界不清。实验室检查示白细胞计数稍增高，伴发感染时，白细胞计数明显升高。

急症患者影像学检查以超声和 CT 为主。附件的非肿瘤性囊肿可单侧或双侧发病，多呈类圆形无回声或低密度团块，单房或多房，边界清晰，内壁光整，无明确壁结节。中等大小的病灶重心偏向一侧生长，易发生蒂扭转，扭转蒂部增粗，可呈结节状，位于囊肿边缘，当密度增高时，提示扭转蒂内有出血，周围间隙可见少许渗出；当靠近蒂部的囊肿内壁出血时，表现为囊壁局部增厚、密度增高。囊肿破裂后，病灶周围、盆腔内可见广泛积液，以直肠子宫陷凹积液为著。

本案例患者为年轻女性，无停经史，CT 检查提示右侧附件来源囊性病变，因患者近两日出现突发下腹痛，查体子宫前方包块有触痛，所以临床考虑右侧附件囊性病变伴蒂扭转。手术证实：右侧输卵管副中肾管囊肿扭转，伴出血、梗死，无破裂。

【诊断要点】

附件非肿瘤性囊肿蒂扭转的诊断要点：

（1）患者常有突发单侧剧烈下腹痛，可伴有恶心、呕吐，偶有发热。

（2）查体附件区触及包块，有压痛，可有反跳痛、移动性浊音阳性。

（3）实验室检查可见白细胞轻度升高。

（4）超声、CT 检查见附件区异常囊性包块，多位于腹正中线或子宫前方、盆底，扭转蒂部增粗呈结节状，位于病灶边缘；伴有出血时，密度增高；囊肿内出血时回声、密度不均；破裂后，病灶周围及盆腔内见广泛积液。

（王　璐　周淑琴）

第六节　腹股沟疝并嵌顿

【病例资料】

患者男，77 岁。

主诉：右侧腹股沟可复性肿物 1 年，不可回纳 4 天。

现病史：患者于 1 年前开始发现右侧腹股沟无痛性可复性肿物，如鸡蛋大小，无伴下腹坠胀不适，直立或行走时突出明显，平卧时可回纳，无咳嗽咳痰，可突入阴囊，无红肿热痛，无恶心呕吐，大小便基本正常。当时患者未予重视，未行进一步治疗。2018 年 10 月 4 日患者出现腹部胀痛不适，随后腹痛逐渐加重，恶心呕吐，伴右侧腹股沟区肿物不能回纳，患者在家未就医，随后腹痛腹胀症状加重，遂就诊于社区卫生服务中心，考虑腹股沟疝嵌顿，建议转院治疗。

既往史：既往患有高血压、糖尿病、冠心病病史，现口服药物控制，否认肝炎、肺结核等传染病病史，否认慢性肾病等病史，否认外伤及输血史。

专科检查：腹部稍膨隆，压痛（＋），无反跳痛及肌紧张，叩诊呈鼓音，肠鸣音亢进；直立时，右侧腹股沟椭圆形肿物突出，大小约 8cm×6cm，突入阴囊，压痛（＋），平卧时不可回纳。

术中所见：腹腔镜下见右侧腹股沟区内环口缺损约 3cm，嵌顿为距离回盲部 20～30cm 小肠，近端小肠广泛扩张水肿，肠管活血尚好，其中一处小肠对系膜缘处见一直径约 0.5cm 穿孔，穿孔边缘略瘀黑，疝囊内、右侧髂窝区见小肠粪水，术中证实为右侧腹股沟嵌顿斜疝伴小肠穿孔。抽吸冲洗腹腔内粪水，将嵌顿小肠回纳腹腔，反复冲洗疝囊后，缝合关闭内环口，行腹股沟斜疝修补术，将小肠穿孔处暂时缝合关闭；取正中切口长约 4cm，逐层入腹，进腹后将小肠牵拉出腹腔外，打开穿孔部位，行小肠减压，减压完毕后切除穿孔边缘，见小肠肠壁活性良好，遂予间断横向缝合，行小肠修补，再次反复冲洗腹腔，吸净，留置盆腔引流管1 条，逐层关腹。

【影像图像及分析】

腹部 CT 表现：右侧腹股沟管扩大，见邻近小肠肠管及肠系膜脂肪组织疝入其中（图3-4-6-1、图 3-4-6-2 短白箭头所示），其以上小肠肠管扩张（图 3-4-6-3 白箭头所示），并见多发气液平面。右侧睾丸鞘膜腔内见大量液体密度影（图 3-4-6-2 长白箭头所示）。

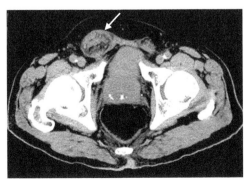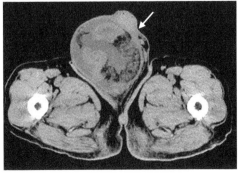

图 3-4-6-1　横断位 CT 平扫腹膜窗

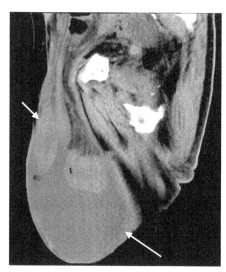
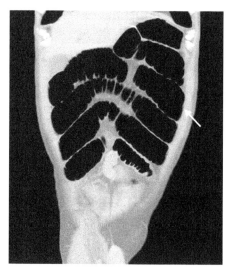

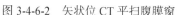

图 3-4-6-2　矢状位 CT 平扫腹膜窗　　　　　　图 3-4-6-3　冠状位 CT 肺窗

影像诊断：右侧腹股沟区改变，考虑腹股沟疝，疝内容物为邻近小肠肠管及肠系膜脂肪组织；疝囊嵌顿，并其以上小肠梗阻，建议行进一步检查；右侧睾丸鞘膜腔大量积液。

【案例讨论】

腹股沟疝是指腹腔内脏器通过腹股沟区的缺损向体表突出所形成的包块，是最常见的腹外疝，约占 90%。患者易出现疼痛、恶心、呕吐、便秘等症状，影响正常生活。根据疝环与腹壁下动脉的关系，腹股沟疝分为腹股沟斜疝和腹股沟直疝两种。斜疝最为常见，约占 95%，多发生于男性，且右侧发生率比左侧高。

1. 可复性疝

临床特点是腹股沟区出现一个可复性肿块，仅在患者站立、劳动、行走、跑步、剧咳或患儿啼哭时出现，平卧或用手压时肿块可自行回纳、消失，一般无特殊不适。

2. 滑动性斜疝

临床特点为较大而不能完全回纳的难复性疝。滑出腹腔的盲肠常与疝囊前壁发生粘连。除了肿块不能完全回纳外，尚有消化不良和便秘等症状。滑动性疝多见于右侧。

3. 嵌顿性疝

常发生在劳动或排便等腹内压骤增时，通常都是斜疝。临床特点为疝块突然增大，并伴有明显疼痛。平卧或用手推送肿块不能回纳。肿块紧张发硬，且有明显触痛。嵌顿的内容物为大网膜时，局部疼痛常轻微；如为肠袢，不但局部疼痛明显，还可伴有阵发性腹部绞痛、恶心、呕吐、便秘、腹胀等机械性肠梗阻的病症。疝一旦嵌顿，上述症状逐步加重，如不及时处理，终将成为绞窄性疝。

4. 绞窄性疝

临床症状多较严重，患者呈持续性剧烈腹痛，呕吐频繁，呕吐物含咖啡样血液或出现血便；腹部体征呈不对称腹胀，有腹膜刺激征，肠鸣音减弱或消失；腹腔穿刺或灌洗为血性积液；体温、脉率、白细胞计数渐上升，甚至出现休克体征。

多层螺旋 CT 扫描速度快，并且具有强大的图像后处理技术，能全方位地显示疝囊及疝环，明确疝内容物来源、疝出途径及其与周围组织结构的解剖关系等细节，对腹股沟疝的临床诊断、鉴别诊断、治疗方式选择及评估手术风险、选择手术方式等都有重要的指导意义。

【诊断要点】

（1）腹股沟斜疝多见于儿童及青壮年，经腹股沟管突出，可进入阴囊中，占腹股沟疝的 95%。右侧比左侧多见；精索在疝囊后方，疝囊颈在腹壁下动脉外侧多见。

（2）腹股沟直疝多见于老年，从腹壁下动脉内侧的腹股沟三角区直接由后向前突出，不进入阴囊，仅占腹股沟疝的 5%。当站立时，疝块出现，平卧时消失，极少嵌顿。

（3）多层螺旋 CT 后处理重建技术有助于清晰显示疝囊及疝环结构。

（周淑琴　王　璐）

第七节　腹　内　疝

【病例资料】

患者男，29 岁。

主诉：腹部隐痛不适 1 个月余。

现病史：患者于 1 个月前无明显诱因出现腹部隐痛不适，以上腹部及中腹部为主，伴有嗳气，无反酸，进食后出现恶心欲呕，无呕血及便血，无黑便，无恶寒发热，无腹泻，无身目黄染，无腰痛及尿痛等其他不适，未行系统诊治。2018 年 10 月 13 日患者出现上腹部疼痛剧烈，并放射至背部，伴有疲倦乏力及胃灼热，解黑便 1 次，无恶心呕吐，无呕血，无恶寒发热，无头晕乏力，遂于 10 月 14 日至当地医院就诊。自诉查胃镜提示：①反流性食管炎；②慢性胃炎伴糜烂；③十二指肠球部溃疡（未见详细资料）。该院予药物抑酸护胃、促进胃动力及抗感染等综合治疗后，患者腹痛症状缓解不明显。1 周前上述症状加重，疼痛部位以剑突下、双侧胁肋部、左侧腹股沟区明显，伴有进食后恶心欲呕，活动后即呕出胃内容物，晚餐后明显，休息无明显缓解，无肛门停止排气，无恶寒发热，大便 2～3 次/日，量中、质烂、色黄，无黏液脓血便，无黑便，为求进一步系统诊治，由门诊拟"腹痛（查因）"收入院。近期体重无明显下降。

既往史：无特殊。

专科检查：腹平坦，未见腹壁静脉曲张，未见胃肠型及蠕动波；全腹软，上腹部及中腹部压痛（+），反跳痛（±），墨菲征（+），麦氏点压痛（－），全腹未扪及包块，肝脾肋下未触及，肝区叩击痛（±），双肾区无明显叩击痛，移动性浊音阴性，肠鸣音 4～5 次/分。

手术经过：腹腔镜下见空肠起始部与屈氏韧带交接处肠系膜见一缺损，大小约 3cm×3cm，大量小肠经该肠系膜裂孔疝入，部分粘连成团，近端小肠可见轻度水肿、积气，肠管血运良好，蠕动可，未见缺血坏死，其余肠管、双侧腹股沟均未见异常，遂决定行腹腔镜下"腹内疝复位术+横结肠系膜裂孔修补术+肠粘连松解术"。使用超声刀分离粘连，并将疝入的小肠复位，3-0 可吸收线关闭系膜裂孔，使用多糖止血修复生物胶液冲洗腹腔，检查腹腔无活动性出血及横结肠系膜创面无渗血，拔除穿刺套管，放净腹腔内气体，缝合穿刺孔关腹。

【影像图像及分析】

腹部 CT 表现：十二指肠降段以远及空肠位于右上腹，排列呈"C"形（图 3-4-7-1、图 3-4-7-2 白箭头所示），肠腔未见积液、积气、扩张，密度稍减低。

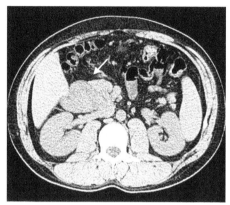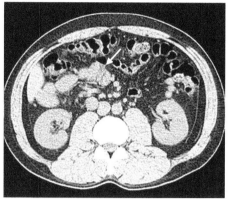

图 3-4-7-1　横断位 CT 平扫腹膜窗

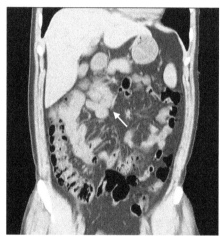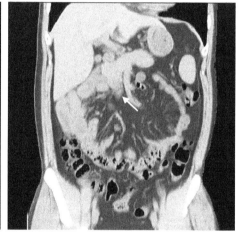

图 3-4-7-2　冠状位 CT 平扫腹膜窗

影像诊断：十二指肠降段以远及空肠位于右上腹，排列呈"C"形，注意腹内疝（右侧十二指肠旁疝），肠管密度稍减低，未排除轻度水肿；未见肠梗阻征象。

【案例讨论】

腹内疝是指腹腔内脏器或组织通过腹膜或肠系膜的正常或异常孔道、裂隙离开原来位置进入腹腔内的某一解剖间隙，是急腹症的重要原因之一，发生率低，占肠梗阻病因的 0.2%～0.9%。

临床表现无特异性，起先多为单纯性肠梗阻，腹痛为突发或逐渐加重伴恶心、呕吐，腹胀及肠鸣音亢进；若病情进展较快，将出现腹水、肠绞窄、肠坏死及肠穿孔和腹膜炎，严重者可发生休克甚至死亡。

按致病因素分为原发性和继发性两类：①原发性腹内疝，是指腹腔脏器突入先天性腹内孔隙而引起的腹内疝；②继发性腹内疝，是指腹部手术或腹部创伤和感染后形成的正常的、病理性的孔隙，在某种情况下，肠管突入其中而引起腹内疝。

根据发生位置分为十二指肠旁疝（53%）、盲肠周围疝（13%）、网膜孔疝（8%）、经肠系膜疝（8%）、乙状结肠周围疝（6%）、吻合口后方疝（5%）。

腹部 CT 检查是腹内疝的首选检查手段，有助于术前诊断和分型。CT 主要表现：①肠管位置改变，位于异常位置的一簇固定的、扩张的肠袢聚集形成囊袋状肿块，被或不被膜性结构包绕，输入段及输出段狭窄；②肠系膜血管改变，肠系膜血管在疝口处聚集、充血、拉伸、移位和扭曲；③疝入的肠袢完全梗阻时显示扩张、积液；④若发生绞窄，缺血肠袢可显示肠壁水肿增厚、肠壁积气，增强后无强化或强化减低。

【诊断要点】

（1）腹内疝临床表现无特异性，是小肠梗阻的病因之一，易形成闭袢、发生肠管绞窄、缺血、坏死；早期诊断及积极手术治疗可以大大降低其严重并发症的发病率和死亡率。

（2）腹内疝的特征性 CT 表现有助于术前诊断和分型，并可以判断肠管是否绞窄，有助于临床医生准确评估病情，对临床治疗起到重要的指导作用。

（周淑琴　王　璐）

第八节　肝　脓　肿

【病例资料】

患者女，48 岁。

主诉：上腹部胀痛 2 天。

现病史：患者 5 日前出现右上腹痛，伴发热，经急诊治疗，症状反复，发热不减，今日再次至院急诊就诊。现神清，精神疲倦，反复发热，右上腹疼痛，无巩膜皮肤黄染，无恶心呕吐等不适。纳、眠可。2 日无大便，小便调。

既往史：有乙型肝炎（小三阳）40 余年，已停药多年，药物未详。曾行剖宫产手术。

查体：体温 38.9℃，脉搏 102 次/分，呼吸 20 次/分，血压 116/81mmHg。全身皮肤及巩膜无明显黄染。腹平软，腹壁无浅表静脉怒张，未及包块，肝脾肋下未触及。肝区叩击痛（+），余腹部压痛（－）、反跳痛（－），墨菲征（－），麦氏点压痛（－），双肾区叩击痛（－），移动性浊音（－），肠鸣音正常。余查体无特殊。

辅助检查：血常规示白细胞计数 22×10^9/L↑，中性粒细胞百分比 74%（正常范围内），中性粒细胞计数 16.27×10^9/L↑。急诊生物化学检验示葡萄糖 9.58mmol/L↑。血淀粉酶（AMY）、血脂肪酶（LIP）未见异常。肝功能示谷丙转氨酶（ALT）99.6U/L↑，谷草转氨酶（AST）80.4U/L↑；γ-谷氨酰基转移酶 68U/L↑；直接胆红素（DBIL）9.1μmol/L；前白蛋白（PA）157mg/L↓。凝血功能：纤维蛋白原（FIB）8.26g/L。乙肝表面抗原定量（发光法）5987.0COI↑。甲胎蛋白测定无异常。尿常规未见异常。

行急诊腹部 CT 平扫及增强检查，结果显示：①肝脏多发低密度结节、肿块，考虑肝脓肿；腹膜后多个淋巴结增大；②胆囊结石，慢性胆囊炎。

入院完善检查后，于超声引导下，行肝脏囊实性病变穿刺并置管引流。于肝脏较大病灶抽出暗红浑浊脓液 5ml。左、右肝脓肿置管引流，引流出绿色脓液。菌培养证实为肺炎克雷伯菌感染。

临床诊断：①肝脓肿；②胆囊结石，慢性胆囊炎；③乙肝表面抗原携带者；④糖尿病；⑤剖宫产术。

【影像图像及分析】

腹部CT表现：肝左、右叶多发稍低密度结节、肿块（图3-4-8-1白箭头所示），边缘模糊；增强扫描，动脉期，病灶边缘及分隔明显强化（图3-4-8-2白箭头所示），门静脉期及延迟期持续强化，夹杂斑片状无强化低密度区（为细小脓腔相互融合而成），呈蜂窝状改变，即"簇状征"或"花瓣征"（图3-4-8-3～图3-4-8-6白箭头所示）。

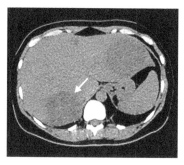 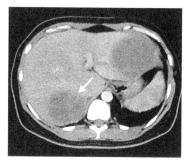

图3-4-8-1　横断位CT平扫腹膜窗　　图3-4-8-2　横断位CT增强动脉期腹膜窗

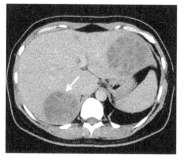 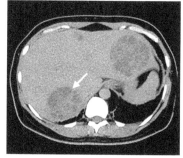

图3-4-8-3　横断位CT增强门脉期腹膜窗　　图3-4-8-4　横断位CT增强延迟期腹膜窗

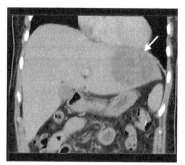 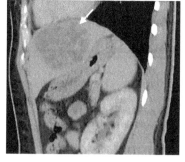

图3-4-8-5　冠状位CT增强门脉期腹膜窗　　图3-4-8-6　矢状位CT增强门脉期腹膜窗

影像诊断：肝脏多发低密度结节、肿块，结合病史考虑肝脓肿。

【案例讨论】

肝脓肿（hepatic abscess）可由细菌、真菌、阿米巴滋养体等引起，表现为肝组织的局限性炎症反应、坏死、脓液聚集。临床上以细菌性肝脓肿（pyogenic abscess）常见。胆管源性感染是细菌性肝脓肿最主要原因，超过 50%的病例为混合细菌感染，以大肠埃希菌、金黄色葡萄球菌等多见。糖尿病为高危易感因素。一般起病急，有发热、寒战、肝区疼痛、肝大等表现。实验室检查白细胞计数增多。脓肿可单发或多发，单房或多房，50%～70%脓肿位于肝右叶。

细菌性肝脓肿感染途径主要有：①肠道致病菌经胆管或门脉逆行入肝，以大肠埃希菌为主；②血源性肝脓肿，继发于全身的败血症或脓毒血症，以金黄色葡萄球菌为主；③邻近组织感染直接蔓延至肝脏，如膈下脓肿累及肝脏。近年来，继发于糖尿病的肝脓肿病例日趋增多，病原菌以克雷伯菌多见。早期病理改变为肝脏局部的炎症、充血、水肿、坏死，最后形成脓腔。脓肿壁由肉芽组织形成，周围肝实质充血水肿，多房脓肿内有分隔，分隔组织为尚未坏死的肝组织或纤维肉芽组织。脓肿穿破可与周围脏器或组织形成窦道，向上穿入膈下，形成膈下脓肿；穿入胸腔形成脓胸，侵犯肺组织形成肺脓肿；穿入腹腔形成腹膜炎；还可穿入心包、胆道。故细菌性肝脓肿需早期诊断，积极治疗。

CT 和 MRI 是诊断肝脓肿的最佳影像学检查。CT 平扫多数病灶呈圆形或类圆形的低密度区，边缘模糊，合并产气菌感染时病灶内可见气体。增强扫描脓肿一般表现为多房或蜂窝状的低密度区，边缘及分隔有明显强化。典型征象：①"簇状征"或"花瓣征"，为细小脓腔相互融合形成蜂窝状改变；②"靶环征"，从内到外依次为中央为脓液区，无强化，脓肿壁内层为炎性坏死组织，无明显强化，但密度一般高于脓液，脓肿壁外层为纤维肉芽组织，强化最为明显，最外层为低密度水肿带。于病变的不同阶段，表现为"单环征"（单环代表脓肿壁）、"双环征"（即显著强化的脓肿壁及周围的低密度水肿带）、"三环征"；③病灶内气体密度，是肝脓肿的特异性征象；④在病变的早期和中期，所在肝段于动脉期见一过性均匀强化，其病理基础为炎症刺激肝动脉扩张引起肝实质供血增加。脓肿脓液于 T_2WI 为高信号，因脓液里含有细菌、炎症细胞、黏蛋白、细胞碎屑等，限制了水分子的运动，故于 DWI 序列呈高信号，其 ADC 值较低，增强扫描未见强化，这是脓肿的另一特征性影像学表现，有别于肿瘤的坏死囊变区。

对于临床考虑细菌性肝脓肿的患者，可在肝区压痛最剧处，于超声引导下施行诊断性穿刺，若能抽出脓液，即可证实本病。

真菌性肝脓肿（fungal abscess）常见于恶性血液病、肿瘤化疗及器官或骨髓移植术后。临床上表现为白细胞计数恢复后持续性发热、腹痛、肝功能异常等。常见致病菌为白念珠菌，侵入途径常为损伤的肠道黏膜，然后血行播散至肝脏，形成微小脓肿或真菌性肉芽肿。脓肿一般小于 1cm，位于肝包膜下，MRI 检出率优于 CT 检查。MRI 特点为 T_2WI 明显高信号及灶周各序列均见"黑环征"，增强扫描病变显示更清楚，但无强化。

阿米巴性肝脓肿（amebic hepatic abscess）较为少见，起病缓慢，病程较长，多继发于肠阿米巴病，50%的患者有明确的痢疾或腹泻史。可有高热，呈不规则发热、盗汗。可合并细菌感染，血白细胞计数轻度升高，粪便检查 40%～60%可查到阿米巴原虫。脓肿多位于肝右叶，多单发，形态较大，易穿孔入邻近的胸腔或腹腔。脓腔内的脓液较为稀薄，穿刺抽吸可吸到典型的巧克力色坏死液状物。首选非手术治疗，如抗阿米巴药物、支持疗法，必要时穿刺抽吸脓液，大多数患者可获得良好疗效。

本案例患者虽为年轻女性，但是有糖尿病这一肝脓肿发生的危险因素（入院后确诊）。发热、右上腹痛 2 天，起病急，实验室检查白细胞计数、中性粒细胞计数均升高，支持细菌性感染存在。急诊 CT 发现肝脏多发低密度结节、团块，强烈提示肝脓肿；增强扫描后典型的"簇状征""花瓣征"，即可明确肝脓肿诊断。诊断性穿刺抽出暗红色脓液，进一步证实诊断。但实际工作中，很多患者的病史复杂、实验室检查无异常、影像学检查表现不典型，让诊断变得更为困难。此时需与肝脏的其他病变（如囊肿合并感染，炎性肌成纤维细胞瘤、转移瘤，原发性肝癌等）相鉴别。

【诊断要点】

1. 细菌性肝脓肿的诊断要点

（1）起病急，发热、寒战、腹痛、黄疸、肝功能异常，白细胞计数增高。

（2）糖尿病为高危易感因素。

（3）50%混合感染，大肠埃希菌最常见。

（4）病灶常多发，以多房脓腔多见。CT 平扫表现为多发类圆形低密度影，脓腔为较低密度区。在疾病的不同时期，脓肿壁形成不同；增强扫描脓肿壁及分隔明显强化，并持续至延迟期，见"簇状征""花瓣征""单环征""双环征"或"三环征"；脓腔未见强化。脓液于 DWI 表现为高信号，ADC 值较低。邻近肝实质于动脉期可见一过性均匀强化。

（5）脓肿破裂引发并发症有膈下脓肿、脓胸、肺脓肿、腹膜炎等。

2. 真菌性肝脓肿的诊断要点

（1）条件性致病，常见于免疫缺陷或低下者；于白细胞计数减少恢复正常或免疫力恢复时出现症状。

（2）白念珠菌最常见。

（3）使用广谱抗生素仍出现持续性发热。

（4）肝包膜下多发小病灶，直径小于 1cm，T_1WI 呈稍低信号、T_2WI 呈明显高信号，病灶周围于各序列均见"黑环征"，急性期脓肿不强化，周围肝实质强化。

3. 阿米巴性肝脓肿的诊断要点

（1）少见，起病缓慢，多继发于肠阿米巴病。

（2）可有高热，合并感染时，白细胞计数轻度升高。

（3）病灶多单发、形态较大，以右叶多见；脓液较稀薄；易穿孔破入邻近胸腔和腹腔。

（土　璐　周淑琴）

第九节　急性附睾炎

【病例资料】

患者男，61 岁。

主诉：尿频、尿急、尿失禁，伴右侧阴囊肿痛 5 天。

现病史：患者 5 天前无明显诱因出现右侧阴囊肿痛，坠胀不适，无发热恶寒，尿频、尿急、尿失禁，遂至院急诊就诊。现神清，精神疲倦，右侧阴囊肿痛，坠胀不适，无发热恶寒，尿频、尿急、无尿痛及肉眼血尿，无咽痛、腮腺肿胀，无咳嗽咳痰，无腹痛腹泻，口干，无口苦。纳、眠一般，大便调。

既往史：左侧疝气手术，具体不详。确诊 2 型糖尿病 2 年，未规律服药，平日未检测血糖。

查体：体温 37.1℃，脉搏 96 次/分，呼吸 19 次/分，血压 140/86mmHg。右侧阴囊局部肤温升高，颜色暗红，右侧附睾体积增大，触痛明显，质地较硬，压痛（+）。左侧睾丸、附睾无明显异常。双侧腹股沟区未触及异常。双肾区叩击痛（−），双侧输尿管行程压痛（−）、反跳痛（−），膀胱区无膨隆。余体格检查无特殊。

辅助检查：尿常规示尿红细胞计数 792/μl↑，尿白细胞计数 17 556/μl↑，尿白细胞酯酶（干化学）（+++）；尿隐血试验（干化学）（++）；尿蛋白质（干化学）（+）；尿葡萄糖（干化学）（+++++）；尿酮体（干化学）（+++）。血常规示白细胞计数 19.34×10^9/L↑；中性粒细胞百分比 90.6%↑；中性粒细胞计数 17.53×10^9/L↑。生物化学检验示葡萄糖 6.2mmol/L↑；超敏 C 反应蛋白（hsCRP）182.39mg/L↑。

阴囊彩超：右侧附睾尾部明显增大，形态饱满，内回声减低，分布不均匀。右侧附睾头体部、左侧附睾及双侧睾丸大小、形态正常，内回声尚均匀，未见明显异常回声。彩色多普勒血流成像（CDFI）示右侧附睾尾部血流信号增多，呈分支状。双侧睾丸鞘膜腔无分离。右侧精索较左侧明显增粗，内回声稍减低，分布不均匀，CDFI 见稍丰富条状血流信号。影像：符合右侧附睾炎并精索炎声像，双侧睾丸及左侧附睾未见明显异常。行会阴部急诊 CT 平扫及增强检查，考虑右侧急性附睾炎。

综合各项资料，临床诊断：①右侧急性附睾炎；②泌尿道感染；③2 型糖尿病；④左侧疝气手术史。

经积极降血糖、消酮、加强抗感染、补液支持、消肿止痛等对症治疗后，患者恢复良好。

【影像图像及分析】

盆腔 CT 表现：右侧阴囊增大，阴囊壁增厚（图 3-4-9-1～图 3-4-9-3 长白箭头所示）；右侧附睾尾部肿大、密度不均（图 3-4-9-1、图 3-4-9-2 及图 3-4-9-3A、B 短白箭头所示），增强扫描不均匀强化；周围少许渗出；头体部形态良好，密度无明确异常。右侧精索增粗（图 3-4-9-3C 短白箭头所示）。

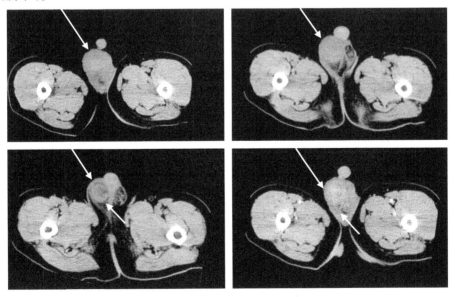

图 3-4-9-1　横断位 CT 平扫腹膜窗

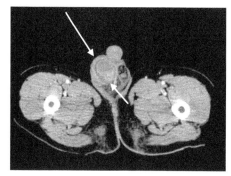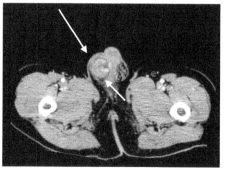

图 3-4-9-2　横断位 CT 增强腹膜窗

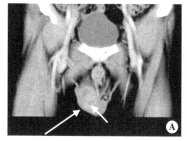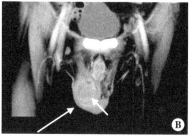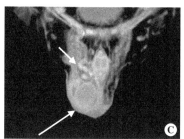

图 3-4-9-3　冠状位 CT 增强腹膜窗

影像诊断：右侧精索及右侧附睾所见，考虑右侧急性附睾炎。

【案例讨论】

附睾呈新月形，紧贴睾丸上端和后缘，上端膨大为附睾头，直径可达 1cm，中部为附睾体，厚度不超过 3～4mm，下端为附睾尾，尾部向内上弯曲移行为输精管。附睾内含精子及附睾液。

急性附睾炎（acute epididymitis）多见于中青年，常由泌尿系统感染、前列腺炎、精囊腺炎扩散所致。感染多经输精管逆行传播，血行感染少见。在老年人，开放性前列腺切除或经尿道前列腺电切后，可使菌尿经输精管逆流至附睾。无菌尿逆流至附睾亦会致化学性附睾炎。偶见输尿管异位开口引起。

炎症可使附睾肿胀，由尾部向头部蔓延，可形成脓肿。累及睾丸形成睾丸附睾炎。可继发睾丸鞘膜积液。精索可增粗，炎症反应可波及腹股沟区。

临床起病较急，全身症状明显，可有畏寒、高热。患侧阴囊明显肿胀，阴囊皮肤发红、发热、疼痛，并沿精索、下腹部及会阴部放射。附睾睾丸及精索均有增大或增粗，肿大以附睾头、尾部为甚。有时附睾、睾丸界限不清，下坠时疼痛加重。可伴有膀胱刺激症状，白细胞及中性粒细胞升高。

影像学检查首选超声检查，此外，MRI 检查优于 CT。影像学表现为：阴囊肿大，阴囊壁增厚；附睾弥漫性或局部肿大，局部可见脓肿形成；多合并睾丸鞘膜腔积液；同侧精索增粗。

根据典型临床表现易于诊断。影像学检查主要用来与引起急性阴囊疼痛的其他疾病相鉴别，如附睾睾丸结核合并细菌感染、睾丸扭转、睾丸血管炎、节段性睾丸梗死、精索静脉血栓形成，急性特发性阴囊水肿等；此外，阑尾炎、胰腺炎、急性主动脉综合征亦可以引起阴囊急性疼痛。

本案例患者为老年男性，有泌尿道感染、膀胱刺激症状、右侧阴囊肿痛、坠胀不适，触痛明显，压痛阳性，症状和体征典型，实验室检查白细胞和中性粒细胞增高，易于诊断右侧急性附睾炎。超声和 CT 检查，排除合并睾丸炎症、睾丸扭转、附睾睾丸结核、肿瘤等。

【诊断要点】

（1）中青年多见，多由泌尿系统感染、前列腺炎、精囊腺炎扩散所致。以输精管逆行感染为主，亦可为无菌性炎症。

（2）起病急，全身症状明显，可有畏寒、高热。患侧阴囊红、肿、热、痛，坠胀不适，向会阴部、下腹部放射。

（3）影像学检查首选超声，MRI 检查优于 CT。

（王　璐　周淑琴）

第十节　急性阑尾炎

【病例资料】

患者男，43 岁。

主诉：转移性右下腹痛 2 天。

现病史：患者于 2 天前开始出现腹痛，以上腹部持续性隐痛为主，恶心欲呕，呕吐胃内容物 2 次，无红色及咖啡色物体，解稀烂便 2 次，无黑便，嗳气反酸，无发热恶寒，无尿频、尿急、尿痛，无肉眼血尿，昨夜至院急诊就诊。查血常规：白细胞 13.76×10^9/L，生物化学检验、肝功能、凝血功能、输血未见明显异常。急诊医生考虑为急性阑尾炎可能性大，遂建议患者住院治疗，现患者为求进一步系统诊治，今由急诊拟"急性阑尾炎"收入科室。

既往史：无特殊。

专科检查：腹平坦，腹式呼吸正常，无浅表静脉曲张，未见肠型及胃蠕动波，右下腹肌局限性肌紧张，麦氏点压痛（＋），反跳痛（＋），肝肾区无叩击痛，肝脾肋下未触及，墨菲征（－），未触及包块，移动性浊音（－），闭孔内肌试验（＋），腰大肌试验（－），肠鸣音正常。

术中所见：腹腔镜下肝、胆、胃、大肠及小肠未见异常，阑尾纤曲增粗僵硬，充血水肿化脓，位于盆腔，右结肠旁沟及盆腔见黄色渗液约 100ml；决定行阑尾切除术。于麦氏点、左侧麦氏点对称位置处置 5mm、12mm Trocar，吸尽脓液；超声刀离断阑尾系膜，显露阑尾根部，距离回盲部 0.3cm 处血管夹双重结扎阑尾根部，再次确认阑尾残端及回盲部无穿孔，超声刀切除阑尾。

病理诊断：（阑尾）急性坏疽性阑尾炎；阑尾周围炎；阑尾粪石。

【影像图像及分析】

腹部 CT 表现：阑尾明显肿胀、增粗，宽约为 1.5cm，内见高密度粪石（图 3-4-10-1、图 3-4-10-2 黑箭头所示），周围脂肪间隙模糊，可见多发条片状渗出。

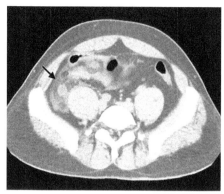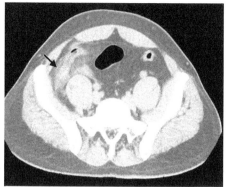

图 3-4-10-1　横断位 CT 肺窗

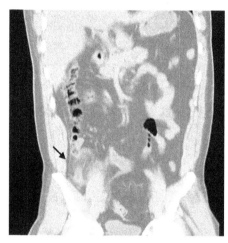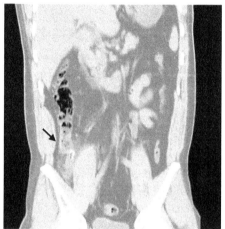

图 3-4-10-2　冠状位 CT 肺窗

影像诊断：阑尾改变，考虑急性阑尾炎并腹膜炎，请结合临床。

【案例讨论】

急性阑尾炎是阑尾的急性感染性炎症，是最为常见的外科急腹症。阑尾炎发病因素包括阑尾腔的阻塞、细菌感染。梗阻原因有淋巴滤泡的增生，粪石、其他异物（如食物残渣、寄生虫等）阻塞。阑尾本身因先天因素或炎症性粘连而发生扭转、折叠，肿物压迫使阑尾腔狭窄，盲肠病变或阑尾本身息肉、套叠等均可使阑尾腔阻塞。

根据临床过程和病理解剖学变化，急性阑尾炎可分为四种病理类型：急性单纯性阑尾炎、急性化脓性阑尾炎、坏疽性阑尾炎、穿孔性阑尾炎及阑尾周围脓肿。临床的典型症状为转移性右下腹部疼痛，常伴有体温升高、呕吐和中性粒细胞增多等表现。查体可发现患者处于强迫体位，右下腹麦氏点有固定压痛、反跳痛。

既往观点，认为阑尾炎可凭医生的查体及白细胞计数确诊，不需要进行影像学检查或仅进行超声检查即可。事实上，有 20%～33% 患者没有典型的症状、体征和化验结果，尤其是发病的早期阶段；而有些疾病的临床表现亦与急性阑尾炎相似。欧洲急性阑尾炎术前 CT 检查率只有不到 13%，而且基本只针对可能存在肿瘤或者临床症状迟钝的老年患者，年轻女性患者仅加做盆腔超声以排除妇科疾病，年轻男性患者则仅凭医生对其症状和查体的发现就直接行阑尾切除。因此，在世界急诊外科学会 2015 年发布的《急性阑尾炎诊治指南》中，推荐成人阑尾术前行 CT 检查，儿童阑尾术前行超声检查以进一步明确诊断。

急性阑尾炎 CT 可见阑尾增粗、肿胀（直径大于 6mm），阑尾壁增厚，阑尾内见粪石，周围脂肪间隙密度增高，可见渗出、条索、脓肿、游离气体；回盲部积液、壁增厚。结合患者症状及体征、化验结果，不难做出正确诊断。

【诊断要点】

（1）急性阑尾炎依靠临床典型症状及体征容易做出诊断，但患者发病后表现隐匿，容易发生误诊及漏诊。

（2）CT 重建技术能够全方位显示阑尾，合适的窗宽、窗位，能清晰地显示阑尾与周围器官、组织的相关信息。

（周淑琴 王 璐）

第十一节 急性肾盂肾炎

【病例资料】

患者女，27 岁。

主诉：反复右侧腰痛 9 天，发热 3 天。

现病史：患者于 9 天前无明显诱因出现右侧腰痛，无明显尿频、尿急、尿痛，未予重视。3 天前，患者开始发热，体温最高 39.5℃，时有右侧腰痛。至社区医院就诊，查 C 反应蛋白87.05mg/L↑；血常规示白细胞计数 10.43×10⁹/L↑，中性粒细胞百分比 85.7%↑，尿蛋白（±），尿隐血（±），白细胞反应（＋）。泌尿系统彩超示双肾、膀胱未见明显异常。遂至本院急诊就诊。

入院症见：患者神清，精神稍倦，反复发热、寒战，时有右侧腰痛，无尿频、尿急，无排尿中断，无肉眼血尿，无下腹坠痛感，无鼻塞、流涕，无咳嗽、咳痰，无胸闷、心悸，无恶心、呕吐，无腹痛、腹泻，无皮下出血瘀斑，无皮疹，无关节疼痛。纳、眠可，小便量可，大便 4 日未排。

既往体健。

查体：体温 37.8℃，脉搏 82 次/分，呼吸 20 次/分，血压 115/61mmHg。腹平软，未扪及包块，压痛（－）、反跳痛（－），右肾区叩击痛（＋），左肾区叩击痛（－），肋腰点、肋脊点压痛（－），双侧输尿管行程压痛（－）。双下肢未见水肿。余体格检查无特殊。

辅助检查：急诊尿常规示尿白细胞酯酶（干化学）（＋）；尿隐血试验（干化学）（＋＋）；尿酮体（干化学）（＋）；尿白细胞（镜检）（＋）；尿红细胞（镜检）（＋）。血常规示白细胞计数 11.51×10⁹/L↑，中性粒细胞百分比83.00%（↑），中性粒细胞计数9.55×10⁹/L↑，单核细胞计数 0.82×10⁹/L↑。急诊生物化学检验示葡萄糖 8.93mmol/L↑，肌酐 58μmol/L（正常范围之内），超敏 C 反应蛋白 135.5mg/L↑。

行急诊腹部 CT 示右肾盂及肾周渗出，考虑急性肾盂肾炎；未见泌尿系统结石征象。遂以急性肾盂肾炎收入院进行系统治疗。清洁中段尿、血菌培养均呈阴性。

临床诊断：急性肾盂肾炎。

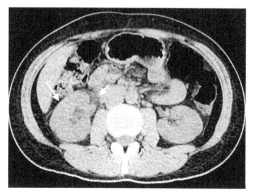

图 3-4-11-1　横断位 CT 平扫腹膜窗

【影像图像及分析】

腹部 CT 表现：右肾稍肿大（图 3-4-11-1 长白箭头所示），实质密度无明确异常；肾盂周围、右肾周围脂肪囊内见条絮状模糊影（图 3-4-11-1 短白箭头所示）。

影像诊断：①右肾盂及肾周渗出，考虑急性肾盂肾炎；②未见泌尿系统结石征象。

【案例讨论】

急性肾盂肾炎（acute pyelonephritis）多见于 15～40 岁女性，亦可发生于老年人和儿童。以下尿路逆行感染为主，部分患者为血行感染。主要致病菌有大肠埃希菌、变形杆菌、克雷伯菌、肠球菌、葡萄球菌等。致病菌经集合系统逆行进入肾实质，初期少数肾叶受累，后可蔓延至整个肾脏。血行感染时为肾实质弥漫受累。可单侧或双侧发病；以肾实质或集合系统受累为主，或两者同时受累。病理上肾实质及肾盂内有中性粒细胞浸润，肾小管破坏，微脓肿形成；进展期可出现肾脓肿、肾小球玻璃样变性；后期瘢痕形成，肾萎缩。

急性肾盂肾炎的常见诱发因素有尿路梗阻、膀胱输尿管反流、结石、糖尿病、免疫抑制剂的运用、神经源性膀胱、妊娠、先天性异常、尿路检查、手术操作等。典型临床表现有发热、腹部及肾区疼痛、脓尿及菌尿；伴有膀胱炎时，会有尿路刺激症状。但需要注意的是，大约 50% 的患者没有明显临床表现。

急性肾盂肾炎的诊断主要依靠临床表现和实验室检查。影像学检查的主要价值在于协助明确病因、发现潜在病变、动态观察病变的转归过程及评价肾功能状况等。约 1/4 的患者可出现异常影像学改变。常见的 CT 表现：肾脏体积增大，肾实质增厚，密度不均，内见单发或多发楔形或类圆形低密度区，增强扫描强化减弱或无强化；延迟扫描病变区持续强化，对比剂廓清延迟。肾盂壁水肿增厚。肾周围脂肪水肿呈分隔状；肾周筋膜增厚。这些影像学表现均无特异性。

本案例患者为年轻女性，有腰痛、发热典型的临床症状，实验室检查血白细胞计数、尿白细胞均升高，CT 检查右肾肿大、右肾盂周围、右肾周围脂肪囊渗出。诊断急性肾盂肾炎较为容易。而且 CT 检查排除尿路结石梗阻等病因，无须外科干预。治疗方案选择药物治疗。

【诊断要点】

（1）仅 50% 患者有典型临床症状、体征；急性起病，常有发热、腰痛或下腹痛，可有膀胱刺激征；查体肾区压痛、叩击痛，肋脊角压痛。

（2）实验室检查示血白细胞计数升高和红细胞沉降率增快，离心尿白细胞≥5/HP，清洁中段尿细菌定量培养阳性。

（3）影像学检查主要用于协助明确病因、发现潜在病变、动态观察病变的转归过程及评价肾功能的状况等；仅 1/4 的患者有影像学改变，且无特异性。

（王　璐　周淑琴）

第十二节　急性胰腺炎

【病例资料】

患者男，32 岁。

主诉：上腹部胀痛 2 天。

现病史：患者 2 天前饱食后出现上腹部明显胀痛，催吐及口服艾司奥美拉唑后疼痛稍缓解，未予重视。昨日上午，进食后再次出现上腹部胀痛，较前加重，伴汗出，来院就诊。现神清，精神稍倦，禁食，口干无口苦，无发热、恶寒，无头晕、头痛，无咳嗽、咳痰，无胸闷、心悸，无嗳气反酸，无恶心欲呕，无身目黄染，无双下肢水肿。平素纳、眠可，二便调。

既往史：无。

查体：体温 37.1℃，脉搏 67 次/分，呼吸 18 次/分，血压 102/61mmHg。腹部稍膨隆，无腹壁静脉曲张，无胃肠型及蠕动波，腹软，左上腹及脐周压痛（＋），无反跳痛，未触及包块，肝脾肋下未触及，麦氏点压痛（－），墨菲征（－），肝区叩击痛（－），移动性浊音（－），肠鸣音 4 次/分。余查体无特殊。

辅助检查：肝功能示谷丙转氨酶 72U/L↑，谷草转氨酶 96U/L↑，γ-谷氨酰基转移酶 204U/L↑，直接胆红素 10.1μmol/L↑。生物化学检验示超敏 C 反应蛋白 7.80mg/L↑。胰腺炎两项示血脂肪酶 1780U/L↑，血淀粉酶 981U/L↑。血常规、尿常规、肌钙蛋白、甲胎蛋白、癌胚抗原、糖链抗原 19-9 未见异常。急诊 CT 检查，提示急性胰腺炎，胆囊小结石。遂收入院进行内科治疗。

临床诊断：①急性胰腺炎；②胆囊结石，不伴有胆囊炎。

【影像图像及分析】

腹部 CT 表现：胰腺肿大，密度欠均匀（图 3-4-12-1 长白箭头所示），周围间隙模糊，见絮状模糊影（图 3-4-12-2、图 3-4-12-3 白箭头所示）。右侧肾前筋膜增厚（图 3-4-12-1 短白箭头所示）。胆总管、胰管无扩张，未见明确结石征。

影像诊断：考虑急性胰腺炎。

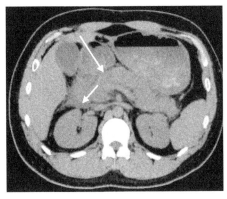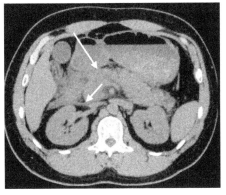

图 3-4-12-1　横断位 CT 平扫腹膜窗

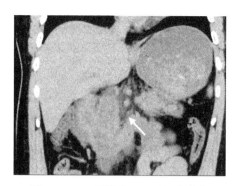 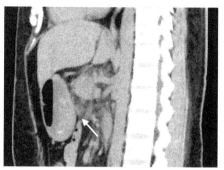

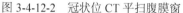

图 3-4-12-2　冠状位 CT 平扫腹膜窗　　　　图 3-4-12-3　矢状位 CT 平扫腹膜窗

【案例讨论】

急性胰腺炎（acute pancreatitis）是一种以胰腺急性炎症和组织学上腺泡细胞破坏为特征的疾病，是常见消化系统急症之一。在我国，80%～85%的患者为轻症，病程呈自限性，病死率极低；约有 20%的患者发展为中度或重症胰腺炎，病死率高。

急性胰腺炎最常见的病因是胆道疾病、高脂血症、饮酒。高甘油三酯已超过酒精成为仅次于胆道疾病的第二大病因。其他不常见的病因有药物、胰腺囊性肿瘤、病毒感染、代谢因素、血管炎性、自身免疫性、妊娠、创伤、医源性因素等。

急性胰腺炎分为两个类型：间质水肿型胰腺炎、坏死性胰腺炎。间质水肿型胰腺炎占急性胰腺炎的大部分，80%～90%为轻症急性胰腺炎，无胰腺实质及胰腺周围组织的坏死发生，渗出常在 1 周内吸收好转。坏死性胰腺炎有胰腺实质和（或）胰腺周围组织坏死发生，仅占胰腺炎的 10%～20%，病情来势凶猛、临床风险大、死亡率高。在此，特别强调：坏死性胰腺炎不等于重症急性胰腺炎，这是两个不同的概念。Atlanta（2012 版）新的分类根据急性胰腺炎有无并发症及死亡率的高低分为：轻度、中度和重度三个程度。轻度急性胰腺炎常无器官衰竭、局部或系统性并发症的发生，病变吸收快，死亡率极低；中度急性胰腺炎常出现短暂器官衰竭（48 小时内），局部或系统并发症的发生，病死率间于轻重度之间；重症急性胰腺炎常出现持续器官衰竭（可发生在疾病的早期或晚期）、一个或多个器官或系统并发症的发生，病死率高达 36%～50%。

临床上 95%的患者有突发上腹痛，向腰背部放射，伴恶心、呕吐、发热；腹胀，中腹部腹肌紧张，有压痛、反跳痛等腹膜炎体征；肠鸣音减弱或消失；部分患者脐周皮肤出现蓝紫色瘀斑（Cullen 征）或两侧腰部出现棕黄色瘀斑（Grey-Turner 征）；严重者可出现黄疸、休克。实验室检查示血、尿淀粉酶升高。

CT、MRI 检查在急性胰腺炎的诊断中具有重要作用，实际工作中，CT 应用更为广泛。主要临床价值：①对临床可疑病例，协助临床诊断与鉴别诊断；②对病变进行定位，评估病变的累及范围，有无胰腺及周围组织的出血、坏死，有无假性囊肿、假性动脉瘤的形成等；③治疗后的随访；④有助于临床对病程判定及预后的评估；⑤CT 引导下进行穿刺引流。

急性胰腺炎的影像学表现较为典型：胰腺局限或弥漫性增大，胰腺实质密度均匀或不均匀，当胰腺实质发生出血、坏死时，可见斑片状异常高、低密度影，增强扫描出血、坏死区未见强化；胰管多无扩张；胰周间隙模糊，可有胰周蜂窝织炎、积液、假性囊肿形成。

临床上诊断急性胰腺炎需综合患者的临床表现、体格检查及实验室检查：①突发上腹痛，向腰背部放射;②血清淀粉酶或脂肪酶大于正常值的3倍;③影像学检查支持急性胰腺炎的诊断。只有符合上述3个条件中的2个,临床皆可诊断为急性胰腺炎。本案例患者符合上述条件,急性胰腺炎诊断成立。

需要注意的是,其他急腹症,如急性胆囊炎、胆总管结石、消化性溃疡、消化道穿孔等,亦可引起血清淀粉酶和脂肪酶水平的升高,临床上需要加以鉴别。

【诊断要点】

临床上诊断急性胰腺炎需综合患者的临床表现、体格检查及实验室检查,要点如下。

(1)突发上腹痛,向腰背部放射。

(2)血清淀粉酶或脂肪酶大于正常值的3倍。

(3)影像学检查支持急性胰腺炎的诊断。

只要符合上述3个条件中的2个,临床皆可诊断为急性胰腺炎。

（王　璐　周淑琴）

第十三节　结 肠 穿 孔

【病例资料】

患者男,61岁。

主诉:突发腹胀腹痛5小时。

现病史:患者于今晨3时许无明显诱因出现腹胀腹痛并剑突下疼痛,疼痛呈阵发性,未向他处放射。伴恶心呕吐,呕吐物为少量咖啡色胃内容物。有口干口苦,肛门未排气排便。无发热恶寒,无咳嗽咳痰,无头晕头痛等不适。遂自行至院急诊就诊。

既往史:无特殊。

专科检查:腹部稍膨隆,腹壁浅静脉未见曲张,未见胃肠型及蠕动波,腹肌紧张,左下腹及右下腹压痛(+),反跳痛(+),剑突下压痛,未触及包块,肝、脾肋下未触及,墨菲征(-),麦氏点压痛(-),肝、肾区无叩痛,振水音(-),移动性浊音(-),肠鸣音4~5次/分。

术中所见:腹腔镜下示肝、胆、胃、胰腺、小肠未见明显异常;腹腔内大量粪便,穿孔位于乙状结肠,大小约3cm。

术中诊断:乙状结肠穿孔,决定行腹腔镜下乙状结肠部分切除术并结肠造口术;吸净腹腔粪便,分离网膜与腹壁粘连。取左下腹圆形切口,直径约为1.5cm,逐层入腹,将肠管提出腹腔外,距穿孔上缘各约5cm处切断乙状结肠,将近端肠管可吸收线逐层缝合固定于腹壁。Ⅰ期开放乙状结肠造口并与腹壁固定。

病理诊断:(乙状结肠)肠壁黏膜呈慢性炎症改变,伴间质充血水肿,部分区域坏死,请结合临床。

【影像图像及分析】

腹部CT表现:腹腔、盆腔见多发散在游离气体影(图3-4-13-1、图3-4-13-2长白箭头所示),乙状结肠管壁稍增厚、边缘模糊(图3-4-13-1B短白箭头所示),局部管壁菲薄,周边脂肪间隙浑浊，管壁外见多发小气泡，盆腔少量积液，邻近腹膜稍增厚、模糊。近中段空回肠管壁稍增厚、模糊，管腔无明显扩张，未见明确气液平面，双侧结肠旁沟见少量积液。

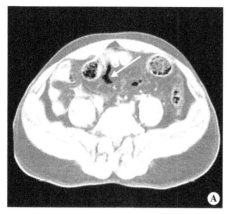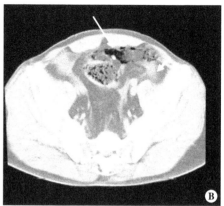

图 3-4-13-1　横断位 CT 肺窗

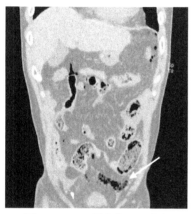

图 3-4-13-2　冠状位 CT 肺窗

影像诊断：腹腔、盆腔多发游离气体，考虑乙状结肠穿孔（憩室炎导致穿孔可能性大）并盆腔、腹腔少量积液。

【案例讨论】

肠穿孔是指肠管病变穿透肠管壁导致肠内容物溢出至腹膜腔的过程，是许多肠道疾病的严重并发症之一，可引起严重的弥漫性腹膜炎，主要表现为剧烈腹痛、腹胀、腹膜炎等症状特征，严重时可导致休克和死亡。

按照发病部位，肠穿孔可分为十二指肠穿孔、小肠穿孔、结直肠穿孔。按照发病速度，肠穿孔可分为急性穿孔、亚急性穿孔、慢性穿孔。按照发病原因，肠穿孔包括消化性溃疡、炎性肠病、肠道憩室、肠道肿瘤、肠系膜缺血性疾病、绞窄性肠梗阻、嵌顿疝及医源性、自发性、外伤性肠穿孔。

腹部 X 线片观察膈下游离气体是诊断胃肠道穿孔的重要依据，但其准确性有限。对于临床高度怀疑胃肠道穿孔的患者，CT 有其明显优势，其密度分辨率高，结合后处理技术，其细微结构的组织分辨能力大大提高，能够为肠穿孔的术前诊断提供有价值的临床信息；CT 主要征象包括：①直接征象，胃肠道壁的连续性中断。②间接征象，腹腔游离气体及小气泡、腹水、胃肠道周围脂肪间隙模糊、病变段肠管壁增厚或肿块、壁间气泡等。

【诊断要点】

（1）肠穿孔的临床表现及症状体征无特异性，需要结合实验室检查结果及影像学改变做出诊断。

（2）多层螺旋 CT 对肠穿孔的诊断、定位及手术方案的选择非常关键；实际应用过程中需要注意调节窗宽、窗位；薄层及三维重建有利于穿孔的定性、定位诊断。

（周淑琴　王　璐）

第十四节 结肠憩室炎

【病例资料】

患者女，88 岁。

主诉：腹部疼痛不适 3 天。

现病史：患者无明显诱因出现腹部疼痛不适，以左下腹疼痛为主，呈间歇性发作，无向肩背部放射痛，无恶心，无呕血及咖啡样胃内容物，无发热寒战，无胸闷心悸，大便 2～3 日未解，肛门排气正常，未予重视，今日患者腹痛加重，遂至院急诊就诊。

入院症见：患者神清，精神疲倦，腹部疼痛不适，以左下腹为主，呈间歇性，无恶寒发热，无胸闷心悸，无恶心呕吐，无身目黄染，双下肢水肿，纳、眠可，小便调，大便 3 日未解。

既往史：既往高血压病史 20 年。

专科检查：腹部膨隆，未见腹壁静脉曲张，未见胃肠型和蠕动波，腹软，左下腹压痛，无反跳痛，余腹无压痛及反跳痛，墨菲征（＋），麦氏点无压痛，移动性浊音（－），胃部振水音（－），肝脾肋下未触及，肝肾区无叩击痛，肠鸣音 4 次/分。

肠镜检查所见：大肠黏膜、乙状结肠散在多个憩室；距肛门约 20cm 乙状结肠局部黏膜充血水肿粗糙，见一约 15mm 粗蒂息肉样隆起，表面充血粗糙改变；余肠黏膜未见明显异常，血管纹理清晰，未见溃疡、肿物。

全腹部 CT：乙状结肠见多发囊袋状突出，部分病变周围脂肪间隙肿胀，内见多发斑片状渗出灶，边界模糊。结肠系膜肿胀，并见多发小淋巴结形成。乙状结肠肠腔无明显狭窄，其上方结肠未见扩张。

【影像图像及分析】

腹部 CT 表现：乙状结肠见多发囊袋状影，部分病变周围见多发渗出灶，边界模糊（图3-4-14-1～图 3-4-14-3 白箭头所示）。

影像诊断：乙状结肠多发憩室，周围多发渗出灶，考虑乙状结肠憩室炎，未除外肿瘤，建议治疗后复查或肠镜检查。

【案例讨论】

结肠憩室系结肠黏膜和黏膜下层通过肠肌层的薄弱点疝出所致。结肠憩室在欧美国家的发病率高于亚洲国家，但随着人口老龄化及城市化进程的推进，亚洲国家的发病率也在上升。结肠憩室的发生与年龄、低纤维饮食及结肠动力紊乱有一定联系。

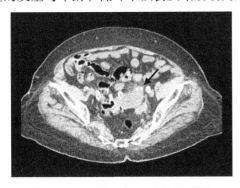

图 3-4-14-1 横断位 CT 平扫腹膜窗

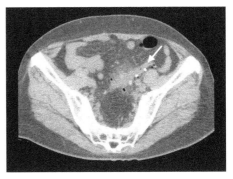

图 3-4-14-2 横断位 CT 肺窗

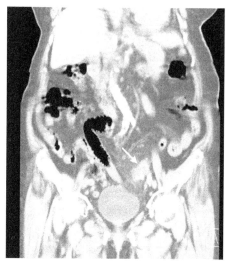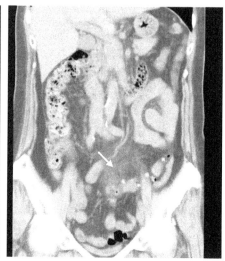

图 3-4-14-3　冠状位 CT 肺窗

结肠憩室合并炎症时称为结肠憩室炎，多伴有临床症状。有 10%～25% 的憩室疾病患者会发生憩室炎。结肠憩室炎的病理生理机制尚不清楚，一般认为憩室炎是由微穿孔和细菌感染引起。憩室炎好发于乙状结肠，首发症状为腹痛，多为左下腹痛。患者多伴有发热，若肠道狭窄导致梗阻则可有恶心、呕吐等症状。体查局部可有腹膜刺激征，若发生游离穿孔可表现为严重腹膜炎。

CT 是结肠憩室炎的首选检查方法，并有助于制订治疗方案。其主要征象包括：①结肠壁增厚及结肠旁脂肪感染征象，结肠周围小囊袋样突起，周围肠系膜脂肪间隙密度增高。②肠道穿孔征象，局限性穿孔一般较小，具有自限性，非局限性穿孔可见腹腔广泛游离气体。③结肠旁及远隔部位脓肿，典型表现为含气、有分隔的低密度液体聚集区，有时可见气液平面，明显强化的脓肿壁。

【诊断要点】

（1）结肠憩室炎的体格检查及实验室检查无特异性，对于诊断及鉴别诊断，同时为明确有无脓肿、穿孔、腹膜炎等并发症，需要进行影像学检查，且首选增强 CT 检查。

（2）结肠憩室炎主要依据 CT 检查来进行疾病分级，并采用相应的治疗手段，包括饮食控制、抗生素治疗、脓肿穿刺引流及手术治疗等。

（周淑琴　王　璐）

第十五节　卵巢子宫内膜异位囊肿破裂

【病例资料】

患者女，19 岁。

主诉：腹痛 1 天。

现病史：患者平素月经规律，30 天一潮，5 天干净，量中等，色鲜红，血块（－），痛经（－），腰酸（－），经前乳房胀痛（－）。末次月经 2019 年 3 月 5 日，量、色、质如常。前一日下午有剧烈运动，于晚间开始出现下腹疼痛，以隐痛为主，今日中午 12 时出现剧烈腹痛，以脐周及下腹为主，呈持续性，伴少许腰酸。经休息后腹痛症状缓解不明显。现神清，精神稍疲倦，少许下腹坠痛伴肛门坠胀感，活动后明显，低热，少许腰酸。无恶寒，无头晕头痛，无恶心呕吐，无气促胸闷，无心悸心慌，无阴道出血，无腹泻。纳可，眠一般，二便调。

既往体健。

查体：体温 37.7℃，脉搏 102 次/分，呼吸 20 次/分，血压 113/67mmHg。腹肌尚软，下腹压痛（＋），反跳痛（＋＋），麦氏点压痛（－），墨菲征（－），移动性浊音（－）。肛门检查：外阴正常，宫颈举摆痛（＋），子宫常大无压痛，双附件未触及明显异常。余体格检查无特殊。

辅助检查：尿 hCG 定性试验阴性。血常规示白细胞计数 $10.89 \times 10^9/L\uparrow$，中性粒细胞百分比 87.8%↑，中性粒细胞计数 $9.57 \times 10^9/L\uparrow$，血红蛋白 125g/L。生物化学检验示超敏 C 反应蛋白 43.1mg/L↑。血孕酮 2.91nmol/L。肝功能、凝血 4 项、输血 4 项未见异常。糖链抗原 125（CA125）1373.00U/ml↑；人附睾蛋白 4（HE4）80.21pmol/L↑；ROMA 绝经前（HE4，CA125）24.4%↑；ROMA 绝经后（HE4，CA125）82.4%。雌二醇（E_2）49.24pmol/L；黄体生成素（LH）4.06U/L；卵泡刺激素（FSH）2.46U/L。急诊 CT 检查，左侧附件区所见，考虑囊性肿块出血、破裂可能。

遂于腹腔镜下行急诊手术。术中见：腹腔内见略稠游离液体约 400ml，大网膜上黏附巧克力液，乙状结肠与盆壁致密粘连，吸净盆腔积液后见子宫大小正常，左侧卵巢增大约 8cm×7cm，靠近卵巢固有韧带一侧见一长约 1.5cm 破口，挤压后可见巧克力液体流出；囊壁光滑，未见结节状突起。左侧输卵管、右侧输卵管、卵巢外观正常。直肠子宫凹未见明显紫蓝色结节。遂行右侧卵巢病变剔除、盆腔粘连松解。

术后诊断：①左侧卵巢子宫内膜异位囊肿（巧克力囊肿）破裂；②女性盆腔粘连。

【影像图像及分析】

盆腔 CT 表现：子宫前倾位，大小形态无异常。左侧附件区见一等-稍低混杂密度团块（图 3-4-15-1、图 3-4-15-2 白箭头所示），形态不规则、欠清晰。右侧附件区未见占位征象。盆腔内见游离液体征，未见肿大淋巴结。

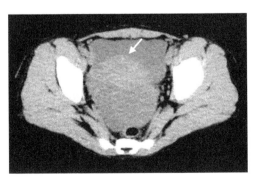

图 3-4-15-1 横断位 CT 平扫腹膜窗

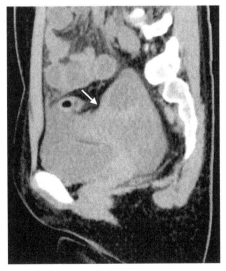

图 3-4-15-2 矢状位 CT 平扫腹膜窗

影像诊断：①左侧附件区所见，考虑囊性肿块出血、破裂可能；②盆腔少量积液。

【案例讨论】

子宫内膜异位症（endometriosis）是正常有功能的子宫内膜存在于子宫内膜以外的位置。可累及身体任何器官，以盆腔器官组织受累最常见。卵巢子宫内膜异位占盆腔子宫内膜异位的80%。目前较为公认的子宫内膜异位症发生学说为：种植学说、移植学说、良性转移学说、体腔上皮化生及免疫学说。当生殖道梗阻，月经期脱落的子宫内膜经输卵管逆流种植或人为造成的机械原因使内膜移植到盆腔器官组织时，脱落的子宫内膜可通过淋巴和血行向远处转移。卵巢上皮和盆腔腹膜具有高度化生潜能，在回流经血炎症和卵泡刺激素刺激作用下转化为子宫内膜，形成子宫内膜异位囊肿。

异位的子宫内膜具有穿透组织的性能。功能性内膜碎屑侵入卵巢皮质内，在卵巢激素的作用下发生周期性的增殖、分泌和行经的变化，在卵巢内形成囊性包块，囊内为暗紫色浓稠且很少凝固的经血，酷似巧克力液，称为巧克力囊肿。大小不等，小的如米粒，大者直径可达20cm。囊内压力高，囊壁出现裂隙，内容物溢出被重新包裹，大囊周围形成许多"卫星小囊"，较有特征性。囊壁增厚，且与周围组织粘连。

子宫内膜异位症见于育龄期女性，好发于30~45岁，约50%累及双侧卵巢。月经过多、痛经为常见的临床症状。囊壁穿破形成较大裂口时，囊液外溢引起急腹症。实验室检查CA125可有轻-中度升高。

临床怀疑子宫内膜异位症时，首选的影像学检查为超声，MRI在卵巢子宫内膜异位症的诊断和鉴别诊断中有较高的敏感性、特异性。但当怀疑妇科急腹症时，一般首选CT检查。卵巢子宫内膜异位囊肿的典型影像学表现为：附件区囊性团块，形态不规则，大囊周围有"卫星小囊"，囊壁增厚且与周围组织粘连，增强扫描见强化；囊内容物回声或密度不均，增强扫描无强化。急性破裂时，盆腔内见较多游离液体，密度较高。

本案例患者为年轻女性，在剧烈运动后出现下腹痛，起初为隐痛，后进展为持续剧烈腹痛，强烈提示妇科急症。尿妊娠试验阴性，排除妊娠相关急症。急诊CT检查发现左侧附件区囊性肿块，密度不均，考虑出血；盆腔少量积液，以病灶周围积液为主，且急性腹痛逐渐加重，提示破裂。术中见腹盆腔内巧克力液，左侧附件病变裂口约1.5cm，盆腔粘连；术后病理证实左侧卵巢子宫内膜异位囊肿。需要注意的是，该患者既往并无明确痛经史。

【诊断要点】

卵巢子宫内膜异位囊肿破裂的诊断要点如下。

（1）育龄期女性，急性进行性或剧烈腹痛，多平素有痛经史，查体患侧下腹部触痛、压痛，可有反跳痛。

（2）妊娠试验阴性；CA125可轻中度升高。

（3）超声为首选影像学检查。CT检查多用于急症患者。附件区形态不规则囊性团块，大囊周围有"卫星小囊"，囊壁增厚且与周围组织粘连，囊内容物回声或密度不均。急性破裂时，盆腔内见较多游离液体，密度较高。

（王　璐　周淑琴）

第十六节　脾　梗　死

【病例资料】

患者女，57 岁。

主诉：腹痛 5 天。

现病史：患者于 5 天前无明显诱因突发全腹胀痛，持续性，无进行性加重，活动后加重，难以忍受，伴后背部疼痛，呕吐胃内容物 3 次，少许嗳气，面色发青，大汗出。未予重视，现腹痛仍不缓解，遂至院急诊就诊。

入院症见：患者神清，精神可，中腹及左上腹胀痛不适，持续性，深呼吸及活动后加重，伴左侧腰部疼痛，暂无恶心呕吐、反酸嗳气，无发热寒战，无头晕头痛，无胸闷心慌，无呕血黑便，无尿频、尿急、尿痛。纳可，眠差，二便调。

既往史：高血压 6 年，规律服药，血压控制良好。剖腹产史。因甲状腺结节行甲状腺部分切除术史（具体不详）。吸烟 40 余年，1 包/天；饮酒史 6 年余，150ml/天。

查体：体温 37.0℃，脉搏 74 次/分，呼吸 20 次/分，血压 128/87mmHg。腹平软，未见胃肠型及蠕动波，中腹及左上腹压痛（＋），中腹反跳痛（－），肝脾触诊不满意，肝区叩痛（－），双肾区叩痛（－），墨菲征（－），麦氏点压痛（－），腹水征（－）。移动性浊音（－），肠鸣音 5 次/分。余体格检查无特殊。

辅助检查：急诊血常规、急诊生物化学检验、凝血 4 项未见异常。D-二聚体、纤维蛋白（原）降解产物未见异常。急诊尿常规（－）。行急诊腹部 CT 平扫及增强扫描示腹腔干、脾动脉改变，考虑动脉炎可能，脾动脉重度狭窄；脾脏无强化区，考虑脾梗死可能。遂以"腹腔干、脾动脉炎，脾梗死"收入院进行内科系统治疗。

临床诊断：①脾梗死；②腹腔干、脾动脉炎；③高血压；④甲状腺结节切除史，剖腹产史。

【影像图像及分析】

腹部 CT 表现：CT 平扫示脾脏形态、密度无明确异常（图 3-4-16-1 白箭头所示）；动脉期，腹腔干（图 3-4-16-2A 白箭头所示）、脾动脉（图 3-4-16-2B～D 白箭头所示）长节段管壁增厚，管腔变窄；脾脏内见多发三角形、楔形无强化低密度区（图 3-4-16-2E、F，图 3-4-16-3 白箭头所示）。脾包膜下未见积液。脾周围间隙清晰。

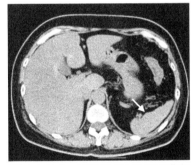

图 3-4-16-1　横断位 CT 平扫腹膜窗

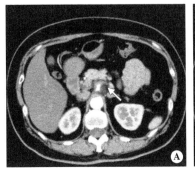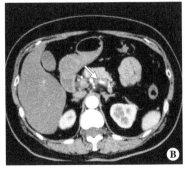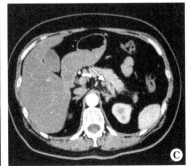

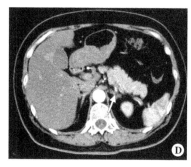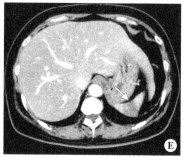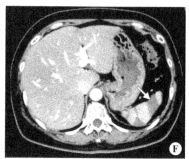

图 3-4-16-2　横断位 CT 增强腹膜窗

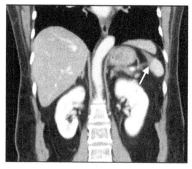

图 3-4-16-3　冠状位 CT 增强腹膜窗

影像诊断：腹腔干、脾动脉改变，考虑动脉炎可能，并脾动脉重度狭窄；脾脏无强化区，考虑脾梗死可能。

【案例讨论】

腹部实质脏器急性梗死，以脾梗死（splenic infarction）为最常见。脾动脉分支没有相互交通的终末动脉，当脾动脉及其分支阻塞，可引起局部脾组织的缺血性坏死。静脉阻塞，使局部组织血液停滞缺氧，也可引起梗死。引起脾梗死的最常见原因为血栓栓塞性疾病和浸润性血液病，其中 40 岁以下者以血液病为主。常见有恶性血液系统疾病（白血病、淋巴瘤），骨髓纤维化，高凝状态（镰状细胞病、蛋白 C 和真性红细胞增多症、狼疮抗凝药、外源性雌激素的使用、恶性肿瘤），血栓栓塞性疾病（心房颤动性心内膜炎、卵圆孔开放、人工心脏瓣膜），钝性腹部创伤，胰腺疾病（胰腺炎、胰腺肿块），自身免疫和胶原血管病等。

脾梗死多发生于脾前缘，近脾切迹处。病灶大小不等，多呈锥形（或楔形），尖端指向脾门，底部位于背膜面；也可呈不规则形。病灶可融合成大片状。当坏死组织被纤维组织取代，因瘢痕收缩而脾边缘出现局限性凹陷，大的梗死灶形成囊腔。贫血性坏死多见于全身性感染及尿毒症终末期，呈弥漫分布的大小不等的不规则坏死结节。

小面积梗死发生时，大多数患者可无任何症状，少数可出现低热、外周血白细胞计数和中性粒细胞增加，一般无明显腹痛。大面积梗死发生时，可有突发剧烈左上腹痛或撕裂样痛，并向左肩部放射，伴恶心、呕吐和发热。查体可有左上腹压痛、叩击痛和明显腹肌紧张。少数病例可出现少量腹水。

脾梗死早期（一般指发病 5 天内），CT 平扫多无阳性表现；CT 增强扫描脾内见三角形或楔形无强化低密度区，尖端指向脾门，基底位于脾脏外缘，边缘清晰。少数梗死灶呈不规则形。中晚期，由于梗死区坏死、液化、囊变，CT 平扫脾内可见低密度影，增强扫描无强化。当梗死灶内伴有出血时，病灶可呈混杂密度影。少数脾梗死可伴有包膜下积液，表现为脾周新月形低密度影。陈旧性梗死灶因纤维收缩，脾脏可略缩小，轮廓呈分叶状。MR 扫描在脾梗死急性期较敏感，梗死灶于 DWI 表现为三角形或楔形高信号，ADC 值较低，增强扫描无强化。

脾梗死一般不需要进行特殊处理，针对基础疾病进行相应治疗。当脾梗死伴发剧烈疼痛或脾脓肿时，则需考虑进行脾切除。

本案例患者有高血压史，且长期吸烟、饮酒，这些都是血管性疾病发生的危险因素。CT 检查脾脏多发梗死，梗死范围较大，故患者有较明显的临床症状、体征，即持续性腹痛且向肩部放射，伴有呕吐，查体左中上腹有压痛。CT 增强扫描显示腹腔干、脾动脉壁长节段增厚，管腔变窄但无明确充盈缺损，实验室检查凝血几项、D-二聚体均未见异常。综合这些资料，考虑该患者发生脾梗死原因是腹腔干、脾动脉炎，收入院进行内科治疗。在临床工作中，当怀疑有脾梗死时，行全腹部 CT 增强检查及脾动脉 CTA 检查，既能较为客观地评估脾动脉管腔狭窄情况及脾脏梗死范围，又可以排除其他引起腹痛的器质性病变。

【诊断要点】

脾梗死的诊断要点如下。

（1）小面积梗死，患者多无临床症状；大面积梗死时，有突发剧烈左上腹痛或撕裂样痛，向左肩部放射，伴恶心、呕吐和发热。查体可有左上腹压痛、叩击痛和明显腹肌紧张；少数病例可出现少量腹水。

（2）仔细询问病史，了解有无引发脾梗死的基础疾病。

（3）发病早期，CT 增强扫描脾内单发或多发三角形或楔形无强化低密度区，尖端指向脾门，基底部位于脾脏外缘，边界清晰。部分病灶为不规则形。脾动脉或分支管腔可见狭窄、充盈缺损。脾包膜下可有积液。中晚期梗死灶液化、囊变，周围纤维组织增生，脾脏轮廓改变。

（王 璐 周淑琴）

第十七节 脾 脓 肿

【病例资料】

患者女，74 岁。

主诉：左侧腹痛 1 周，发热 3 天。

现病史：患者 1 周前无明显诱因出现左腹痛，以钝痛为主，深呼吸时加重，无恶心呕吐，无恶寒发热，大便正常，未予重视。3 天前出现发热，经休息后症状未见明显缓解，遂至院急诊就诊。

入院症见：神清，精神疲倦，发热，无寒战，无鼻塞流涕，无咳嗽咳痰，无腹泻，无恶心呕吐，少许胸闷心悸，全身无活动性出血、无皮疹，无尿频、尿急、尿痛。纳、眠一般，小便可，大便秘结。

既往史：6 年前曾先后行肝左外叶-尾状叶切除术、胆囊切除术、高位胆管切开取石术、T 管引流术。

查体：体温 38.1℃，脉搏 80 次/分，呼吸 20 次/分，血压 130/70mmHg。右上腹可见 15cm 陈旧性手术瘢痕，腹平软，腹壁无静脉曲张，未触及包块，左侧腹部轻压痛，反跳痛（ - ），肝脾肋下未触及，墨菲征（ - ），麦氏点压痛（ - ），肝肾区无叩击痛，脾区叩击痛（ + ），移动性浊音（ - ），肠鸣音 5 次/分。余体格检查无特殊。

辅助检查：血常规示白细胞计数 $12.97×10^9$/L↑，中性粒细胞百分比 87.9%↑，中性粒细胞计数 $11.41×10^9$/L↑，单核细胞计数 $0.81×10^9$/L↑。肝功能示碱性磷酸酶（ALP）211U/L↑，γ-谷氨酰基转移酶 129U/L↑，总胆红素：25.7μmol/L↑。急诊尿常规（ - ）。

行急诊腹部 CT 示：①脾大，脾内类圆形低密度影，建议增强扫描；②肝内胆管及胆总管结石术后改变,肝右叶少许点状小结石残留;③肝左叶及胆囊术后缺如;④左肺上叶舌段、下叶感染,左侧少量胸腔积液,左肺下叶部分膨胀不全。

临床综合考虑脾脓肿,遂于超声引导下行脾脏病灶穿刺,引流出暗褐色血性脓液 20ml,并置管引流。脓液菌培养阴性。

临床诊断:①脾脓肿;②左侧胸腔少量积液;③肝左叶、尾状叶、胆囊切除术后改变,胆右叶胆管结石。

【影像图像及分析】

腹部 CT 表现:脾大,内见类圆形低密度团块(图 3-4-17-1～图 3-4-17-3 白箭头所示),局部边缘模糊,密度不均,内见斑片状稍低密度影,未见明确气液平面;脾脏周围见少许条索影。

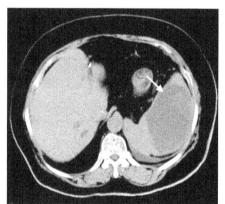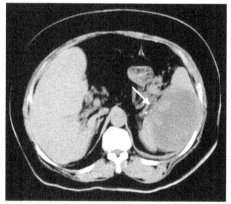

图 3-4-17-1　横断位 CT 平扫腹膜窗

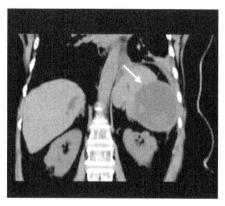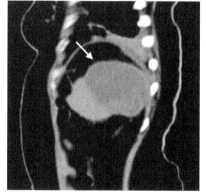

图 3-4-17-2　冠状位 CT 平扫腹膜窗　　　　图 3-4-17-3　矢状位 CT 平扫腹膜窗

影像诊断:脾大,脾内类圆形低密度影,建议增强扫描。

【案例讨论】

脾脓肿(splenic abscess)较为少见,包括细菌性脾脓肿、真菌性脾脓肿。

细菌性脾脓肿的致病菌主要是葡萄球菌、链球菌、厌氧菌、大肠埃希菌和沙门菌,偶见阿米巴原虫。约 3/4 的脾脏细菌性感染来源于致病菌的血行播散,以继发于心内膜炎者最常见。另外常见于脾外伤、脾囊肿、脾梗死继发感染;胰腺、左肾、肠、胸膜等邻近器官脓肿的直接蔓延；脾动脉栓塞后继发脾脓肿等。近年来也有脾脓肿发生于健康者的病例报道。

细菌性脾脓肿患者的临床症状、体征及实验室检查多无特异性。可出现寒战、高热、恶心、呕吐和白细胞计数升高。部分患者有腹痛，典型者可局限于左上腹或左肩胛区的疼痛。查体见脾大、左上腹压痛。

发病早期，以急性炎症反应为主，表现为脾脏的弥漫性肿大。随着炎症局限化，形成脓肿。可单发或多发，从数毫米至几厘米，内可见分隔。脓液较黏稠，呈褐色。可与周围组织发生粘连。少数可穿透包膜达周围脏器，形成内瘘、外瘘和腹膜炎。

影像学检查在脾脓肿的诊断中尤为重要，其影像学表现与肝脓肿相似。肿大的脾脏内见单发或多发类圆形低密度病灶，边缘清晰或模糊；增强扫描脓肿壁强化，脓腔无强化。若病灶内见小气泡或气液平面，为特异性表现。病灶与正常脾实质间见低密度水肿带。阅片时，还需与脾梗死、血肿、转移瘤、淋巴瘤等相鉴别。

在临床工作中，分析有肿瘤病史、血液病史或脏器移植术史患者的脾脏感染性病变时，要注意是否为真菌性感染。真菌性脾脓肿（fungal splenic abscess）常见的致病菌是白念珠菌、烟曲霉菌和隐球菌等，以白念珠菌最为常见。病灶常多发且较小，大部分直径小于 0.5cm。常常肝、脾同时受累。CT 平扫表现为脾内多发粟粒样小低密度结节，边缘模糊，增强扫描未见强化。MRI 检查对病灶的检出率明显高于 CT，典型表现为脾内多发粟粒样 T_1WI 低、T_2WI 高信号影，增强扫描未见强化，亦无明显的环形强化表现。

本案例患者为老年女性，虽然本次发病无明显诱因，笔者分析既往的肝脏、胆囊、胆管手术史可能是脾脏感染的潜在危险因素。患者有发热、左腹部钝痛且深呼吸时加重，实验室检查白细胞计数、中性粒细胞计数及比例均见增高，提示体内细菌感染存在。急诊 CT 检查脾脏内低密度病灶，考虑脾脓肿。脾脏穿刺引流出暗褐色血性脓液，证实诊断。

【诊断要点】

1. 细菌性脾脓肿的诊断要点

（1）以继发于感染性心内膜炎多见，亦可继发于脾外伤、脾囊肿、脾梗死、脾动脉栓塞，或邻近脏器脓肿的直接蔓延；偶见于健康者。

（2）临床症状及实验室检查无特异性，可出现寒战、高热、恶心、呕吐和白细胞计数升高，部分患者有左上腹或左肩胛区痛。

（3）影像学检查在疾病诊断中尤为重要，表现为脾大，脾内多发低密度影，大小不等，可见小气泡或气液平面，增强扫描壁及分隔明显强化，并持续至延迟期，脓腔不强化。

2. 真菌性脾脓肿的诊断要点

（1）多见于免疫低下或免疫缺陷者。

（2）通常肝、脾同时受累。

（3）脾内弥漫性多发、粟粒样结节，CT 平扫呈低密度，MR 扫描 T_1WI 呈低信号、T_2WI 呈高信号，增强扫描无强化，无明显环形强化表现。

（王　璐　周淑琴）

第十八节 肾 梗 死

【病例资料】

患者女，63 岁。

主诉：左腰部酸胀不适 1 天。

现病史：患者于 1 天前出现左腰部酸胀不适，无发热恶寒，无腹胀腹痛，无尿频、尿急、尿痛，无肉眼血尿，遂至院急诊就诊。

入院症见：患者神清，精神疲倦，左腰部酸胀。纳、眠一般，大便调。

既往史：高血压病史 11 年，规律服药，血压控制可。因子宫肌瘤行全子宫切除术史。

查体：体温 37.0℃，脉搏 90 次/分，呼吸 20 次/分，血压 128/61mmHg。腹平软，未扪及包块，压痛（－）、反跳痛（－），左肾区叩击痛（±），右肾区叩击痛（－），双侧输尿管行程压痛（－）。余体格检查无特殊。

辅助检查：急诊尿常规示尿红细胞计数 32.34/μl↑，尿白细胞计数 17.16/μl↑。血常规示白细胞计数 25.29×10⁹/L↑，中性粒细胞百分比 87.1%↑，中性粒细胞计数 22.04×10⁹/L↑，单核细胞计数 2.09×10⁹/L↑。急诊生物化学检验示葡萄糖 9.90mmol/L↑，血肌酐 97μmol/L↑，肾小球滤过率估算值（eGFR）58.85ml/（min·1.73m²）。凝血 6 项示纤维蛋白原 6.02g/L↑，D-二聚体 1.26mg/L↑，纤维蛋白（原）降解产物 7mg/L↑。行急诊腹部 CT 提示：①双肾囊肿；②左侧肾上腺内侧支增粗，考虑增生；③胆囊结石，慢性胆囊炎；④子宫术后缺如。急诊肺动脉 CTA 未见明确肺栓塞征象。急诊复查血常规示白细胞计数 35.42×10⁹/L↑，中性粒细胞百分比 89.9%↑，中性粒细胞计数 31.8×10⁹/L↑，单核细胞计数 1.11×10⁹/L↑。患者腹痛加重，以脐周、左侧腰痛为甚。遂行急诊腹部 CT 增强以除外肠系膜栓塞等腹部血管源性急症。急诊腹部 CT 增强示左肾动脉栓塞，左肾梗死。收入院进行系统内科治疗，病情好转，症状缓解。

临床诊断：①左肾梗死；②左肾感染；③高血压 2 级；④子宫切除术后。

【影像图像及分析】

腹部 CT 表现：CT 平扫示左肾形态、密度无异常（图 3-4-18-1 白箭头所示）；增强扫描皮质期、髓质期、排泄期，左肾见多发楔形、带状无强化区，边界清晰（图 3-4-18-2～图 3-4-18-6 长白箭头所示）；局部包膜下见线条状"皮质环征"（图 3-4-18-4 短白箭头所示）；左肾周围见条絮影，边缘模糊；左肾动脉及分支内见条带状充盈缺损（图 3-4-18-5B 短白箭头所示）。容积重建（VR）示左肾动脉截断，远端未见显示（图 3-4-18-7 白箭头所示）。

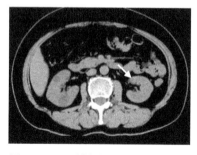 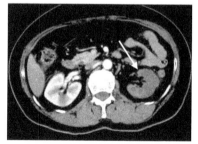

图 3-4-18-1 横断位 CT 平扫腹膜窗　　图 3-4-18-2 横断位 CT 增强皮质期腹膜窗

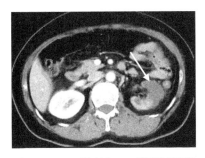 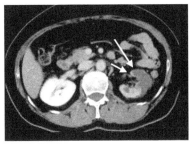

图 3-4-18-3 横断位 CT 增强髓质期 图 3-4-18-4 横断位 CT 增强排泄期
腹膜窗 腹膜窗

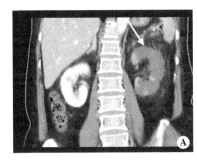 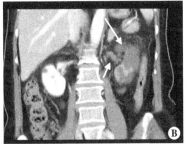

图 3-4-18-5 冠状位 CT 增强髓质期腹膜窗

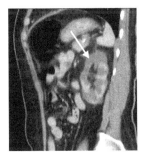 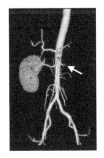

图 3-4-18-6 矢状位增强髓质期腹膜窗 图 3-4-18-7 肾动脉 CTA 三维容积重
建图像

影像诊断：左肾改变，考虑左肾动脉栓塞并左肾梗死；左肾周渗出。

【案例讨论】

肾梗死（renal infarction）由肾动脉或肾段动脉急性闭塞所致。常见病因为栓塞（如心房颤动）、血栓形成、创伤、肾动脉夹层、经导管栓塞等。近年来有药物相关肾动脉血栓形成引发急性肾梗死的报道。病理上，梗死早期由于血流灌注减少，主要为肾小管缺血性损伤、细胞肿胀、间质水肿；进展期肾实质缺血性坏死，可并有出血；晚期梗死区纤维化、瘢痕形成，病灶体积缩小。

临床表现主要为急性腹痛和血尿，且与梗死范围的大小有关。梗死范围较小时，症状轻微；梗死面积较大时，症状明显。孤立肾、移植肾、双侧肾脏梗死时，可出现肾衰竭。发生血尿及血块时，可引起一过性尿路梗阻。

影像学检查以 CT 检查为主。梗死早期，CT 平扫可无阳性表现，有时可见梗死区肾实质肿胀、密度稍减低。增强扫描较具特征性，肾段梗死时，表现为三角形或楔形无对比剂灌注区或低灌注区，底朝外，尖端指向肾门；延迟扫描对比剂在梗死灶内滞留、排空延迟。有时可见包膜下"皮质环征"，即肾实质期梗死区外层有2～3mm的高灌注致密带，原因可能是该部分肾组织由肾动脉和肾囊动脉穿支双重供血；且多在几周内消失。梗死后期，表现为肾实质变薄、瘢痕组织形成、肾脏轮廓不规则、肾萎缩等。肾动脉CTA可明确肾动脉狭窄或闭塞的部位、范围，且血管分布区与梗死区相对应。

本案例患者起病急，仅有左侧腰部酸胀不适1天，左肾区叩击痛可疑阳性，无尿路感染刺激症状。急诊尿常规发现尿液红细胞、白细胞增多，急诊血常规白细胞、中性粒细胞增多。遂行急诊腹部CT检查，排除尿路结石并周围炎症。D-二聚体升高，便行肺动脉CTA及胸部CT检查，排除肺动脉栓塞、肺炎。患者腹痛加重，以脐周、左侧腰部为甚。临床高度怀疑肠系膜动脉栓塞，行腹部CT平扫及增强检查，排除肠系膜动脉栓塞，最终诊断为左肾动脉急性闭塞引发肾梗死。梗死范围较广，肾动脉CTA明确显示左肾动脉远段及多个肾段动脉内条状充盈缺损，血管分布区与梗死范围相对应，左肾周围见渗出。诊断明确。

【诊断要点】

肾梗死的诊断要点如下。

（1）由肾动脉或肾段动脉的急性重度狭窄或闭塞引起。

（2）临床表现为急性腹痛和血尿，症状与梗死范围密切相关；孤立肾、移植肾、双侧肾脏发生梗死时，可出现肾衰竭。

（3）以CT检查为主，CT增强扫描可明确梗死部位和范围，CTA可明确肾动脉的狭窄或闭塞，血管分布区与梗死区相对应。

（王　璐　周淑琴）

第十九节　肾　脓　肿

【病例资料】

患者女，51岁。

主诉：右侧腰痛半月余，加重伴发热5天。

现病史：患者半月前无明显诱因出现右侧腰部疼痛，深呼吸时明显，伴尿频，患者未予重视。后腰痛加重。5天前患者出现恶寒发热，最高体温39℃，无鼻塞流涕，无咽痒咽痛，无周身乏力，无皮疹，间有少许咳嗽，无咳痰。无诊治。遂至院急诊就诊。

入院症见：神清，精神稍倦，间中右侧腰痛，暂无发热，无腹痛腹胀，无恶心呕吐，无胸闷心悸，无尿频、尿急、尿痛。纳、眠欠佳，大便调。

既往体健。

查体：体温37.0℃，脉搏80次/分，呼吸20次/分，血压125/80mmHg。右腹部压痛（+），反跳痛（-），肝脾肋下未触及，墨菲征（-）。右侧肾区压痛（+）、叩击痛（+），右侧肋脊角叩痛（+）。左肾区压痛（-）、叩击痛（-），左侧肋脊角压痛（-）。双侧输尿管行程压痛（-）。双下肢未见水肿。移动性浊音（-）。肠鸣音未见异常。余体格检查无特殊。

辅助检查：急诊尿常规示尿隐血试验（干化学）（++），尿红细胞（镜检）（+）。血常规白细胞计数 10.16×10⁹/L↑，中性粒细胞百分比 77.80%↑，中性粒细胞计数 7.91×10⁹/L↑，单核细胞计数 0.81×10⁹/L↑。急诊生物化学检验示肌酐 58.3μmol/L（正常范围之内），肾小球滤过率估算值 105.0ml/（min·1.73m²）。尿镜下白细胞计数无增高。

行急诊腹部 CT 示：①右肾结石；②右肾多发低密度影，未除外脓肿，建议 CT 增强扫描；右肾周围炎症。

临床综合考虑：右肾脓肿，遂于超声引导下行右肾穿刺引流术。穿刺抽出黄白色浑浊脓液 20ml。细菌培养未见细菌生长。

临床诊断：①右肾脓肿；②右肾结石。

【影像图像及分析】

腹部 CT 表现：右肾肿大，局部肾盏内见一结石（图 3-4-19-1A 白箭头、图 3-4-19-2B 长白箭头所示）并肾盏积液、扩张；右肾实质见多发斑片、结节状低密度影（图 3-4-19-1、图 3-4-19-2 短白箭头所示），边界不清；右肾周围脂肪囊见条片状稍低、低密度影；肾周围筋膜增厚。

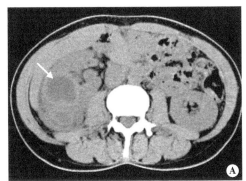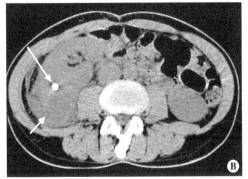

图 3-4-19-1　横断位 CT 平扫腹膜窗

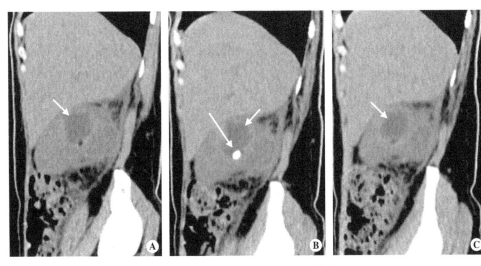

图 3-4-19-2　矢状位 CT 平扫腹膜窗

影像诊断：①右肾结石；②右肾多发低密度影，未除外脓肿，建议 CT 增强扫描；右肾周围炎症。

【案例讨论】

肾脓肿（renal abscess）比较少见。常由葡萄球菌经血行感染所致；少数患者由尿路逆行感染所致，亦为葡萄球菌；部分由肾盂肾炎演变而来，其致病菌多是革兰氏阴性杆菌。免疫功能低下者、糖尿病患者有肾外感染灶时易发生，如细菌性心内膜炎、皮肤感染、牙周脓肿等。本病多见于成人，也有儿童发病的报道。可单侧或双侧发病；可单发或多发。初期微小脓肿局限于肾皮质，多个小脓肿融合呈大脓肿，如破出肾固有包膜，侵及肾周脂肪则形成肾周脓肿（perinephric abscess）；再进一步累及 Gerota 筋膜，则形成肾旁间隙脓肿。可沿着 Gerota 筋膜累及腰大肌、横肌、腹膜腔和骨盆。合并产气菌感染时，脓肿腔内可见气体。

临床上患者多急性起病，部分为亚急性病程，一般有全身感染性症状且较严重，如发热、脓毒血症等。局部体征通常较明显：肾区肌紧张、压痛、叩击痛。偶可见腰肋三角区水肿。外周血白细胞计数升高。尿白细胞计数升高。

常用的影像学检查方法为 CT 和 MRI。影像学表现为：患侧肾肿大，肾皮质或实质内多发小脓肿形成，CT 表现为低密度，MRI 表现为 T_1WI 低信号、T_2WI 高信号，脓肿壁厚、模糊，增强扫描脓肿壁可见早期明显强化。脓肿内有气液平面为该病的特征性表现。患侧肾周脂肪囊密度增高；肾周围筋膜增厚。MRI 对肾周脓肿、肾旁脓肿的显示要优于 CT。阅片分析时，需与肾脏的气肿性肾盂肾炎、黄色肉芽肿性急性肾盂肾炎、肾盂肾炎伴肾乳头坏死、复杂性囊肿、囊性肾癌等相鉴别。

一般而言，小的肾脓肿用抗生素治疗即可；较大的脓肿，需要引流或手术切除治疗。

本案例患者为老年女性，无糖尿病、服用激素类药物史，无身体其他部位近期感染史。右侧腰痛半月余，发热 5 天，右腹部压痛，右肾区压痛、叩击痛、右侧肋脊角叩击痛，强烈提示右肾感染性病变。实验室检查示血、尿白细胞计数升高，CT 检查显示右肾多发低密度影，支持右肾脓肿的临床诊断。超声引导下穿刺引流抽出脓液 20ml，证实脓肿诊断成立。

【诊断要点】

（1）以血行感染途径为主，多见于糖尿病患者、滥用激素者、酗酒者等，多有肾外感染源存在；部分为经尿路逆行感染，少数为由肾盂肾炎发展而来。

（2）多急性起病，发热、肾区压痛、叩击痛，偶见腰肋三角水肿。

（3）外周血、尿白细胞计数增高。

（4）CT、MRI 检查见患肾肿大，肾皮质单发或多发小脓肿，或肾实质多发脓肿；增强扫描脓肿壁见早期明显强化；患者肾周围脂肪囊密度增高，肾周围筋膜增厚；部分发展为肾周围脓肿、肾旁间隙脓肿。

（王　璐　周淑琴）

第二十节　十二指肠溃疡

【病例资料】

患者女，76 岁。

主诉：上腹胀痛 9 天，伴解黑便 3 天。

现病史：患者自诉 9 天前无明显诱因下出现上腹胀痛，呈持续性钝痛，休息后可缓解，偶有心慌胸闷、烦躁，恶心欲吐，排便困难，自服通便药后可解少量大便。3 天前腹胀腹痛等症状加重，进食乳果糖后可解 1 次黑色样大便，无鲜红色血液，伴心慌胸闷，遂至院急诊就诊。行急诊胃镜提示十二指肠球腔变形，前壁侧黏膜见环半周巨大溃疡，披黄浊苔，局部可见血凝块附着，周围黏膜充血水肿明显，球腔变形狭窄，诊断急性上消化道出血，十二指肠球部巨大溃疡（A1 期，Forrest Ⅱb），同时行内镜下药物喷洒止血术。现为进一步专科治疗，由急诊拟"急性上消化道出血"收入科室。

既往史：患者分别于 2000 年、2003 年行肠镜检查并行息肉微波治疗，具体不详。2013 年行大肠多发息肉内镜下治疗术，病理提示（直肠息肉）增生性息肉；既往高血压病史 20 余年。

专科检查：腹肌稍紧张，无腹壁静脉曲张，上腹部轻度压痛，无反跳痛，肝脾肋下未触及，墨菲征（-），麦氏点压痛（-），肝区叩击痛（-），移动性浊音（-），肠鸣音正常。

术中所见：腹腔内少量腹水，上腹部大网膜与胃十二指肠及肝脏粘连，分离粘连后，继续探查，胃充盈明显，十二指肠球部巨大溃疡，局部组织周围增厚，变硬，结合术前胃镜检查，诊断为急性十二指肠球部巨大溃疡伴出血。于胃窦前壁纵行切开，胃腔内大量暗红色血凝块，吸净血凝块，向十二指肠球部探查，见十二指肠球部巨大溃疡，基底见一搏动性动脉血管头出血，予缝扎止血。

病理诊断：（远端胃）送检胃组织远端十二指肠球部可见一灰红区域，范围 3cm×1.5cm（图 3-4-20-1）。镜下符合溃疡病理改变，溃疡周围部分上皮轻度不典型增生。请结合临床综合分析。免疫组织化学结果（标记 2 个蜡块）：肌酸肌酶（上皮+），癌胚抗原（-）。

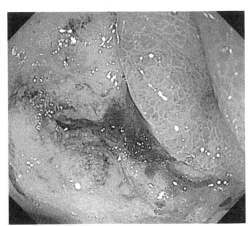

图 3-4-20-1 胃、十二指肠镜检

【影像图像及分析】

腹部 CT 表现：十二指肠球部管壁增厚，最厚约 1.7cm，管壁模糊，周边脂肪间隙模糊（图 3-4-20-2、图 3-4-20-3 白箭头所示）。

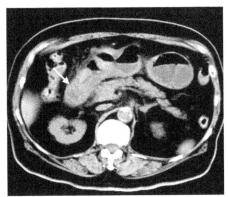
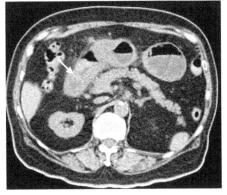

图 3-4-20-2 横断位 CT 腹膜窗

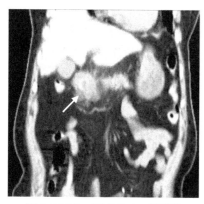

图 3-4-20-3　冠状位 CT 腹膜窗

影像诊断：十二指肠球部管壁增厚、模糊，建议进一步检查，除外溃疡改变。

【案例讨论】

十二指肠溃疡是临床常见病、多发病，主要病因为高胃酸及幽门螺杆菌感染，各种心理因素及不良饮食生活习惯亦可诱发溃疡，其典型者具有周期性发作、节律性疼痛、空腹痛及夜间痛等临床表现，结合胃镜检查可明确诊断。

十二指肠溃疡多发生在球部（95%），以前壁居多；常见并发症包括穿孔、出血及梗阻。当溃疡发生部位比较深时，容易穿透肠壁导致穿孔发生；十二指肠溃疡基底因炎症腐蚀到血管，可导致破裂出血，多为动脉性出血，且常位于球部后壁。当溃疡反复发生导致十二指肠管腔狭窄时可发生梗阻征象。

近年来，CT 已成为无创诊断消化系统疾病的首选影像学方法，其主要 CT 征象为：①直接征象，肠壁增厚，分层样强化，黏膜面不规则伴周围脂肪间隙模糊；②穿孔，肠壁裂隙样破口，腹腔散在游离气体；③出血，胃、十二指肠肠腔密度增高，肠系膜动脉 CTA 显示对比剂外溢；④梗阻，胃、十二指肠扩张并见宽大气液平面。

【诊断要点】

（1）临床上部分十二指肠溃疡患者症状不典型时，多以上腹部 CT 排查其他疾病。

（2）十二指肠溃疡的典型 CT 征象为肠壁增厚，分层样强化，黏膜面不规则伴周围脂肪间隙模糊；注意与十二指肠肿瘤相鉴别。

（周淑琴　王　璐）

第二十一节　十二指肠乳头旁憩室综合征

【病例资料】

患者女，89 岁。

主诉：上腹痛 2 天。

现病史：患者于 2 天前无明显诱因出现上腹部疼痛，以左上腹为主，呈阵发性胀痛，未向他处放射，无恶心呕吐，无腹泻，无黑便，无心悸汗出，无发热恶寒，口干口苦，遂至外院治疗。查血常规：白细胞计数 14.70×10^9/L，血淀粉酶 1396U/L；血脂肪酶 200U/L。诊断考虑急性胰腺炎。予禁食、止痛、制酸、奥曲肽泵入等治疗后腹痛稍缓解。患者要求自动出院并转院就诊，血常规：白细胞计数 25.20×10^9/L，中性粒细胞百分比 93.0%；腹部 CT 提示急性胰腺炎。建议住院治疗，遂由急诊拟"急性胰腺炎"收入科室。

既往史：高血压病史 30 余年，平素血压控制不佳；糖尿病病史多年，未监测血糖。

专科检查：腹平软，腹壁无浅表静脉怒张，腹壁未触及包块，肝脾肋下未触及，左上腹压痛（＋），反跳痛（－），墨菲征（－），麦氏点压痛（－），肝区叩击痛（－），双肾区无叩击痛，移动性浊音（－），肠鸣音 4 次/分。

诊疗经过：入院完善相关检查，血常规示白细胞计数 21.11×10⁹/L，中性粒细胞百分比 93.2%，血红蛋白测定 105g/L↓；超敏肌钙蛋白 T 0.034μg/L；B 型尿钠肽 436.3pg/ml；β-羟丁酸（酮体）0.46mmol/L；血淀粉酶 500U/L，血脂肪酶 1046U/L↑；糖化血红蛋白（HbA1c）6.8%。治疗上予抗感染、醋酸奥曲肽抑酶、护胃、补液等治疗。经治疗后，患者症状缓解。出院诊断：①急性胰腺炎；②十二指肠乳头旁憩室。

【影像图像及分析】

腹部 CT 表现：十二指肠降部乳头旁见一囊袋状突起（图 3-4-21-1 长白箭头所示），囊腔与十二指肠腔相通，大小约为 3.9cm×1.9cm；胰腺体积明显普遍性增大，边缘模糊，密度尚均匀，胰周可见多处液性低密度渗出性改变（图 3-4-21-1、图 3-4-21-2 短白箭头所示），胰管未见扩张。双侧结肠旁沟见少量积液，以右侧为著。

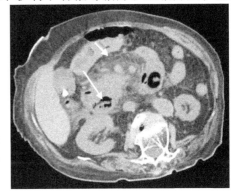

图 3-4-21-1　横断位 CT 平扫腹膜窗

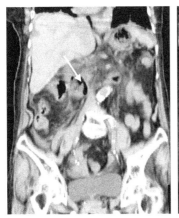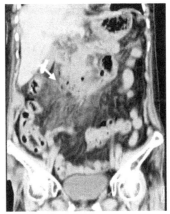

图 3-4-21-2　冠状位 CT 平扫腹膜窗

影像诊断：十二指肠乳头旁憩室；急性胰腺炎；腹盆腔少量积液；以上改变考虑十二指肠乳头旁憩室综合征可能性大，请结合临床。

【案例讨论】

十二指肠乳头旁憩室通常是指十二指肠降段内侧距离大乳头 2～3cm 的囊袋状膨出，好发于老年人。由于特殊的解剖位置，除本身可能发生炎症、出血及穿孔外，还可以引起胆胰疾病。

德国医生 Gerhard Lemmel 于 1934 年首次报道乳头旁憩室综合征，即十二指肠乳头旁憩室压迫胆总管末端及胰管，使胆汁及胰液的排出受阻，从而导致梗阻性黄疸、胆管炎及胰腺炎，故又称为 Lemmel 综合征。

在 CT 和 MRCP 上，十二指肠乳头旁憩室可表现为十二指肠降段管壁上的薄壁囊袋状突起，伴或不伴有气体或液体；当十二指肠乳头旁憩室伴有胆胰炎症改变，主要表现为胆总管扩张、胆囊增大、憩室周围渗出、胰腺肿大、胰腺周围渗出。

【诊断要点】

在日常工作中当遇到以下情况而 B 超、CT 未发现肝内外胆管结石等时，应考虑 Lemmel

综合征的可能：

（1）中老年患者，反复出现发热、上腹痛、间歇性黄疸。

（2）反复发作的慢性胰腺炎，尤其是特发性胰腺炎者。

（3）无原因的反复感染。

（4）胆道手术，术中未见胆道异常，但术后症状再发，而且反复发作胆管炎，又无残存结石存在。

（5）单纯胆总管结石或胆总管复发结石。

因此在进行 CT 读片分析时，需要仔细观察是否存在十二指肠乳头旁憩室，并进行三维重建，以更进一步观察、明确病因、诊断及鉴别诊断，从而为临床提供重要指导依据。

（周淑琴　王　璐）

第二十二节　食管异物

【病例资料】

患者女，69 岁。

主诉：鲠骨 1 小时。

现病史：有误吞猪骨史，觉胸骨上窝处吞咽梗阻感，自行处理症状无缓解，遂至院就诊。

既往体健。

专科检查：口咽及间接喉镜所暴露双侧咽侧壁、舌根、会厌谷、梨状窝等均未窥见异物，会厌尖稍充血。

胃镜检查：胃镜头端戴透明帽进镜至食管入口见一长块状骨刺异物（图 3-4-22-1），使用异物钳钳夹后缓慢拉入透明帽后顺利取出（图 3-4-22-2）。胃镜诊断：食管入口异物。

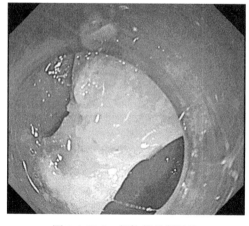

图 3-4-22-1　长块状骨刺异物

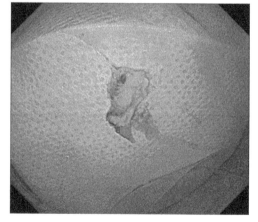

图 3-4-22-2　取出异物

【影像图像及分析】

颈部 CT 表现：食管上段（第 6～7 颈椎间隙水平）见一横行条状高密度影（图 3-4-22-3～

图 3-4-22-5 白箭头所示），长约 1.8cm，较宽处上下径约 0.8cm；食管腔外未见明确气体影；余食管腔内未见异常密度影。

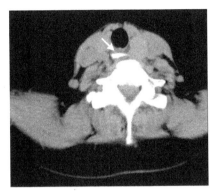
图 3-4-22-3 横断位 CT 平扫

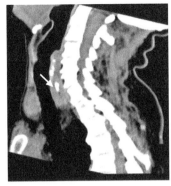
图 3-4-22-4 矢状位 CT 平扫

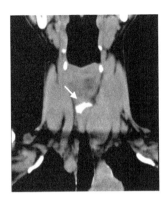
图 3-4-22-5 冠状位 CT 平扫

影像诊断：食管上段横行条状高密度影，结合病史，符合食管异物。

【案例讨论】

食管异物是指在食管内因难以排出而滞留的各类物体，是临床中常见的一种急症。食管位于后纵隔，与主动脉、气管、心脏等多个重要的组织结构相邻，因此及时、正确处理及取出食管异物非常重要，否则可能会造成严重并发症，甚至危及患者的生命。

食管异物的症状与异物所在部位、大小和性质相关，症状的严重程度与异物的性质及食管软组织创伤程度相关，常见的症状为吞咽困难、异物梗阻感、疼痛、涎液增多、食管反流、呼吸道症状。

对于食管无明确基础病变的人群，食管的三个生理性狭窄为异物停留的好发部位，分别是食管起始部、食管与左主支气管交点处及食管裂孔处，又以食管起始部（第一狭窄处）最为好发。如存在基础疾病，则食管的慢性炎症纤维化狭窄部位及食管肿瘤近端也是食管异物好发的部位。小而光滑的异物可自行排出或进入胃腔，尖锐或较大的异物不及时取出可发展为食管周围炎和脓肿，甚至食管穿孔，尖锐的异物可直接穿破大血管引起大出血。因此，及时明确食管异物的诊断及其存在部位、形态，对指导下一步诊疗工作具有重大意义。

螺旋 CT 及其图像后处理技术在消化道异物的检出、定位以及并发症的诊断方面尤其具有巨大优势，应作为食管异物的首选检查。螺旋 CT 通过多个重建技术可以直观立体地了解消化道异物的数量、形态、大小、位置及其邻近结构，准确判断异物情况、滞留位置及对其周围脏器的影响，有利于临床对消化道异物的综合评估，能为手术方案的制订提供重要参考信息。既往常以口服钡剂及食管吞钡棉作为食管异物的检查手段，但是硫酸钡容易掩盖异物本身的形态，钡棉钩挂也存在一定的假阴性，且对于已经发生食管穿孔及局部感染的患者，硫酸钡容易加重病情，因此，在《成人食管异物急诊处置专家共识（2020）》中，已不再推荐食管异物患者进行口服钡剂及食管吞钡棉检查。

本例患者 CT 扫描图像所显示异物形态及位置与胃镜所见基本一致。

【诊断要点】

CT 诊断消化道异物的优势在于分辨率高，可以发现较小的消化道异物；可自由调节窗宽、窗位获得更多信息；通过多种重建技术的应用，了解异物的数目、形态、与消化道壁的关系；显示消化道损伤的情况，发现消化道穿孔、腹壁穿孔、肠道梗阻等并发症；可提示透壁性异物与消化道周围重要结构的关系，避免感染、脓肿、出血、误伤大血管。

（周淑琴　王　璐）

第二十三节　输尿管结石

【病例资料】

患者女，52岁。

主诉：左侧腰腹部疼痛半月余。

现病史：患者半月前突发左侧腰腹部疼痛不适，遂至院急诊就诊。现神清，精神疲倦，时有左侧腰腹部疼痛，无发热恶寒，无尿急，尿频，尿痛，无肉眼血尿，无恶心呕吐。纳、眠一般，二便调。

既往史：肾结石病史。

查体：体温 36.5℃，脉搏 90 次/分，呼吸 20 次/分，血压 132/87mmHg。左肾区叩击痛（±），右肾区叩击痛（−）。双侧输尿管行程无压痛、反跳痛。膀胱区未见膨隆。余体格检查无特殊。

辅助检查：尿液分析及沉渣定性未见异常。血常规、肝功能、生物化学检验未见异常。泌尿系统超声示左肾中量积液，左输尿管上段结石伴扩张。急诊腹部 CT 证实左侧输尿管上段、左肾结石，合并以上输尿管、肾盂肾盏轻度积液。

临床诊断：①左侧输尿管结石（上段）；②左肾结石。

【影像图像及分析】

腹部 CT 表现：左侧输尿管上段（图 3-4-23-1A 箭头所示）、左肾下盏（图 3-4-23-1B 白箭头所示）见斑点状致密影；左侧输尿管上段、肾盂肾盏中度积液、扩张（图 3-4-23-1C 白箭头所示）。左肾周见少许条索影。

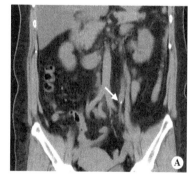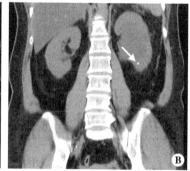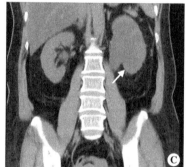

图 3-4-23-1　冠状位 CT 平扫腹膜窗

影像诊断：①左侧输尿管上段结石，并以上输尿管、左肾中度积液；②左肾下盏结石。

【案例讨论】

泌尿系统结石是泌尿系统最常见的急腹症，分为肾结石、输尿管结石、膀胱结石、尿道结石。

泌尿系统结石引起急腹症的病理基础主要是梗阻、积水、黏膜损伤和感染。主要症状为腹痛和血尿。肾结石引发的腹痛多为肾区或上腹部的隐痛或钝痛，当较小结石在肾盂内移动引起平滑肌痉挛时，可出现绞痛。输尿管结石易嵌顿在三个生理性狭窄处，典型症状为突发腰腹部绞痛并向会阴部放射。膀胱结石主要见于男性，多为 10 岁以下儿童和老年人，分为原发性和继发性；临床症状为排尿疼痛、尿流中断、血尿。尿道结石多见于男性，以后尿道结石多见，多由膀胱结石下行形成；当尿道狭窄、尿道憩室及有异物时，可在尿道内形成结石。女性尿道结石几乎全部为憩室内结石。泌尿系统结石引发的血尿多出现在绞痛之后，一般多为镜下血尿。结石并发感染时，可出现脓尿。

　　临床怀疑为泌尿系统结石时，以往一般先行肾、输尿管及膀胱和（或）超声检查，当检查难以确诊或未发现结石时，再行泌尿系统 CT 检查、尿路造影。而现在多直接进行 CT 检查，益处在于它不但能明确有无泌尿系统结石，而且能与引起泌尿系统梗阻的其他原因和引起急性腰腹痛的其他病因相鉴别。影像学中，将膀胱检查能够显影的结石定义为阳性结石，膀胱检查不能显示者为阴性结石。需要特别强调的是，阳性结石和阴性结石只适用于 X 线检查，并不包括超声和 CT 检查。泌尿系统结石的 CT 表现为肾盂肾盏至尿道任何部位的高密度影，形态可呈点状、圆形、不规则形、鹿角形、铸型，其中肾盂结石、膀胱结石可随体位改变而发生位置变化；继发输尿管、肾盂肾盏积液时可不同程度扩张。对于大部分尿路结石，CT 检查一般不用对比剂，以免与结石混淆而影响诊断。当小的肾盂肾盏结石不易与肾窦区肾动脉壁钙化区别时，CT 增强检查早期扫描有助于鉴别两者。当输尿管下段结石与盆腔静脉石鉴别困难时，可行 CT 尿路造影，静脉石位于输尿管之外。阅片分析时，肾结石还需与髓质海绵肾、肾钙质沉着症相鉴别，尿道结石需与前列腺钙化灶、阴茎静脉石、阴茎海绵体钙化相鉴别；膀胱结石需与膀胱内血块相鉴别。

　　根据典型的临床症状体征、实验室检查和 CT 检查，泌尿系统结石诊断不难。本案例亦如此。

【诊断要点】

泌尿系统结石诊断要点如下。

（1）突发的肾区隐痛/钝痛、腰腹部绞痛，可向会阴部放射；排尿疼痛、尿流中断。

（2）实验室检查多为镜下血尿，伴发感染时，可见脓尿。

（3）CT 检查结石呈高密度影，以圆形多见，梗阻以上输尿管、肾盂肾盏积液、扩张；CT 增强、计算机体层摄影尿路造影（CTU）检查可与肾动脉壁钙化、静脉石相鉴别。

（徐　莉　王　璐）

第二十四节　胃溃疡并穿孔

【病例资料】

患者男，83 岁。

主诉：全腹疼痛 4 天。

现病史：患者于 4 天前无明显诱因出现全腹疼痛，程度较剧烈，进行性加重，伴腹胀，无恶心呕吐，低热，无肛门排气排便，无胸闷心悸，遂至院急诊就诊。

既往史：既往前列腺增生、尿潴留病史。

专科检查：全腹腹肌紧张，压痛及反跳痛明显，以右上腹为甚，无腹部静脉曲张，未见胃肠型及蠕动波，墨菲征（＋），肝脾肋下未触及，未闻及振水音，移动性浊音阳性，肝肾区可疑叩击痛，肠鸣音弱，2～3次/分。

术中所见：取脐下入路进气，建立气腹，腹腔镜探查，肝周、脾窝、肝肾隐窝、盆腔大量黄脓性积液、脓苔及食物残渣，小肠肠管、肠系膜、大网膜充血水肿，覆盖大量脓苔，胃体前壁、肝、十二指肠韧带可见脓苔附着；穿孔位于胃体大弯侧前壁，附近组织水肿明显，质软，活动度可，未触及明显肿大淋巴结；胆囊肿大明显；小肠肠管扩张，色泽正常。考虑腹腔粘连严重，大量脓液，腹腔镜冲洗及穿孔修补效果欠佳，决定中转开腹手术。取腹部正中切口，长约12cm，逐层进入腹腔，保护套保护切口后，松解腹腔粘连，大量温盐水冲洗腹腔，洗净脓液及脓苔，取穿孔周围溃疡组织送病理活检，用4号丝线间断缝合穿孔，大网膜覆盖并固定。用大量温盐水继续冲洗腹腔并吸尽，再次探查胃窦、十二指肠、空肠、回肠未见穿孔。

病理诊断：（胃溃疡组织）符合溃疡病理改变。

【影像图像及分析】

腹部CT表现：胃腔充盈欠佳，胃体大弯侧前壁黏膜不规则增厚（图3-4-24-1～图3-4-24-3长白箭头所示），增强扫描呈明显不均匀强化；邻近局部胃壁连续性中断，前方见不规则气体密度影，局部包裹（图3-4-24-1～图3-4-24-3短白箭头所示）；余胃壁水肿、增厚。

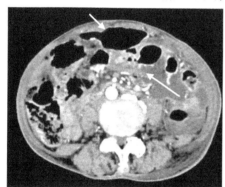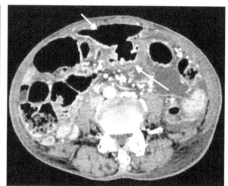

图3-4-24-1　横断位CT增强腹膜窗

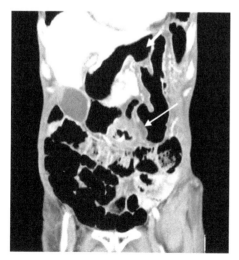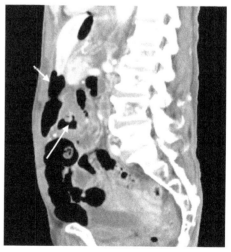

图3-4-24-2　冠状位CT增强腹膜窗　　　图3-4-24-3　矢状位CT增强腹膜窗

影像诊断：胃体大弯侧前壁改变，考虑胃溃疡形成并局部穿孔，前方包裹性积气。

【案例讨论】

胃溃疡是消化性溃疡中较为常见的一种，发病原因比较复杂，主要由幽门螺杆菌感染所致，饮食不节、情绪波动及胃酸的大量分泌也是引起胃溃疡的重要因素。临床表现主要为上腹部疼痛，反复发作，部分具有节律性，如进食后疼痛等，伴随有反酸、嗳气、恶心、厌食、腹胀等消化不良症状。

胃溃疡常见并发症有出血、穿孔、梗阻、癌变。当溃疡侵蚀周围或深处的血管，可产生不同程度的出血，表现为黑便、呕血。当溃疡向深处发展，穿透胃壁，可有 3 种后果。①溃破入腹腔引起弥漫性腹膜炎：呈突发剧烈腹痛，持续而加剧，先出现于上腹，继之延及全腹。②溃破穿孔并受阻于毗邻实质脏器（如肝、胰、脾等）：发生较慢，改变了腹痛规律，变得顽固而持续。如穿透至胰腺，腹痛放射至背部，血淀粉酶可升高。③穿入空腔器官形成瘘管：胃溃疡可穿破入十二指肠或横结肠，可通过钡剂或 CT 检查确诊。

CT 在临床上并不用于胃溃疡的常规检查及首选检查方式，但其对胃溃疡的并发症诊断及鉴别诊断具有一定的价值。①胃溃疡直接征象：胃壁局限性增厚，周围脂肪间隙密度增高。②胃溃疡穿孔：胃壁可见或无裂隙样破口；胃腔外气泡集中于邻近胃壁；腹腔散在游离气体。③胃溃疡出血：胃腔密度增高。④腹腔其他征象：腹腔肠系膜脂肪间隙密度增高；腹水；腹腔脓肿形成等。

【诊断要点】

临床上 CT 并不作为胃溃疡的常规检查手段，但其对胃溃疡并发症（如穿孔、出血等）的诊断及其恶变诊断具有重要价值。

（周淑琴　王　璐）

第二十五节　小　肠　梗　阻

【病例资料】

患者男，54 岁。

主诉：腹痛呕吐伴肛门停止排气排便 3 天。

现病史：患者于 3 天前无明显诱因出现左下腹部胀痛不适，休息后不能缓解，未向他处放射，伴出现呕吐胃内容物，遂到院急诊就诊。

既往体健。

专科检查：腹平，未见腹壁静脉曲张，腹肌稍硬，左下腹压痛，无反跳痛，未扪及包块，肝脾肋下未触及，肝肾区无叩击痛，麦氏点压痛（-），墨菲征（-）；移动性浊音阴性，肠鸣音约 2 次/分。

术中所见：距离回盲部 60cm 处小肠成角粘连，近端肠管扩张水肿；于左侧锁骨中线上下各置入 5cm Trocar 一个，作为操作口，超声刀松解所见粘连，肠管恢复解剖位置，再次探查腹腔内未见其他异常，放气，拔除 Trocar，撤离腹腔镜，关闭各 Trocar，术毕。

【影像图像及分析】

腹部 CT 表现：所见腹部小肠扩张积液，以空肠为著，内见长气液平面（图 3-4-25-1、图 3-4-25-2 白箭头所示），远端肠管内见少许积气，余腹部肠管肠壁未见明显局限性增厚，腹腔未见游离气体影、积液密度影。

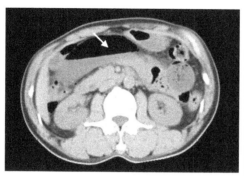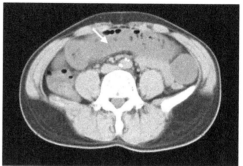

图 3-4-25-1　横断位 CT 平扫腹膜窗

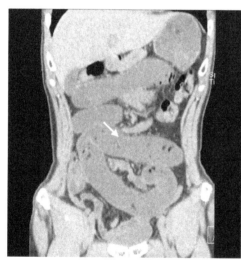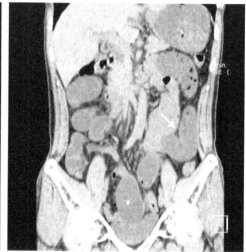

图 3-4-25-2　冠状位 CT 平扫腹膜窗

影像诊断：腹部部分小肠扩张积液，考虑不完全性小肠梗阻可能性大，请结合临床考虑。

【案例讨论】

肠梗阻是临床上常见的急腹症，是由多种因素导致的肠内容物不能正常运输或者通过障碍，造成肠管积液、积气及扩张。发病早期，肠梗阻段会发生明显的功能性与解剖性改变，患者表现为腹痛、腹胀、停止排便等症状；病情进展严重时可造成肠壁坏死、体液丢失及继发感染，最终造成患者死亡。

目前肠梗阻的诊断多依赖影像学检查。长期以来，腹部 X 线检查是诊断肠梗阻的最基本检查手段，但腹部平片分辨率低，无法显示肠梗阻患者的肠管及其周围组织结构的病变情况，因而对肠梗阻病因诊断的价值有限。近年来，多层螺旋 CT 在胃肠道疾病中的应用越来越广泛。

多层螺旋 CT 增强扫描较一般螺旋 CT 具有明显优势：一方面其时间分辨率高，能够实现全腹部三期薄层快速扫描，大大减少了病情较重的急诊患者与老年患者不能完全屏气导致的呼吸运动伪影；另一方面其有容积重建、MPR 重建、曲面重建等强大的图像后处理功能，能够清晰地显示任意肠段、肠系膜及肠系膜动静脉、腹腔解剖结构，能够根据增强扫描图像上的肠壁强化程度判断是否有肠缺血存在。对于肠梗阻患者，多层螺旋 CT 增强扫描及应用多种后处理重建技术不仅能够提高梗阻定位的准确性，而且有助于明确病因，并及时发现部分受累肠管的缺血性改变，从而为临床选择合适的治疗方案提供参考，避免严重并发症的发生，并降低病死率。

临床上可以根据 CT 影像特征结合临床指标制订个体化治疗方案。①粘连性肠梗阻 CT 表现：肠管间有粘连带及扩张肠管积气、积液，常有萎陷肠管移行带伴行；②麻痹性肠梗阻 CT 表现：全组小肠扩张积气、积液，肠壁无增厚改变，无典型移行带；③血运性肠梗阻 CT 表现：肠壁水肿伴肠壁内积气，肠系膜血管增粗，周围有渗出改变，小肠轮廓广泛模糊，缆绳征为其典型征象；CTA 示肠系膜动、静脉内充盈缺损。

【诊断要点】

（1）肠梗阻的病因和发病机制极其复杂，早期肠梗阻与晚期肠梗阻的临床表现也有所差异，特别是早期肠梗阻患者肠管扩张和水肿不明显，临床容易出现漏诊及误诊，影响正常治疗，此外腹痛、胃炎、外伤所导致的肠管麻痹性扩张也会造成误诊为肠梗阻，因此需要借助相关影像学检查进行进一步判定。

（2）不同类型肠梗阻具有各自的 CT 图像特征，可以为临床医生提供更多的指导信息，在治疗方法的选择和创新上起到更好的作用。

（周淑琴　王　璐）

第二十六节　小肠扭转并肠缺血性坏死

【病例资料】

患者男，72 岁。

主诉：上腹部疼痛、呕吐 6 小时。

现病史：患者于 6 小时前无明显诱因下出现阵发性上腹部疼痛，未向腰背部放射，无腹胀，呕吐，呕吐为胃内容物，无恶寒发热，无身目黄染，遂至院急诊就诊。

既往史：10 年前患者因乙状结肠恶性肿瘤行乙状结肠恶性肿瘤切除术，术程顺利。

专科检查：腹部平软，未见胃肠型及蠕动波，未见腹壁静脉曲张、蜘蛛痣，肝脾肋下未触及，墨菲征（−），上腹部压痛（＋），无反跳痛，腹部未扪及包块，麦氏点压痛（−），移动性浊音（−），肠鸣音 4 次/分，未闻及气过水音。

术中所见：腹腔多发血性腹水、约 200ml，坏死回肠长度约为 80cm，伴对应肠系膜充血水肿，坏死小肠系膜形成粘连索带，梗阻近段肠管可见明显扩张水肿，肠腔内可见大量消化液及食物残渣潴留，远段小肠未见明显扩张，其余肝、胆、胃、结肠未见明显异常。同患者家属沟通改开放手术。沿原腹正中绕脐手术切口切开皮肤，切口长约 12cm，逐层进腹，吸尽腹水，切口留置保护圈，使用松解系膜粘连索带，复位小肠，可见嵌顿并扭转部分小肠肠管缺血性坏死，肠管无蠕动，系膜血管无搏动，缺血性坏死段肠管远端距离回盲部约 15cm。继续探查小肠与周围组织以及小肠之间的粘连，松解粘连；弓外离断坏死小肠血管，距离坏死肠段近远端分别约 5cm 处用 60mm 直线切割闭合器离断肠管，用直线切割闭合器形成侧侧吻合，并用直线切割闭合器关闭共同开口。吻合口处用 3-0 倒刺线连续缝合浆肌层，加固吻合口，并关闭系膜缺损。

病理诊断：（部分回肠）镜下肠管肠壁出血明显，局灶黏膜层及黏膜下层可见淋巴组织增生、淋巴滤泡形成；请结合临床。

【影像图像及分析】

腹部 CT 表现：中下腹肠系膜血管旋转呈旋涡状改变（图 3-4-26-1A、B 白箭头所示），中下腹小肠扩张、积液，最宽处直径约为 2.9cm，相应肠壁增厚，以肌层为主（图 3-4-26-1C、图 3-4-26-2 白箭头所示），周围脂肪间隙模糊。

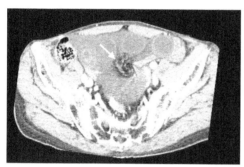 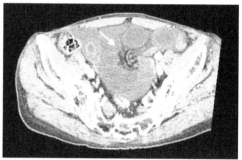

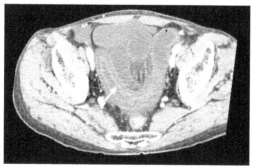

图 3-4-26-1　横断位 CT 增强腹膜窗

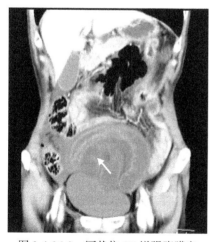

图 3-4-26-2　冠状位 CT 增强腹膜窗

影像诊断：中下腹肠系膜血管改变，考虑肠系膜及邻近部分小肠扭转并低位小肠梗阻、肠壁水肿，注意血运障碍；腹盆腔少量积液。

【案例讨论】

肠扭转是以血管或系膜为轴心的一段肠管不正常旋转而形成的闭袢性肠梗阻，肠系膜血管会随着扭转的肠管和系膜同时旋转，在走行过程中突然反折或呈螺旋走行，是一种严重的急腹症，能否及时准确诊断与治疗关系着患者的预后。临床上患者常表现为剧烈的腹部疼痛，且疼痛范围多分布在脐周围，呈现明显的持续性、阵发性加重的特点。

小肠扭转病情发展快，可迅速形成绞窄性肠梗阻，扭转肠袢可迅速引起血液循环障碍，若延误诊断可出现肠穿孔、坏死和弥漫性腹膜炎等严重并发症，以及中毒性休克甚至死亡，及时准确诊断对患者采取手术治疗至关重要。

目前对肠扭转首选全腹部多层螺旋 CT 增强检查。

1. 肠扭转直接征象

① "旋涡征"：肠管、系膜、血管以血管或系膜为轴心顺/逆时针旋转呈旋涡状改变。② "鸟喙征"：紧邻旋涡处肠管受压呈鸟嘴样变尖，近端未被卷入旋涡的肠管扩张积液或积气，近端肠管扩张越明显，提示梗阻程度越严重；沿扩张肠管追踪梗阻点判断扭转点，对肠扭转的定位有重要价值。③空回肠 "换位征"。

2. 肠扭转间接征象

①肠壁 "靶环征"；②肠壁强化程度减弱；③肠系膜水肿；④肠系膜血管 "梳齿征"；⑤腹水等。

3. 肠系膜 CTA

常规轴位图像结合 CT 后处理技术多平面重建、最大密度投影、容积重建联合分析追踪肠管和血管的异常走行，肠系膜上动、静脉主干或其分支伴行的旋转、纵轴方向反折向上或空回肠血管转位是小肠扭转的主要 CTA 表现；当肠系膜上动脉分支断续显影及回流静脉不显影时，常提示肠坏死。

【诊断要点】

（1）小肠扭转是一种少见的临床急腹症，是导致患者出现急性肠梗阻的主要原因。

（2）多层螺旋 CTA 对肠扭转有重要的诊断价值，可整体显示肠管和系膜血管的走行，有利于对肠扭转的诊断。

（梁　爽　周淑琴）

第二十七节　小肠憩室出血

【病例资料】

患者男，48 岁。

主诉：解暗红色血便 1 天。

现病史：患者于昨夜凌晨 2 点解出暗黑色鲜血便，带有黏液，量多，呕出宿食，上腹部疼痛不适，腹胀，无头晕头痛、无胸闷气促等，遂到院急诊就诊，血常规提示：白细胞计数 $19.88 \times 10^9/L \uparrow$，中性粒细胞计数 $18.24 \times 10^9/L \uparrow$，门诊以补液、抗炎、护胃等对症处理。今晨 10 点患者解出鲜红色大便，质稀，量多，由门诊拟 "消化道出血" 收入科室。

既往史：自诉间断便血 7 年余，多次行胃肠镜检查未见异常。否认高血压、心脏病、糖尿病等内科疾病病史；否认肝炎、肺结核等传染病病史；2011 年曾行腰椎手术，具体不详。否认重大外伤、输血、中毒及其他手术史。

专科检查：腹部稍膨隆，腹壁未见浅表静脉曲张，腹部未见胃肠型及蠕动波，无腹肌紧张，上腹部压痛、反跳痛，余腹无压痛、反跳痛。未触及包块，肝脾肋下未触及，肝肾区无叩击痛，腹水征（－），肠鸣音约 4 次/分。直肠指检：直肠下段未触及肿物及结节，无触痛，指套退出未见血染。

术中所见：腹腔镜示腹腔内少量血性腹水，量约 100ml，正中腹部小肠扩张粘连，距离回盲部 150cm 处见一小肠憩室，并局部穿孔，直径约 0.8cm，脓肿形成，肠腔内见大量暗红色血凝块，未见肠坏死，余小肠、胃、肝、胆、脾、结肠、直肠未见异常。

术中诊断：小肠憩室穿孔并出血，脓肿形成，合并粘连性肠梗阻。腹腔镜下松解粘连，分离病变段肠管，取腹正中切口长约 8cm，逐层入腹，放置切口保护套，切除病变肠段，用直线切割闭合器行小肠侧侧吻合，大量温生理盐水冲洗腹腔，检查术野无活动性出血，留置肝肾隐窝、左盆腔引流管，关腹，安全返回病房。

病理诊断：（部分小肠）肠管一段，长 11cm，直径 3.5～4.0cm，局部见一憩室，大小为 8.5cm×4.5cm×4cm，憩室肠壁出血，黏膜平坦。

【影像图像及分析】

腹部 CT 表现：腹部部分小肠肠管扩张、积液，上正中腹部局部小肠肠壁外见一巨大囊袋样突起（图 3-4-27-1～图 3-4-27-3 长白箭头所示），大小约 9.5cm×5.7cm，其内密度欠均匀，见肠道内容物，其内夹杂多发斑片状高密度影（图 3-4-27-1～图 3-4-27-3 短白箭头所示），平扫 CT 值约 70HU，余腹部小肠肠腔内亦见稍高密度影。

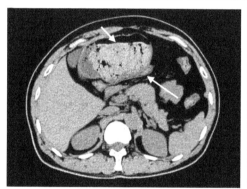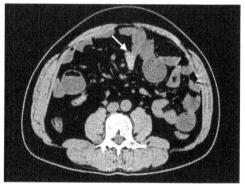

图 3-4-27-1　横断位 CT 平扫腹膜窗

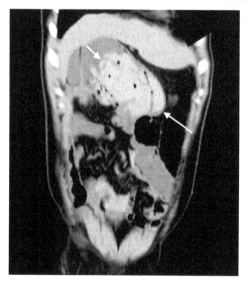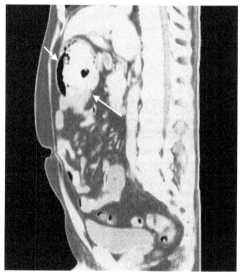

图 3-4-27-2　冠状位 CT 平扫腹膜窗　　　　　图 3-4-27-3　矢状位 CT 平扫腹膜窗

影像诊断：上正中腹部局部小肠囊袋影，未除外小肠巨大憩室并出血，部分小肠积血；建议临床进一步检查。

【案例讨论】

消化道憩室是指胃肠道壁层局部向外膨出形成的袋状突出，是常见的消化道疾病之一，可发生在胃肠道的任何部位，最多见的是十二指肠降部憩室，其次是空回肠憩室及 Meckel 憩室。

消化道憩室多无症状，常在消化道钡剂造影或纤维内镜检查时被偶然发现。如果憩室较大或并发憩室炎时，可出现局部不适或隐痛，有时还并发出血。出血和炎症是消化道憩室最常见的并发症，无并发症的憩室一般不影响人体健康。

憩室常位于回肠远端，距离回盲部 100cm 以上，此类患者憩室内大多有异位胃黏膜，容易导致溃疡及出血。小肠憩室出血临床常见为无前驱症状的反复间歇性便血，其临床表现不典型，缺乏特异性体征，常规的胃肠镜检查难以发现，容易造成误诊，如果出血量大时可危及生命，外科手术前诊断率低。

明确消化道出血的原因和部位是进行有效治疗的关键，鉴别诊断尤为重要。影像科医生首先要根据病史、查体等初步判断。注意小肠憩室出血的便血颜色多为鲜红色或暗红色，可急性出血或慢性反复出血，伴或不伴腹痛。

【诊断要点】

（1）消化道出血，要注意在 CT 内查找高密度胃肠内容物，其是出血位置的重要提示，结合临床提供的消化道出血症状，可锁定一定的诊断范围。

（2）查看消化道 CT，须重视三维重建的作用，横断位不显著的肠道憩室常在冠状位或矢状位上得到很好的显示。

（梁　爽　周淑琴）

第二十八节　小肠缺血性坏死

【病例资料】

患者女，65 岁。

主诉：腹痛 5 小时。

现病史：患者于今晨 4 点无明显诱因下开始出现腹痛，以脐周明显，阵发性绞痛，无恶心呕吐，无发热恶寒，无胸闷胸痛，由家人送至院急诊。

既往史：2019 年 6 月因解黑便在消化内科住院期间，诊断为慢性胃炎（伴糜烂）、2 型糖尿病不伴有并发症、腔隙性脑梗死（多发）、脑萎缩（轻度）、动脉瘤（左侧颈内动脉 C_6 段）。

专科检查：腹部平坦，未见肠型及蠕动波，未见腹壁静脉曲张；腹部压痛，反跳痛（±），以脐周明显，肝浊音界存在，肝区叩击痛阴性，墨菲征（−）麦氏点无压痛和反跳痛，双肾叩击痛（−），肠鸣音弱。腹部未扪及搏动性包块。全身浅表淋巴结未扪及肿大。

术中所见：腹腔、盆腔大量血型腹水，量约 500ml，肝脏质软、无肿块结节；距回盲部 30cm 处小肠内疝形成，嵌顿肠管缺血性坏死，长约 50cm；余小肠及结肠、胃未见异常。拟行小肠部分切除术。吸净腹水，大量温生理盐水冲洗腹腔。距离病变肠管远、近端各 3cm 切断小肠，离断并缝合结扎小肠系膜。两断端消毒后用线形切割闭合器行侧侧吻合，连续缝合浆肌层包埋加强。检查吻合口无渗漏、无狭窄，关闭系膜。再次冲洗腹腔，留置盆腔引流管一条。逐层关腹。

病理诊断：（部分小肠）大体见肠管呈灰黑坏死状，肠腔扩张肠壁菲薄；镜下见肠黏膜面坏死，黏膜下层水肿，肠壁变薄、广泛出血淤血，可见多量急慢性炎症细胞浸润。结合临床、病理形态改变，可诊断肠坏死。

【影像图像及分析】

腹部 CT 表现：部分空肠走行于右中下腹（图 3-4-28-1 长白箭头所示），回肠位于左下腹，肠系膜旋转、纠集，呈旋涡状改变，密度增高、模糊，空回肠积液、积气，肠腔扩张，空肠肠壁增厚、密度减低；增强扫描后肠壁强化明显减弱（图 3-4-28-1、图 3-4-28-2 短白箭头所示）。肝周、脾周、双侧结肠旁沟、盆腔少量积液。

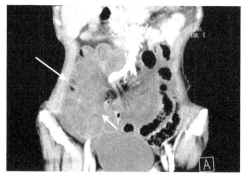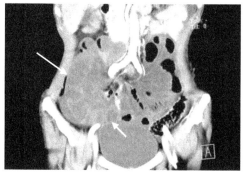

图 3-4-28-1 横断位 CT 增强腹膜窗

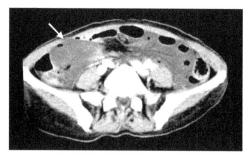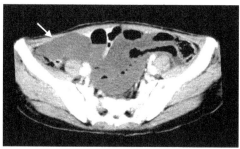

图 3-4-28-2 冠状位 CT 增强腹膜窗

影像诊断：空回肠换位，注意腹内疝；空回肠积液、积气，肠腔扩张，空肠肠壁水肿增厚、强化减低，考虑坏死；腹、盆腔积液。

【案例讨论】

肠缺血性坏死是指肠系膜血流灌注减少或中断引起肠道血流供应不足而造成肠缺血、炎症损伤乃至肠壁坏死，是一种少见但可危及生命的急腹症。其病因分为闭塞性和非闭塞性两种，其中闭塞性约占 85%，主要由肠系膜动脉栓塞、肠系膜静脉栓塞等造成；非闭塞性约占 15%，主要由心源性休克、败血症或某些药物（洋地黄）诱导造成。在肠壁缺血性病变发病早期，患者会伴有腹部疼痛、血便及腹泻等临床症状，其中左下腹及脐周是主要的发病部位，症状可持续 2～3 天。

在大多数情况下，肠缺血性坏死主要由肠系膜上动脉急性栓塞造成，预后差，未经治疗的死亡率高达 90%。肠缺血早期为可逆性，表现为黏膜层的坏死、糜烂、溃疡水肿和出血，如不及时治疗，病变范围将延伸至黏膜下层或固有肌层，晚期发展为肠壁透壁性坏死，从而引起腹膜炎、周围脓肿、多器官衰竭、弥散性血管内凝血等并发症。

多层螺旋 CT 增强扫描是诊断肠缺血性坏死的最灵敏的检查方法，具有高敏感性和特异性；对于怀疑为肠缺血性坏死的患者，应尽快做 CT 平扫和增强扫描。

1. 直接征象

①肠系膜动脉栓塞：平扫肠系膜动脉腔内密度增高，CT 值为 42～45HU；增强扫描完全栓塞表现为肠系膜动脉突然截断，不完全栓塞呈新月形充盈缺损，远端小分支常显示不清。②肠系膜静脉栓塞：肠系膜静脉增粗、充血、水肿，可伴门静脉和脾静脉血栓形成。

2. 间接征象

①肠壁增厚：与肠壁黏膜水肿、出血及缺血肠壁反复感染有关；②肠壁密度改变：肠壁出血密度增高；肠壁黏膜及黏膜下层水肿时密度减低；③肠壁异常强化：肠壁强化程度减低和不强化高度提示肠壁坏死；④肠壁变薄：肠壁厚度小于 1mm 表明肠壁变薄，常提示预后不良；⑤肠管扩张：扩张的定义为小肠直径大于 25mm，大肠直径大于 80mm，主要由缺血后正常肠蠕动中断、肠壁不可逆分泌液体增多及肠腔内细菌产气导致；⑥肠系膜血管缆绳征、肠系膜肿胀或腹水：肠系膜血管充血水肿呈缆绳状增粗，边缘毛糙模糊，分布呈扇形，称为缆绳征，肠系膜肿胀是肠系膜充血水肿的表现，腹水由肠系膜闭塞静脉压升高或缺血性肠段的重复感染，肠系膜和腹膜腔、肠腔液体渗出造成；⑦肠壁和肠系膜-门静脉积气：肠壁积气表现为缺血肠壁内沿肠壁分布的气泡状、囊状、条状气体密度影，由肠腔内细菌产气和肠腔内气体经肠壁破损处进入肠壁所致，肠壁气体可通过小的肠系膜静脉和肠系膜上下静脉进入门静脉，即肠系膜-门静脉积气，表现为随肠系膜静脉或门静脉分支走行的树枝状气体影；当出现这种征象时提示肠壁已出现透壁性坏死。

【诊断要点】

（1）肠缺血性病变在其疾病早期无明显特异性，当没有及时诊断和治疗时，则极有可能使病情进一步恶化，引发肠壁坏死、穿孔及坏疽等症状的发生，使得患者发生急性腹膜炎，病情严重时会导致患者出现中毒性休克，严重影响患者生命安全。

（2）肠缺血性病变如发生于动脉，患者病情较为急骤，若发生于静脉，患者病情较为缓慢；由于肠壁缺血性病变的临床症状特异性较低，使得其易与其他胃肠疾病之间进行混淆，导致此病在临床诊断中经常出现漏诊及误诊，延误患者最佳的治疗时机。

（3）多层螺旋 CT 扫描速度快，增强扫描能够清晰地显示肠壁、肠腔及其周围组织间血管的充盈情况，明确病变部位，为临床诊断提供有力的证据。

（梁　爽　周淑琴）

第二十九节　乙状结肠扭转

【病例资料】

患者女，39 岁。

主诉：腹痛 2 小时余。

现病史：患者 2 小时前无明显诱因出现剧烈腹部绞痛，疼痛难忍，阵发性，腹胀，大便未解，无恶心呕吐，无腹泻，无发热恶寒，无身目黄染，无头晕、心悸等不适，遂至院急诊就诊。

既往体健。

专科检查：腹部膨隆，腹壁无浅表静脉怒张，腹软，全腹压痛（+），反跳痛（+），肝脾肋下未触及，未触及包块，腹部移动浊音（-），墨菲征（-），肠鸣音 4 次/分。

术中所见：乙状结肠冗长，扩张明显，乙状结肠内粪便淤积，乙状结肠上段 180° 扭转，肠壁充血水肿。小肠、余大肠均未扪及肿物，盆腔未扪及结节；肝、胆、胃未见异常。乙状结肠局部扭转肠管下约 5cm 处，切开乙状结肠系膜，予切断扭转肠管约 10cm 肠段，近端残端缝合封闭。远端乙状结肠及直肠内粪便淤积，予行术中结直肠灌洗。切开麦氏点对应左侧位置做造瘘切口，切开皮肤及腹壁各肌层，提出行乙状结肠单腔造口术。

病理诊断：（乙状结肠）送检肠管一段，镜下部分黏膜固有层上皮坏死、出血，伴较多淋巴细胞、浆细胞及中性粒细胞浸润，局部炎症深达肠壁浆膜面，黏膜下层疏松水肿，肠壁未见穿孔及肿瘤性病变，结合临床，符合肠扭转引起的缺血坏死性改变。

【影像图像及分析】

腹部 CT 表现：乙状结肠及部分降结肠明显扩张，最宽约 5.1cm，内见较多肠内容物（图 3-4-29-1、图 3-4-29-2 长白箭头所示），乙状结肠远端及其系膜扭曲，呈旋涡状改变（图 3-4-29-2 短白箭头所示），局部肠管壁未见增厚，血管内未见明显充盈缺损，降结肠远段见肠管塌陷、肠壁增厚、毛糙，增强扫描明显强化，肠壁周围脂肪间隙模糊，见片状渗出灶。横结肠及降结肠扩张，其内积气、积液，见气液平面。余胃肠道走行区未见明显异常。

影像诊断：乙状结肠旋涡状改变，考虑乙状结肠扭转可能性大，降结肠远段肠壁增厚、毛糙并肠周渗出改变，注意缺血性肠病，以上结肠不完全性肠梗阻，盆腔少量积液，建议随访复查。

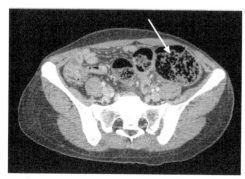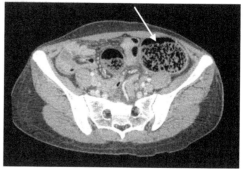

图 3-4-29-1　横断位 CT 增强腹膜窗

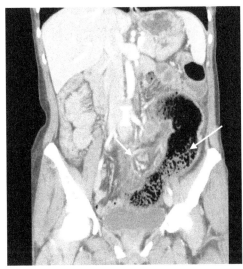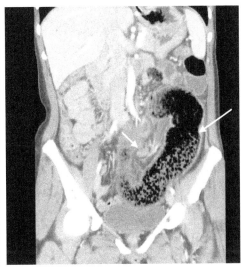

图 3-4-29-2 冠状位 CT 增强腹膜窗

【案例讨论】

乙状结肠扭转是指乙状结肠沿着其肠系膜轴异常旋转而产生的闭袢性肠梗阻,会导致局部动脉供血不足及静脉回流不畅,是结肠梗阻的第三大病因, 仅次于肿瘤和憩室炎。

乙状结肠扭转发生率仅次于小肠扭转, 在临床急腹症中并不少见, 如未能得到及时的处理, 并发症多, 死亡率高, 可达 15%～20%。腹痛、腹胀、便秘是乙状结肠扭转患者临床主要表现。乙状结肠冗长和相对狭窄的系膜基底部是发生扭转的解剖学基础。因此, 乙状结肠扭转多见于肠管冗长、有便秘的老年人, 而儿童扭转的原因主要是先天异常和乙状结肠缺乏韧带固定。

腹部平片为首诊检查手段,其特异性的影像学表现为巨大扩张的马蹄形肠曲,但文献报道腹部平片诊断率仅为 30%～40%。当疑有肠坏死时, 禁忌行钡剂灌肠检查。

多层螺旋 CT 检查操作简便, 成像快, 可任意角度多平面重组, 现已广泛运用于肠扭转等急腹症的检查; 不仅可以明确梗阻原因、程度及梗阻近、远端肠管表现, 还可以准确反映梗阻部位的情况及其合并产生的表现。其主要表现为: ①结肠积气、积液、扩张; ② "鸟嘴征", 肠管扭转后其近端未被卷入的肠管积气、积液、扩张, 而被卷入扭转的肠管逐渐变窄呈鸟嘴样变尖; ③肠系膜 CTA, 肠系膜下动脉分支乙状结肠动脉向上翻转; ④间接征象, 其以上肠管梗阻, 肠系膜间渗出、积液, 腹水等。

【诊断要点】

(1) 对于所有具有结肠梗阻临床症状的患者, CT 是明确梗阻病因、部位、程度及其相关并发症的最好的检查手段。

(2) 多层螺旋 CTA 重建肠系膜血管可以对扭转部位进行精准定位, 对于判断是否合并肠缺血性坏死也有一定的诊断价值。

(梁 爽 周淑琴)

第三十节　异位妊娠破裂

【病例资料】

患者女，32 岁。

主诉：停经 38 天，阴道少许出血伴腹痛。

现病史：患者平素月经规律，28～30 天一潮，量、色、质可。末次月经：2020 年 7 月 1～13 日，量、色、质如常。8 月 4 日患者因月经过期未潮自测尿妊娠试验阳性。8 月 5 日患者至外院查孕酮 32.26ng/ml，hCG 536U/L，无腹痛、阴道出血等不适。患者有强烈生育要求，外院遂给予滋肾育胎丸口服安胎。8 月 9 日患者无明显诱因下出现少许阴道出血，护垫可，伴少许下腹隐痛，无腰酸、肛门坠胀感，遂至院急诊就诊。

入院见：神清，精神可，下腹胀痛，伴肛门坠胀感，少许阴道出血，护垫可，无头晕，头痛，无胸闷，心悸，无发热恶寒，无恶心欲呕。纳、眠一般。二便调。

既往史：曾行隆鼻术，具体不详，术口愈合可。

查体：体温 36.9℃，脉搏 72 次/分，呼吸 18 次/分，血压 108/56mmHg。腹肌稍紧张，下腹压痛（+），反跳痛（+），移动性浊音（－）。肝脾未触及肿大，肝区叩击痛（－）。墨菲征（－）。未行妇科内检。余体格检查无特殊。

辅助检查：血常规示白细胞计数 10.66×10⁹/L↑，中性粒细胞百分比 84.9%↑，中性粒细胞计数 9.05×10⁹/L↑，血红蛋白 104g/L↓。生物化学检验：超敏 C 反应蛋白 11.8mg/L↑。血孕酮（PRG）36.27nmol/L；β-hCG 2392.0U/L。肝功能、凝血 4 项、输血 4 项、尿常规未见异常。急诊 CT 检查：①考虑异位妊娠破裂并大量出血；②少量腹水。

综合各项资料，临床考虑异位妊娠破裂、出血，遂行急诊手术：腹腔镜下行右侧输卵管切除术、盆腔粘连松解术，诊断性刮宫术、子宫颈扩张术。术中见：盆腔游离积血及血凝块约 1000ml。右侧输卵管与盆壁粘连稍致密，输卵管峡部至壶腹部纡曲、肿胀，形成约 4cm× 3cm×2cm 包块，峡部组织呈暗紫色，表面见破裂口约 1.0cm，并有较多血凝块附着。右侧卵巢大小正常。子宫大小正常，表面未见结节。左卵巢大小、外观正常。左侧输卵管与子宫后方、盆腔少许粘连。术中取出右侧输卵管组织，峡部取出物漂水试验见细碎绒毛组织大小约 1.0cm×0.8cm。转行诊断性刮宫术，吸刮出蜕膜样组织物约 3g，漂水试验未见明显绒毛组织。

术后诊断：①右侧输卵管峡部妊娠破裂；②异位妊娠后腹腔内出血；③右侧输卵管系膜副中肾管囊肿；④女性盆腔粘连；⑤中度贫血。

【影像图像及分析】

盆腔 CT 表现：子宫无明显增大。右侧附件区结构紊乱，右侧附件区及邻近直肠子宫陷凹内见团片状高密度积血（图 3-4-30-1～图 3-4-30-3 白箭头所示）。

影像诊断：①异位妊娠破裂并大量出血；②少量腹水。

【案例讨论】

异位妊娠破裂（rupture of ectopic pregnancy）是妇科常见的急腹症之一，若诊治不及时，可危及生命。异位妊娠（ectopic pregnancy）是指受精卵种植在子宫腔以外部位的妊娠，以输卵管妊娠最为常见，占异位妊娠的 90%～95%。此外，异位妊娠也可发生于子宫角、子宫颈、剖宫产瘢痕处、卵巢、腹腔、阔韧带等部位。

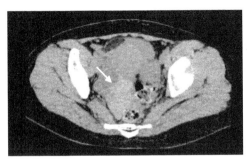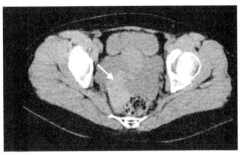

图 3-4-30-1　横断位 CT 平扫腹膜窗

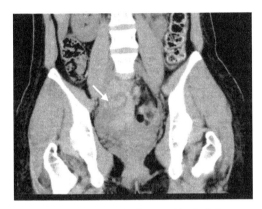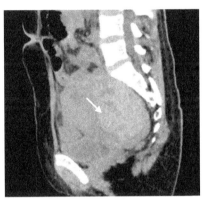

图 3-4-30-2　矢状位 CT 平扫腹膜窗　　　图 3-4-30-3　冠状位 CT 平扫腹膜窗

急性异位妊娠破裂的典型临床表现：突发腹痛，撕裂样疼痛，可放射至肩部，可波及全腹；有停经史或阴道不规则出血史。妇科检查可有子宫颈变软、举摆痛、阴道穹后部饱满且有触痛；子宫体大小正常或稍大、稍软，有漂浮感。于盆腔一侧可触到界限不清包块、触痛明显，压痛（＋）、反跳痛（＋），移动性浊音（＋）。出血较多时，患者呈贫血貌，可出现休克。血压下降、脉搏细弱。血常规检查示红细胞、血红蛋白下降，白细胞略有增高；β-hCG 阳性。少部分患者病情较缓，无明显停经史，表现为月经不调，伴有下腹一侧隐痛或肛门坠胀及排便感，容易被漏诊或误诊。

目前，异位妊娠首选的影像学检查方法为超声。超声表现可概括为：①子宫改变，子宫大小正常或稍大，子宫腔内回声增多，10%～20%患者子宫腔内可见"假性妊娠囊"；②附件区探查到妊娠囊，当妊娠囊破裂时，表现为附件区边界不规则的低回声包块，同时盆腔及腹腔内见游离积液。CT 常作为异位妊娠破裂的急诊影像学检查。异位妊娠破裂 CT 表现：一侧附件区异常软组织肿块，密度不均，边缘模糊；子宫稍大；直肠子宫陷凹内积液，CT 值高于水；出血量大时呈高密度影，且流向腹腔，似腹水。

本案例患者有明确的停经史，突发急性腹痛，β-hCG 水平升高，急诊 CT 检查提示子宫无明确异常，右侧附件区结构紊乱，盆腔内出血，诊断右侧附件异位妊娠破裂不难。尚需与其他妇科急症（如早期流产、黄体囊肿破裂、卵巢囊肿蒂扭转、急性盆腔炎等）相鉴别。

【诊断要点】

（1）育龄期女性，突发腹痛，撕裂样疼痛，可放射至肩部；有停经史或阴道不规则出血史；可呈贫血貌，出现休克。

（2）妇科检查示子宫颈变软、举摆痛；子宫体大小正常或稍大、稍软，有漂浮感；患侧附件区可触到界限不清包块、触痛明显，压痛（＋）、反跳痛（＋），移动性浊音（＋）。

（3）超声为首选影像学检查方法。子宫大小正常或稍大，10%～20%者子宫腔内可见"假性妊娠囊"；附件区边界不规则的低回声包块；盆腔、腹腔内积液。CT 常作为急症首选影像学检查，可较好地显示盆腔内出血。

（徐　莉　王　璐）

第三十一节　粘连性肠梗阻

【病例资料】

患者男，58 岁。

主诉：胃癌术后 17 天，反复发热 14 天。

现病史：患者因患"胃窦部癌"于 17 天前在外院行"腹腔镜下胃癌根治术（毕Ⅱ式吻合）+横结肠部分切除端端吻合+肠粘连松解+腹腔引流术"，术后病理回复：胃窦低分化腺癌，侵犯横结肠系膜，见 5 枚淋巴结转移（pT4bN2M0）。术后第 3 天开始出现反复发热，最高体温 39℃，予胃肠减压、积极抗感染、营养支持等治疗。术后胸腔积液较多，4 天前行双侧胸腔积液穿刺置管术。患者今仍有腹胀，间感腹部疼痛，发热，体温 39℃，未排便，为进一步治疗，急诊拟"腹腔感染"收入科室行进一步治疗。

既往史：高血压病史 3 年余，未规律服药，血压控制情况不详。

专科检查：全身浅表淋巴结未触及；腹部稍膨隆，可见腹正中长约 6cm 手术瘢痕，未完全愈合。外院带入胃管、双侧胸腔引流管、盆腔引流管固定在位。腹部未见浅静脉怒张，未见蜘蛛痣；腹部无明显压痛、反跳痛，未触及包块，肝脾肋下未触及，墨菲征（－），移动性浊音（－），肝区叩击痛（－），双肾区叩击痛（－），麦氏点无压痛及反跳痛，肠鸣音减弱，2～3 次/分。直肠指诊未触及异常。

术中所见：腹腔内原手术区粘连紧密，腹腔内见大量黄色脓液，量约 2000ml，取少量送细菌培养，肝、胆未见明显异常，小肠肠管水肿、扩张，肠壁稍增厚，未探及十二指肠残端，腹腔内未探及消化道造口，未见消化液，术中诊断"腹腔感染+盆腔脓肿+不完全性肠梗阻"，决定行"肠粘连松解+腹腔冲洗引流+空肠营养管性造口术"。松解肠管系膜与腹壁间粘连，尽量吸净腹腔脓液，距胃空肠吻合口约 30cm 处打开空肠肠壁行肠减压，放置空肠营养管并固定于空肠肠壁。空肠营养性造口经左侧腹壁引出，并固定。

【影像图像及分析】

腹部 CT 表现：胃术后改变，吻合口未见局限性增厚。腹腔见游离气体；腹盆腔积液；大小肠普遍性积液、积气，肠腔扩张（图 3-4-31-1～图 3-4-31-3 白箭头所示），肠系膜密度增高、模糊；腹盆壁皮下脂肪层水肿。

影像诊断：①胃术后改变，吻合口未见局限性增厚，腹腔游离气体，建议随访复查；②腹、盆腔积液；不完全性低位肠梗阻，结合手术未除外粘连性肠梗阻；③肠系膜密度增高、模糊；腹盆壁皮下脂肪层水肿。

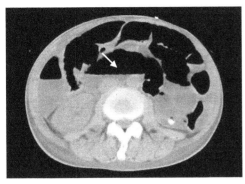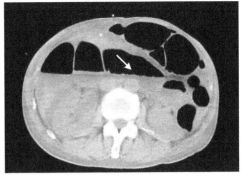

图 3-4-31-1　横断位 CT 平扫腹膜窗

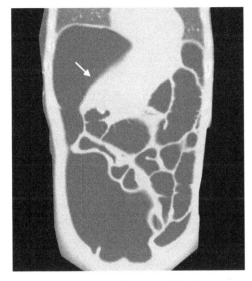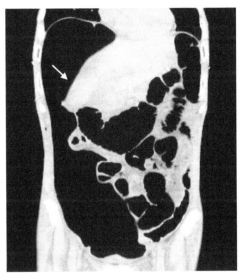

图 3-4-31-2　冠状位 CT 平扫肺窗　　　　　图 3-4-31-3　冠状位 CT 平扫腹膜窗

【案例讨论】

肠梗阻是临床上常见的急腹症，是由多种因素造成的肠内容物不能正常运输或者通过障碍，导致肠管积液、积气及扩张。患者表现为腹痛、腹胀、停止排便等症状。

按病因分类，肠梗阻分为机械性、动力性和血运性三大类型。机械性肠梗阻是各种原因引起肠腔变狭小，使肠内容物通过受阻所致，如粘连、扭转、腹内疝、肿瘤等。动力性肠梗阻是由神经反射或毒素刺激引起肠壁功能障碍、肠管蠕动功能障碍所致，如麻痹性肠梗阻，此类型肠梗阻无器质性肠腔狭窄。血运性肠梗阻是由肠系膜血管栓塞或血栓形成，使肠管血运障碍，继而发生肠管蠕动功能障碍所致。

粘连性肠梗阻分为先天性和后天性，先天性较少见，如由发育异常或胎粪性腹膜炎所致；后天性多见，如由腹腔内手术、炎症、创伤、出血等引起。其 CT 表现为肠管间有粘连带及扩张肠管积气、积液，常有萎陷肠管移行带伴行。

麻痹性肠梗阻常有腹腔感染等原发灶，如急性阑尾炎、胰腺炎等。临床常有腹痛、呕吐、腹泻等。其 CT 表现为全组小肠扩张积气、积液，肠壁无增厚改变，无典型移行带。

血运性肠梗阻可继发于腹腔感染，肝硬化门脉高压所致血液淤积，真性红细胞增多症引起高凝状态；临床症状有腹痛、呕吐、便血、肠鸣音减少等。其 CT 表现为肠壁水肿伴肠壁内积气，肠系膜血管增粗，周围有渗出改变，小肠轮廓广泛模糊，缆绳征为其典型征象；CTA 示肠系膜动、静脉内充盈缺损。

【诊断要点】

（1）粘连性肠梗阻大部分发生在小肠，占小肠梗阻原因的 50%～70%。腹腔手术、炎症可导致肠粘连或腹腔内粘连带形成，粘连带引起肠袢收缩可导致肠梗阻的发生，所以粘连带的清晰显示对诊断粘连性肠梗阻至关重要。

（2）多层螺旋 CT 快速、薄层扫描可以获得高质量的各向同性后处理图像，其在胃肠道疾病诊断中具有较高的应用价值，是诊断肠梗阻病因及评价肠缺血的简便、可靠的检查方法。

（梁　爽　周淑琴）

第五章
骨关节系统

第一节 股骨头坏死

【病例资料】

患者男，68岁。

主诉：四肢关节疼痛5年，加重1周。

现病史：患者于5年前无明显诱因出现第1跖趾关节红肿热痛，至当地医院就诊，诊断为痛风性关节炎，而后反复出现双侧第1跖趾关节、双踝关节、双膝关节、双肘关节、双手指关节肿痛，发作时在当地医院治疗，曾使用秋水仙碱、别嘌醇、非布司他、激素治疗（具体不详），自诉血尿酸最高时大于800μmol/L，但服药后未能下降，遂未坚持降尿酸治疗，而后逐渐出现四肢多发痛风石。2019年多次在本科室住院，予甲泼尼龙抗炎，奥美拉唑钠抑酸护胃，依托考昔片口服，帕瑞昔布静脉注射消炎止痛，非布司他、苯溴马隆片口服降尿酸，经治疗好转后出院。出院后患者在坚持服用以上药物情况下，多关节肿痛症状轻微；后长期维持甲泼尼龙4mg qd+秋水仙碱0.5g qd+非布司他20mg qd+中药治疗，症状稳定；1周前患者自行停药后再次出现多关节疼痛，伴胃脘部疼痛，现为求进一步系统治疗，拟"痛风性关节炎"收入科室。

入院症见：患者神志清楚，精神疲倦，轮椅入院，全身多关节肿痛，累及双膝、双肘、右腕、双手指间关节，活动受限，胃脘部疼痛，无恶寒发热，无头晕头痛，无口干口苦，无胸闷心悸，无腹胀腹痛，无尿频、尿急、尿痛。纳呆，眠差，二便调。

既往史：2019年5月住院诊断为慢性肾脏病3期、高血压1级（高危组）、股骨头无菌性坏死（双侧）、高脂血症、肾结石、前列腺增生（并钙化）、脂肪肝、肝囊肿。现未服用降压药。2020年1月解黑便2次，外院行胃镜检查，自诉慢性胃炎、胃溃疡伴糜烂（具体报告未见）；否认肝炎、肺结核等传染病病史。否认手术、输血及其他外伤史。否认糖尿病、冠心病等内科疾病病史。

查体：体温36.6℃，脉搏78次/分，呼吸20次/分，血压128/82mmHg。

专科检查：肿胀关节为双膝、右腕关节。压痛关节为双膝、双肘、右腕、双手指间关节。痛风石部位为双手指间关节，右足跟，双足趾间关节，双膝关节；局部皮肤红，肤温高，局部未见破溃。活动受限关节为双膝、右腕关节。

辅助检查：2019年5月检查示红细胞沉降率（ESR）72mm/h↑，血常规示白细胞计数10.86×10^9/L↑，中性粒细胞百分比76.4%↑；生物化学检验34项+风湿3项示白蛋白39.1g/L↓，肌酐 122μmol/L↑，尿酸 630μmol/L↑，葡萄糖 6.63mmol/L↑，甘油三酯 1.91mmol/L↑，总胆固醇 5.38mmol/L↑，低密度脂蛋白胆固醇 3.54mmol/L↑，超敏 C 反应蛋白 44.00mg/L↑；降钙素原 0.13ng/ml↑；免疫 6 项示补体 C4 0.44g/L↑，总补体 5067U/ml↑；凝血 3 项示纤维蛋白原 7.42g/L↑；甲状腺功能 5 项示游离三碘甲腺原氨酸（FT$_3$）3.30pmol/L↓。

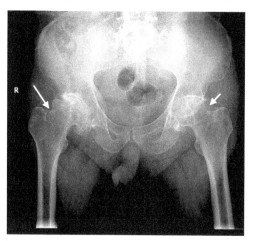

图 3-5-1-1　骨盆 DR 正位

【影像图像及分析】

骨盆 DR 表现：双侧股骨头变扁，股骨头见小囊状骨质破坏区及斑点状骨质增生影（图 3-5-1-1 长白箭头所示）；股骨颈缩短变形（图 3-5-1-1 短白箭头所示）；髋关节关节间隙变窄，其相应髋臼关节面见骨质增生硬化现象，以外上部明显。骨盆其余骨及软组织未见异常。

影像诊断：双股骨头缺血性坏死并双髋关节退行性变。

【案例讨论】

股骨头缺血性坏死是临床骨关节疾病中较为常见的一种，目前对此疾病的发病机制和病因暂无突破性进展，一般认为引发股骨头缺血性坏死的主要原因为酗酒、创伤、类固醇皮质激素治疗等，进而降低股骨头供血，导致骨髓细胞和骨细胞坏死。临床病例中，大多数股骨头坏死患者早期无明显体征表现，当向病患处施加重压时，受影响的关节才会出现疼痛感。随着病程发展，疼痛感会持续增强，患者即使患肢不活动，也会感到疼痛，并严重影响患肢的正常活动。

按病因可将股骨头坏死分为两大类，即创伤性股骨头坏死和非创伤性股骨头坏死。创伤性股骨头坏死大多与股骨颈骨折、髋关节外伤性脱位及股骨头骨折有关；非创伤性股骨头坏死与糖皮质激素或过量饮酒等非创伤性因素有关。按照疾病病理变化，可将其分为坏死期、修复期、愈合期三个阶段。其中，疾病坏死期时，股骨颈部或股骨头基底位置的纤维肉芽组织会从骨小梁缝隙中渗透到死骨部位；疾病修复期时，纤维肉芽组织渗透到死骨中，坏死骨小梁表面则会出现新生骨，因病情逐步发展，大量增生纤维肉芽组织出现外围成骨；疾病愈合期时，病灶边界纤维肉芽组织会缓慢包围性渗透到死骨部位，进而引发股骨头缺血性坏死，甚至发生残疾。

X 线片对早期股骨头坏死不敏感，中晚期股骨头出现明显坏死、塌陷才能诊断；CT 检查较 X 线片可以更早发现股骨头坏死，但仍不能早期诊断股骨头坏死；MRI 分辨率高，可以多参数成像，能早期发现股骨头坏死及明确临床分期，典型表现为骨髓水肿，股骨头 T$_2$WI 可见"双线征"，即坏死区（低信号）及新生肉芽区（高信号）；当怀疑股骨头坏死时，应尽早行 MRI 检查，以明确诊断。

现代临床股骨头坏死诊断与分期标准如下。

0 期：活检结果符合坏死，其余检查正常。

Ⅰ期：骨扫描和（或）MRI 阳性，X 线表现正常。

A：磁共振股骨头病变范围<15%。

B：磁共振股骨头病变范围为 15%～30%。

C：磁共振股骨头病变范围>30%。

Ⅱ期：股骨头斑片状密度不均匀，硬化与囊肿形成，平片与 CT 没有塌陷，MRI 与骨扫描阳性，髋臼无变化。

  A：MRI 股骨头病变范围<15%。

  B：MRI 股骨头病变范围为 15%～30%。

  C：MRI 股骨头病变范围>30%。

 Ⅲ期：正侧位 X 线片上出现新月征。

  A：新月征长度<15%关节面或塌陷<2mm。

  B：新月征长度占关节面长度 15%～30%或塌陷为 2～4mm。

  C：新月征长度>30%关节面长度或塌陷>4mm。

 Ⅳ期：关节面塌陷变扁，关节间隙狭窄，髋臼出现坏死、囊变、囊肿和骨刺。

  本例患者曾长期服用激素，双侧股骨头压缩变扁，密度不均匀，可见骨质增生及破坏征象，双髋关节间隙狭窄，为股骨头坏死中晚期表现。

【诊断要点】

  （1）患者有髋关节外伤史、酗酒或长期服用激素病史。

  （2）早期股骨头坏死 X 线片无阳性表现，MRI 表现可明确显示骨髓斑片状水肿区；中晚期表现为股骨头变扁，密度不均匀，同时可见骨质增生和破坏，股骨颈缩短，髋臼增生硬化明显，关节间隙狭窄。

（易云平　张思伟）

第二节　类风湿关节炎

【病例资料】

  患者女，41 岁。

  主诉：双手指间关节疼痛 11 年余，双膝肿痛 9 年余。

  现病史：患者于 11 年前无明显诱因下出现双手近端指间关节、掌指关节疼痛，晨僵，无发热恶寒，无口腔溃疡，无脱发，至外院就诊，诊断为类风湿关节炎，曾予相应处理，具体不详，症状缓解不明显，后至其他处就诊，予塞来昔布、泼尼松治疗，疼痛减轻，而后逐渐出现右手关节变形。9 年前出现双膝关节肿痛，活动时疼痛明显。2013 年 5 月在外院住院治疗，予注射用重组人Ⅱ型肿瘤坏死因子受体抗体融合蛋白治疗，但出院后未坚持用药。6 年前于本院风湿科住院治疗，予注射用重组人Ⅱ型肿瘤坏死因子受体抗体融合蛋白、甲氨蝶呤、泼尼松治疗，症状缓解后出院，之后间断在本院门诊定期检查，后续调整用药为枸橼酸托法替布、甲氨蝶呤、塞来昔布。近 1 个月来，患者左膝关节肿痛较前加重，活动受限，至本院门诊就诊，门诊医生建议患者住院系统治疗，现为求进一步诊治，收入科室。

  入院症见：轮椅入院，神清，精神疲倦，双膝关节肿胀，左膝明显，活动受限，右手尺侧偏曲，第 4 指呈纽扣花样改变，无发热恶寒，无头晕头痛，无胸闷心悸，纳、眠可，二便调。

  既往史：既往于外院行阑尾炎手术，具体不详；否认高血压、糖尿病、心脏病、肾病等内科疾病病史；否认肺结核、肝炎等传染病病史；否认其他手术及输血史。

  查体：体温 36.2℃，脉搏 88 次/分，呼吸 20 次/分，血压 117/83mmHg。神志清楚，精神良好，发育正常，营养中等，形体适中，自动体位，查体合作，对答合理。全身皮肤、巩膜无黄染，无皮疹及出血点。头颅大小形态正常，五官端正，双侧瞳孔等大等圆，直径约为3mm，对光反射灵敏，眼睑无水肿，结膜无充血，巩膜无黄染，耳鼻无异常分泌物。气管居中，双侧扁桃体无肿大，颈软，无抵抗，无颈静脉怒张，肝颈静脉回流征（-）。胸廓形态正常，双肺叩诊清音，双肺呼吸音清，未闻及干湿啰音，心前区无隆起，心界不大，心音有力，心率88次/分，律齐，各瓣膜区未闻及病理性杂音及附加心音。腹平软，无压痛、反跳痛，肝脾肋下未触及，肝肾区无叩击痛，肠鸣音正常。周围血管征阴性。脊柱、四肢无畸形，肌力、肌张力正常。神经系统检查示生理反射存在，未引出明显病理反射。舌暗淡，苔薄白，脉弦细。

专科检查：双膝关节屈曲挛缩，查体不能配合。右手尺侧偏曲，第4指呈纽扣花样改变，双腕关节活动受限，双膝关节压痛，左膝关节肿胀，骨擦感阳性，活动稍受限。

【影像图像及分析】

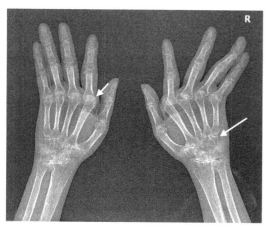

图 3-5-2-1　双手 DR 正位

双手 DR 表现：双手及双腕关节骨质疏松；双手及双腕关节面骨质增生硬化，关节面毛糙，关节面下可见多发囊变，关节间隙明显变窄（图3-5-2-1 长白箭头所示）。右手第 2～5 掌指关节及第 4 指远节指间关节对位不良；左手第 2、3掌指关节对位不良（图 3-5-2-1 短白箭头所示）。周围软组织肿胀。

影像诊断：双手、双腕关节改变，符合类风湿关节炎，并右手第 2～5 掌指关节、第 4 指远节指间关节及左手第 2、3 掌指关节半脱位。

【案例讨论】

类风湿关节炎是一种系统性自身免疫性疾病，它以慢性破坏性滑膜炎为主要特征。现普遍认为滑膜增殖是疾病最早期阶段，临床出现关节痛、肿胀和晨僵。然后血管翳形成、关节周围骨质去矿化、软骨破坏、软骨下骨侵蚀、纤维性强直与骨性强直。类风湿发病最初的几个月是关键时期，在这期间，会发生不可逆性关节损害，60%的患者开始出现对称性双手小关节炎。实验室检查：红细胞沉降率增快，血清类风湿因子常呈阳性。

2010 年美国风湿病学会（ACR）/欧洲抗风湿病联盟（EULAR）的类风湿关节炎分类标准分四部分（表 3-5-2-1），总得分在 6 分以上可以确诊为类风湿关节炎。

表 3-5-2-1　2010 年 ACR/EULAR 类风湿关节炎分类标准

受累关节数	受累关节情况	得分（0～5分）
1	中大关节	0
2～10	中大关节	1
1～3	小关节	2
4～10	小关节	3
>10	至少 1 个为小关节	5

续表

血清学	得分（0~3 分）
RF 或抗 CCP 抗体均阴性	0
RF 或抗 CCP 抗体至少一项低滴度阳性	2
RF 或抗 CCP 抗体至少一项高滴度阳性	3
滑膜炎持续时间	得分（0~1 分）
<6 周	0
>6 周	1
急性时相反应物	得分（0~1 分）
CRP 或 ESR 均正常	0
CRP 或 ESR 增高	1

注：CRP，C 反应蛋白；ESR，红细胞沉降率。

　　早期类风湿关节炎在 X 线片上仅可表现为关节肿胀，骨质无异常，关节间隙正常；MRI 可以早期发现患者异常，表现为小关节骨髓水肿，关节滑膜增生，血管翳形成，关节腔积液。中晚期患者小关节骨质破坏，关节间隙狭窄，关节畸形，X 线能明确诊断。

　　本例患者双手指间关节畸形，关节间隙狭窄，关节面下骨质吸收破坏，关节周围软组织肿胀。

【诊断要点】

　　（1）早期患者 X 线可无特异性表现，类风湿因子升高有一定提示意义，MRI 检查可以早期发现关节滑膜异常。

　　（2）中晚期患者骨质破坏，关节间隙狭窄，关节畸形。

（易云平　张思伟）

第三节　强直性脊柱炎

【病例资料】

患者男，26 岁。

主诉：全身关节疼痛、肌肉萎缩 17 年。

现病史：患者于 2003 年无明显诱因出现右足跟疼痛，无发热，无腰痛，无口腔溃疡，无皮疹，无脱发，至当地诊所就诊，予局部注射治疗（具体用药不详），而后出现右膝、右髋疼痛，不能行走，卧床，并逐渐出现右下肢肌肉萎缩，难行动，无肢体麻木，遂至外院就诊，检查告知为"风湿"，予对症治疗 3 个月，疼痛略减轻，逐渐出现左下肢肌肉萎缩，辗转于多家医院治疗，并曾使用多种偏方用药，症状反反复复。2007 年始疼痛加重，腰部疼痛，双下肢乏力较前加重，不能行走，左肘疼痛，经多家医院住院治疗，予对症治疗，效果一般，疼痛时服用止痛药等治疗。2012 年初患者再次出现疼痛加重，以双膝、双髋、腰部、颈部、背部、左肘、双肩疼痛为显，于本科室诊治，查 X 线：①心肺未见病变；②胸腰椎及骨盆、双髋改变，考虑幼年型强直性脊柱炎。HLA-B27 阳性，诊断为强直性脊柱炎，予消炎止痛、补钙、免疫调节及生物制剂类可控制病情，症状好转后出院。2012 年 3～12 月因病情反复患者曾规律注射英夫利昔单抗（200mg ivd）治疗，病情逐渐控制。2013 年因患肺结核，暂停生物制剂治疗，并行抗结核治疗；2016 年 9 月 17 日关节疼痛加重，以双手近端指间关节、双膝关节、腰骶部为显，晨起为甚，无发热，无皮疹，无脱发，无口腔溃疡，至风湿科就诊，予沙利度胺片、依托考昔片等治疗，症状缓解后出院。2017 年 8 月 29 日因髋关节疼痛情况加重再次住院，予依托考昔消炎、艾拉莫德片止痛、骨化三醇胶丸改善骨质，沙利度胺片调节免疫，法莫替丁片护胃等对症处理后好转出院；之后规律门诊就诊。患者因髋关节疼痛再发并加重，先后于 2019 年 10 月、2019 年 12 月、2020 年 7 月 14 日再次入住风湿科，予依托考昔抗炎，艾拉莫德片、昆仙胶囊免疫抑制后好转出院，目前维持艾拉莫德片（25mg bid）+昆仙胶囊（1 片 bid）+依托考昔（60mg qn）治疗。患者双髋关节疼痛稍缓解，腰背部、双肩、双膝疼痛，伴明显活动受限，下蹲、弯腰、转头、翻身等困难，为进一步治疗，门诊拟"强直性脊柱炎"收入院。

入院症见：患者神清，精神一般，轮椅入院，腰背部、双肩、双肘、双髋关节疼痛，下蹲、弯腰、转头受限，翻身困难，双上肢及下肢肌肉萎缩，不能行走，无发热恶寒，无咳嗽咳痰，无头晕、黑矇、视物旋转、耳鸣，无胸闷心悸，无皮疹，无口干口苦、眼干，无雷诺现象，纳、眠可，二便正常。

既往史：2012 年 3 月查动态心电图提示频发室性期前收缩，服用美托洛尔，2012 年 9 月复查动态心电图室性期前收缩明显减少，已停用美托洛尔。2013 年发现肺结核，在当地医院行抗结核治疗 1 年，2016 年 6 月复查 CT 示左肺上叶病灶，考虑肺结核，伴空洞形成。否认肝炎等其他传染病病史，否认高血压、糖尿病、先天性心脏病病史，否认手术及输血史。

查体：体温 37℃，脉搏 89 次/分，呼吸 20 次/分，血压 116/80mmHg。

专科检查：颈部强直，活动受限，腰部板硬，呈弓形，双膝关节屈曲畸形，外观无红肿，双髋关节、腰骶部轻压痛，双肘关节压痛、无肿胀，双肩关节压痛，四肢肌肉稍萎缩，双上肢肌力 5 级，双下肢肌力 4-级，肌张力正常。

辅助检查：HLA-B27（＋）。

【影像图像及分析】

骨盆 CT 表现：双侧骶髂关节间隙消失、骨质融合，关节面下骨质见多发囊状透亮影（图 3-5-3-1 白箭头所示）；双侧髋关节间隙消失，双侧股骨头形态失常（图 3-5-3-2 白箭头所示）。双髋关节未见脱位。骨盆诸骨骨密度减低。

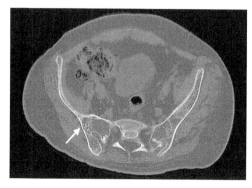 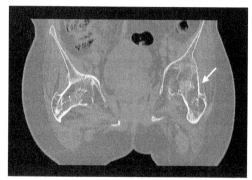

图 3-5-3-1　横断位 CT 骨窗　　　　　　图 3-5-3-2　冠状位 CT 骨窗

影像诊断：①双髋关节、双侧骶髂关节骨质改变，符合强直性脊柱炎并骨性强直；②骨盆骨质疏松。

【案例讨论】

强直性脊柱炎是临床高发的全身性疾病，发病主要累及脊柱等中轴位关节，导致脊柱、脊柱旁软组织、骶髂关节、四肢关节等病变，出现脊柱的强直。强直性脊柱炎作为一种风湿免疫性疾病，具有男性发病率更高的特点。同时，青壮年强直性脊柱炎高发。该病发病机制较为复杂，发病过程相关的病理机制尚未完全明了，目前临床缺乏针对性的药物，治疗效果不甚理想。强直性脊柱炎病变早期症状较为隐匿，患者可能出现消瘦、乏力、轻度贫血等不典型症状，不容易引起足够的重视。随之，患者可能出现不典型的腰部疼痛不适，表现为特征性的间歇性疼痛，但无法准确定位，或表现为臀部骶髂深部隐痛，经活动后症状会有一定程度的缓解。患者通常将其认为是临床常见的风湿性关节炎等其他疾病，尤其是在基层医院容易出现误诊。因而强直性脊柱炎临床上容易出现诊断遗漏，导致患者疾病进一步发展，增加临床治疗的难度，危害患者健康。随着病变的进一步进展，患者逐渐出现肋椎关节受累、活动受限，疼痛也出现持续时间较长的特点，给患者正常生活带来较大的影响。

早期强直性脊柱炎在 X 线片上无明显特殊表现，MRI 可以早期发现关节异常，骶髂关节、髋关节骨髓水肿，周围肌肉水肿等，关节面毛糙。中晚期患者脊柱旁韧带钙化呈竹节样改变，双侧骶髂关节、髋关节融合、畸形。

本例患者骨盆骨质疏松，双侧骶髂关节、髋关节间隙消失，呈骨性融合，关节畸形，为典型晚期强直性脊柱炎表现。

【诊断要点】

（1）实验室检查 HLA-B27（＋）。

（2）早期 X 线检查无特殊表现，MRI 检查见关节骨髓水肿；中晚期脊柱竹节样改变，骶髂关节、髋关节融合、畸形。

（李嘉琪　易云平　张思伟）

第四节　软组织感染

【病例资料】

患者男，6 岁。

主诉：外伤后右小腿反复疼痛、渗液 2 月余。

现病史：患者于 2 月中旬意外被异物刺伤右小腿，致少许流血伴短暂疼痛，自服消炎药疼痛可缓解，10 余日后出现流脓伴红肿疼痛，遂至当地医院就诊，予药物外搽后症状缓解不明显，于 4 月 5 日在当地医院行伤口清创缝合术，并予抗生素预防感染处理，术后局部持续渗液流脓，为求进一步诊治，遂至本院门诊就诊，行 MRI 检查示右小腿中下段后外侧软组织感染，窦道形成，深达肌层深部。门诊医生建议入院行清创手术治疗，拟"右小腿软组织感染"收入科室。

入院症见：神清，精神可，右小腿局部少许肿痛，可见脓头，挤压可见脓性分泌物，无发热恶寒，无头晕头痛，无胸闷气促，无腹痛腹胀，纳、眠可，二便调。

既往体健。

查体：体温 37.2℃，脉搏 83 次/分，呼吸 22 次/分，血压 103/65mmHg。

专科检查：右小腿外后侧见长约 3cm 瘢痕，中间见一脓头，挤压可见白色脓性分泌物，伤口周围压痛，局部少许肿胀，各关节活动良好，肢端感觉、血运及活动可。

辅助检查：无。

【影像图像及分析】

小腿 MRI 表现：右小腿中下段后外侧皮下及皮下肌层可见异常信号，T_1WI 呈等低信号（图 3-5-4-1 白箭头所示），T_2WI 呈高、低混杂信号，边界欠清；可见窦道形成，深达肌层深部，fs-PD 呈高信号（图 3-5-4-2～图 3-5-4-4 白箭头所示），窦道长度约 4cm。胫腓骨骨质信号未见异常。

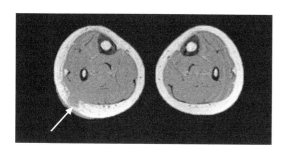

图 3-5-4-1　横断位 T_1WI 平扫

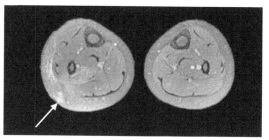

图 3-5-4-2　横断位 fs-PD

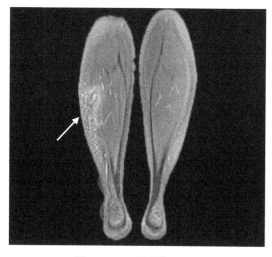

图 3-5-4-3　冠状位 fs-PD

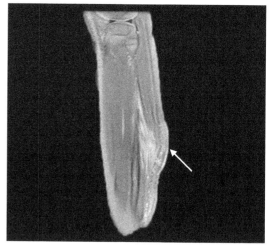

图 3-5-4-4　矢状位 fs-PD

影像诊断：右小腿中下段后外侧软组织感染，窦道形成，深达肌层深部。

【案例讨论】

皮肤及软组织常见的化脓性感染主要有毛囊炎、疖、痈、急性蜂窝织炎、脓肿、丹毒、急性淋巴管炎。少见的皮肤、皮下组织、筋膜和软组织坏死性感染主要有以下几种：①细菌协同性坏死；②坏死性筋膜炎；③溶血性链球菌性坏死；④新生儿皮下坏疽。患处多有红、肿、热、痛症状，出现脓肿时会有波动感，可出现窦道。起病前有外伤、手术或感染病史，实验室检查示白细胞升高，必要时查血糖，因糖尿病患者易发生皮肤及软组织感染。

X 线及 CT 检查表现为患处软组织肿胀，层次不清，脂肪间隙模糊；MRI 表现为软组织水肿，fs-T$_2$ 信号明显增高，可以明确显示脓肿及窦道累及范围。难以确诊时需诊断性穿刺，深部脓肿需除外结核性脓肿、动脉瘤及肿瘤。本例患者有明确外伤史，患处发炎、流脓，可明确诊断。

【诊断要点】

（1）明确有无外伤、手术及感染病史，局部有无红肿热痛表现。

（2）MRI 表现为软组织水肿，出现脓肿及窦道时可明确其范围。

（林俊杰　易云平　张思伟）

第五节　痛风性关节炎

【病例资料】

患者女，64 岁。

主诉：右手第 1～3 指及第 4 指桡侧麻木 1 年余。

现病史：患者于 1 年前因右手腕掌疼痛红肿不适，肤温升高，于当地医院门诊就诊，予消炎止痛等对症治疗后症状得以缓解，随后无明显诱因下出现右手第 1～3 指及第 4 指桡侧麻木，遂于外院门诊就诊行针灸治疗，无明显缓解。现自觉右手麻木感加重，左手出现麻木，双手握力减弱，遂来本院门诊就诊，门诊医生建议其住院治疗，现患者为进一步系统治疗，由门诊拟"腕管综合征"收入科室。

入院症见：患者神清，精神可，右手第 1～3 指及第 4 指桡侧麻木，无疼痛肿胀，右手拇指可见痛风石，左手时有麻木，无恶寒发热，无胸闷心悸，无腹痛腹泻，纳、眠可，二便调。

既往史：既往痛风性关节炎病史 1 年余，现不规律服用甲泼尼龙片 4mg po qd，醋酸地塞米松片 1.5mg po qd，别嘌醇片 0.2g po qd，美洛昔康 7.5mg po qd，双氯芬酸钠肠溶片 25mg po qd。糖尿病病史 1 年余，现规律服用格列齐特 80mg po qd，诉空腹血糖控制在 7.6～7.7mmol/L。20 年前于某陆军总医院行二尖瓣置换术，8 年前于省级医院行三尖瓣置换术。现服用华法林钠片 4.5mg po qn 抗凝，呋塞米片 60mg po bid、螺内酯片 60mg po bid 利尿，地高辛片 0.25mg po qd、盐酸曲美他嗪片 20mg po bid、辅酶 Q10 片 10mg po bid 稳心；10 年前摔倒至右腓骨下段骨折，于外院住院行保守治疗 2 月余，具体不详。否认高血压、冠心病、重大肝肾功能不全，否认肺结核、肝炎等传染性疾病，否认其他外伤、手术和输血史。

查体：体温 36.6℃，脉搏 72 次/分，呼吸 20 次/分，血压 118/54mmHg。

专科检查：右手第 1～3 指及第 4 指桡侧麻木，无疼痛肿胀，腕管叩击征（＋），正中神经刺激试验（＋），左手时有麻木，无疼痛肿胀，双手握力减弱，肌肉萎缩，右手拇指可见痛风石。

辅助检查：尿酸 553μmol/L。

【影像图像及分析】

腕关节 CT 表现：右腕关节囊及多发肌腱内见斑点状钙化影（图 3-5-5-1～图 3-5-5-3 白箭头所示），以腕管处为著，周围软组织肿胀、结构欠清；余右腕诸骨骨质未见明显骨质破坏。

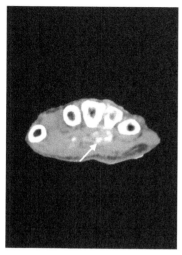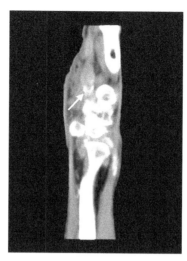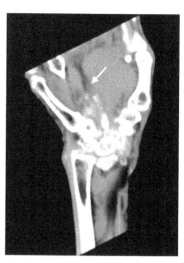

图 3-5-5-1　横断位 CT 软组织窗　　图 3-5-5-2　矢状位 CT 软组织窗　　图 3-5-5-3　冠状位 CT 软组织窗

影像诊断：右腕关节囊及多发肌腱内见斑点状钙化并周围软组织肿胀，结合病史考虑为痛风性关节炎、腱鞘炎，尿酸盐结晶沉积。

【案例讨论】

痛风性关节炎是由嘌呤代谢紊乱、尿酸排泄减少引起的一种尿酸盐沉积所致的晶体相关性关节炎。人体血液中 98% 的尿酸以钠盐形式存在，当尿酸产生过多或排泄过少时，容易引起血尿酸升高。男性血尿酸超过 420μmol/L，女性血尿酸超过 357μmol/L，称为高尿酸血症。高尿酸血症极易导致尿酸盐结晶沉积在关节内外组织，由此引起的急性炎症反应和慢性功能性损伤即称为痛风性关节炎。典型临床表现：夜间突然发作、关节疼痛进行性加剧，在 12 小时内达到高峰。痛风性关节炎首次发作多发生在第 1 跖趾关节处，其后累及其他关节部位。痛风性关节炎发作进入间歇期后，多在 1 年内复发，频繁发作，累及关节增多，症状持续时间加长。进入慢性痛风石发病期的主要临床表现包括持续性关节肿痛、压痛、畸形和功能障碍。

在痛风性关节炎首次发作后至少 10 年内，X 线片通常没有异常改变。因此在早期痛风中 X 线片常表现正常或仅表现为关节周围软组织不对称性肿胀，对于小的骨侵蚀、尿酸盐结晶及滑膜的炎性改变均难以检测，常常被忽略。但对痛风晚期的穿凿样骨破坏及痛风石均能较好显示。

CT 检测滑膜炎和骨炎的能力较差，因此对急性痛风的诊断几乎没有作用，但对慢性痛风的特征性骨破坏及痛风石有相当高的敏感性。CT 中软组织内、关节内及骨内的痛风石表现为密度在 160～170HU 的肿块，痛风石因其较高的密度可以与其他软组织病变相区别，同时也可与其他更高密度的钙化性病变相鉴别。近年来双源 CT（DECT）技术的发展使其在诊断痛风过程中发挥着越来越大的作用。DECT 提供了一种高特异性的尿酸盐晶体成像方法，该方法采用 80kVp 和 140kVp 的双能量扫描，通过比较组织在高、低电压获取过程中衰减的差异，可以区分尿酸盐晶体和其他矿物。利用特定算法，将钙质与尿酸盐结晶以不同颜色编码区分开来。DECT 还可以通过自动化软件技术对痛风石体积进行准确和可重复的测量，也可以作为评估治疗反应的一种指标，并且操作者依赖性低。然而 DECT 的成本和电离辐射使得在大多数临床情况下无法广泛用于疾病的连续监测。

　　MRI 对于滑膜、软骨、软组织和骨是一种很好的成像方法，因为它具有良好的对比度和分辨率，可以很好地显示炎性关节病的一般特征，如滑膜增生、关节腔积液、骨侵蚀和骨髓水肿，但是缺乏特异性。MRI 在诊断痛风患者骨破坏方面比 X 线片和超声波更敏感。

【诊断要点】

（1）典型症状为关节疼痛进行性加剧，高尿酸血症。

（2）早期 X 线检查无异常改变，通过双能 CT 检查可见尿酸盐结晶，MRI 检查见滑膜增生、骨髓水肿、关节腔积液；晚期关节畸形、骨质破坏、痛风石形成。

（林俊杰　易云平　张思伟）

第六节　腕骨坏死

【病例资料】

患者男，56 岁。

主诉：反复右腕胀痛伴活动受限半年余，加重 2 个月。

现病史：患者于半年前因搬重物不慎被重物砸伤右手腕部，而致右侧手腕肿胀剧痛，活动受限。因无皮肤损伤而未予重视，自服三七伤药片等药物治疗，肿痛稍有减轻。2 个月后右侧手腕仍肿胀，稍微用力即疼痛加剧，外院右腕 X 线片示右腕月骨密度明显增高，局部密度不均可见透亮影。现患者为求进一步系统诊治，由急诊拟"腕月骨坏死"收入科室。

入院症见：患者神清，精神疲倦，右腕胀痛，活动受限。间有胸闷痛，暂无肩背放射痛，少许头晕，无天旋地转感，无头痛，无心悸气促，无发热畏寒，无咳嗽咳痰，伴嗳气反酸，无恶心呕吐，无双下肢水肿，纳、眠可，二便调。

既往史：既往慢性胃炎 20 余年，2018 年 9 月复查胃肠镜提示慢性浅表性胃炎伴糜烂，十二指肠球炎，平素不规律服用泮托拉唑治疗，时有嗳气反酸。高血压病史 7 年余，收缩压最高达 180mmHg，现自服缬沙坦 80mg qd 治疗，自诉血压控制可。高尿酸血症、痛风病史 3 年余，服用苯溴马隆片治疗，缓解期停药，未系统诊治。否认糖尿病、肾病等其他内科疾病病史。否认肝炎、肺结核等传染病病史；否认其他手术及输血史。

查体：体温 36.7℃，脉搏 92 次/分，呼吸 19 次/分，血压 116/80mmHg。

辅助检查：右腕平片示右腕关节骨质疏松、退行性变，右腕月骨坏死改变，建议进一步检查。尿酸 547μmol/L；血脂示甘油三酯 1.81mmol/L，低密度脂蛋白胆固醇 1.11mmol/L。

【影像图像及分析】

腕关节表现：右腕关节诸组成骨骨密度减低，骨缘骨质增生；右腕月骨骨质连续性欠佳，内见点片状高密度影（图 3-5-6-1、图 3-5-6-2 白箭头所示），关节对位关系良好，关节间隙狭窄，关节面光整，邻近软组织肿胀。

影像诊断：右腕关节骨质疏松、退行性变；右腕月骨骨折并缺血性坏死改变。

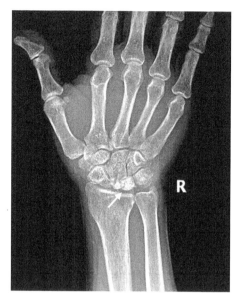
图 3-5-6-1　腕关节 DR 正位

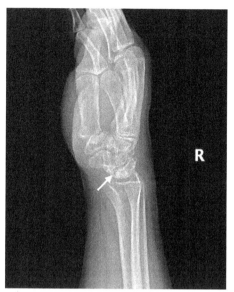
图 3-5-6-2　腕关节 DR 侧位

【案例讨论】

月骨无菌性缺血性坏死又称 Kienbock 病，是由各种原因导致的月骨无菌性坏死，其发病机制不明，由于腕骨关节面周围软组织少，所致血供差，进行性坏死多不可逆。病理学表现为月骨细胞缺血性坏死。Kienbock 病好发于 20～30 岁的年轻人，主要表现为腕关节慢性疼痛、乏力，后期疼痛加重并出现活动受限、手握持力降低，伴随不同程度的关节僵硬等症状。早期特异性差，临床诊断率低，晚期致畸致残率高。早期慢性疼痛，多在骨扫描或 MRI 上可鉴别，晚期结合症状和 X 线多可诊断。

20 世纪 80 年代左右 Lichtman 等通过病例随访得出基于 X 线的分期并广泛应用于临床。Ⅰ期：X 线片显示基本正常的月骨密度和形状。Ⅱ期：X 线片可见月骨弥漫性的骨硬化，密度增高，可有骨折线或隐匿，但骨的形状和关节面完整。Ⅲ期：Ⅱ期加重并可见月骨塌陷，分为Ⅲ A 和Ⅲ B 期。Ⅲ A 期中月骨与腕骨的对应关系正常；Ⅲ B 期则可见月骨塌陷、舟骨旋转、头状骨近端移位和腕骨高度变化，典型表现为舟骨"环形征"。Ⅳ期：Ⅲ B 期加重累及桡腕关节出现骨关节炎的表现，关节间隙变窄、关节面硬化等。

MRI 对月骨的缺血性改变敏感度高，可显示各期病理变化，早期月骨呈长 T_1 长 T_2 信号，晚期在 T_1 和 T_2 加权像上均表现为弥漫性低信号。MRI 还可以表现出月骨囊性样改变、周围水肿，增强扫描可以区分月骨坏死区和修复区。对于高度怀疑的患者应定期行 MRI 随访。鉴别诊断上需要与类风湿关节炎、三角纤维软骨复合体损伤、腕关节软组织挫伤、滑膜炎、肌腱劳损等情况相鉴别。

【诊断要点】

（1）多数患者在就诊时出现典型三联征，即腕关节持久性疼痛、手握持力降低、月骨区压痛及腕关节功能受限。

（2）X 线片观察月骨的形状、位置、大小、密度及关节面的破坏情况，以及骨小梁是否断裂、破损等情况，结合临床表现基本可以明确诊断。

（3）MRI 检查可以早期发现月骨异常表现，包括骨髓水肿、关节积液及滑膜增生等，中晚期可明确骨质囊变、骨质坏死及其修复的情况。

（林俊杰　易云平　张思伟）

第七节　沙尔科关节

【病例资料】

患者女，62岁。

主诉：右踝关节融合术后4月余。

现病史：患者于2018年8月无明显诱因下右侧下肢出现肿胀，按之凹陷，少许疼痛，患者未予重视，未采取相关诊治。后右下肢肿胀范围逐渐扩大，肿胀程度加重，疼痛明显加重，无法下地行走，遂于2018年11月20日至外院就诊，诊断为"风湿性关节炎"，经治疗（具体治疗不明）后症状未能缓解，后于2018年12月7日至本院门诊就诊，门诊医生考虑为"踝关节炎"，予行单侧踝关节CT检查，检查结果提示右踝关节不稳，右足距骨、跗骨多发骨质破坏及软组织内多发斑片状致密影，周围软组织明显肿胀，结合病史，考虑为沙尔科关节；门诊医生建议患者住院治疗。患者于2018年12月7日住院治疗，排除手术禁忌证后于2018年12月18日在全身麻醉（气管内插管）下行踝关节融合术（胫距关节融合术）（右）+踝关节固定（伴外固定装置）（右），术程顺利，术后予预防感染、抗凝、护胃、止痛、雾化、常规补液能量支持等对症治疗后症状缓解出院。2019年1月患者自诉行走时出现右踝疼痛，休息后可缓解，当时患者未予重视及系统诊治。后于2019年3月30日至当地骨伤医院门诊就诊，查DR右踝（2019年3月30日）示：右踝关节融合外固定术后改变；关节对位对线良好。现患者为求取除外固定装置，由门诊收入病区。

入院症见：患者神清，精神稍倦，右下肢肿胀，以膝部以下为甚，行走时可出现右踝疼痛，休息后可缓解，伴少许渗液，色黄，活动受限，无发热恶寒，无咳嗽咳痰，无腹痛腹泻，少许头晕，无恶心呕吐，无胸闷心悸，纳、眠差，二便调。

既往史：既往糖尿病病史10余年，现降糖方案为：门冬胰岛素特充，早10U，中12U，晚14U；重组甘精胰岛素，睡前18U；阿卡波糖，1粒bid po（午餐、晚餐与饭同食）。既往于2018年12月7日因右下肢关节肿胀疼痛至本科室住院治疗，排除手术禁忌证后于2018年12月18日在全身麻醉（气管内插管）下行踝关节融合术（胫距关节融合术）（右）+踝关节固定（伴外固定装置）（右），术程顺利，术后予预防感染、抗凝、护胃、止痛、雾化、常规补液能量支持等对症治疗症状缓解后出院。否认高血压、肝炎、冠心病及肾病病史。否认肺结核、肝炎等传染病病史。否认其他手术史、外伤及输血史。

查体：体温36.5℃，脉搏78次/分，呼吸19次/分，血压154/68mmHg。

专科检查：右下肢肿胀，以膝部以下为甚，活动受限，见一金属外固定器固定在位，右踝无明显压痛，肤温、肤色正常。

辅助检查：2018年12月4日本院单侧踝关节CT示①右踝关节不稳，骨质疏松及退行性变；②右足距骨及跗骨多发骨质破坏及软组织内多发斑片状致密影，周围软组织明显肿胀，结合病史，考虑为沙尔科关节。2019年3月30日外院：DR右踝正侧位示右踝关节融合外固定术后改变；关节对位对线良好。

【影像图像及分析】

踝关节 CT 表现：右踝关节融合内固定拆除术后改变；胫骨、距骨、跗骨可见多发钉道透亮影，其间多发植骨。右踝关节畸形，多发骨质结构变形，密度不均匀（图 3-5-7-1、图 3-5-7-2、图 3-5-7-3 白箭头所示），关节对位欠佳，关节面模糊，关节间隙狭窄，邻近软组织肿胀。

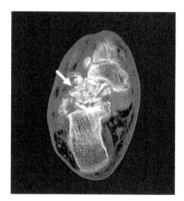
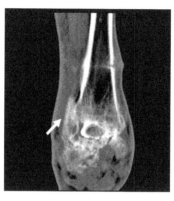
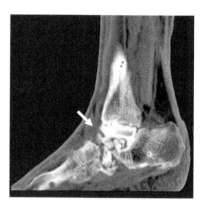

图 3-5-7-1　横断位 CT 骨窗　　　图 3-5-7-2　冠状位 CT 骨窗　　　图 3-5-7-3　矢状位 CT 骨窗

影像诊断：①右踝关节融合内固定拆除术后改变。②右踝关节改变，符合沙尔科关节表现。

【案例讨论】

沙尔科足/踝关节病（Charcot's neuroarthropathy，CN）是一种进展性、非感染性的炎症性疾病，主要因其周围神经病变导致所支配的关节韧带、肌肉松弛，在失去痛觉保护反应的情况下，长期负重或微小损伤引起关节出现骨破坏，从而发展为典型的沙尔科足（关节面塌陷，肢体畸形）。其发病与糖尿病、脊髓损伤、三期梅毒、酒精性周围神经病、腓骨肌萎缩症及特发性神经病相关，其中糖尿病是此类疾病最常见的病因。根据 2017 年国际糖尿病联盟发布的全球糖尿病数据显示，目前中国糖尿病患者数量达到 1.14 亿，患病率达到 10.9%，而糖尿病患者中沙尔科足发病率为 0.1%～5.0%。

根据沙尔科足的严重性、发病位置，目前存在多种分型方式。1966 年，骨科医生 Eichenholtz 发表了一部名为《Charcot 关节》的专著，指出沙尔科关节病变的三个阶段，分别为发展阶段（骨破坏）、混合阶段（骨重塑与骨破坏）及骨重塑阶段。Shibata 在传统的 Eichenholtz 分类中增加了第四个阶段（前驱期阶段）。基于解剖学的沙尔科关节分型系统中，使用最广泛的是 Brodsky 分型。1 型：累及跗跖关节和舟楔关节（60%）；常出现"摇椅底状足"。2 型：累及距下关节、距舟关节或跟骨关节（10%）。3A 型：累及胫距关节（占 20%），常引起踝部溃疡或骨髓炎。3B 型：跟骨结节骨折。4 型：涉及多个病变部位。5 型：病变涉及前足。

另外，Sanders 和 Frykberg 从解剖学上按照关节受累区域将沙尔科足分为五型。Ⅰ型：涉及前足关节，X 线片上常见骨质减少，骨溶解，近端关节皮质骨缺损、半脱位和骨破坏。Ⅱ型：涉及跗跖关节，分别为跖骨基部、楔骨和骰骨，X 线表现为半脱位、骨折或脱位，呈典型"摇椅底状足"。Ⅲ型：涉及距跟舟关节和跟骰关节或舟楔关节；X 线片显示舟楔关节的骨溶解成小碎骨。Ⅳ型：累及踝关节（可包括距下关节）；X 线片显示骨和软骨破坏程度，广泛关节破坏，可导致关节面完全塌陷和脱位（不稳定畸形）。Ⅴ型：累及跟骨，通常由结节处跟腱撕裂引起。

X线片能明确显示关节各骨骨质破坏及关节对位情况，但是部分关节结构复杂，X线片重合较多，难以显示细小结构；螺旋CT检查后处理技术能清楚地显示关节诸骨形态、细小骨折及骨碎片情况，明确诊断；MRI对软组织分辨率高，多参数成像，能明确关节韧带及肌肉-肌腱损伤情况。

【诊断要点】

（1）神经损害，患肢关节深部感觉丧失，活动关节示不能控制力度，关节韧带及骨质受损。

（2）需与骨髓炎相鉴别，X线片无法鉴别，需密切结合实验室检查（红细胞沉降率、C反应蛋白等）；与糖尿病、脊髓损伤、三期梅毒、酒精性周围神经病、腓骨肌萎缩症及特发性神经病相关，尤其是糖尿病。

（3）DR、CT可显示骨折及骨质的破坏情况，CT更加明确，并可明确骨折的范围及关节的对位情况；MRI可以明确周围肌腱、韧带的损伤情况。

（林俊杰　易云平　张思伟）

参 考 文 献

曹福媛，陈燕浩，余波，2019.数字减影 CT 血管成像和低场强 MRI 诊断蛛网膜下腔出血的价值及影像特点分析[J]. 中国 CT 和 MRI 杂志，17（5）：15-18.

陈丹，高学敏，张力，等，2017. 山豆根的安全性评价与风险控制措施的探讨[J]. 中国中药杂志，42（21），46-52.

陈鹏，李瑞雄，卢伟娟，等，2019. 参数优化 MRI 作为急性缺血性脑卒中患者首选影像检查的可行性研究[J]. 中华急诊医学杂志，28（9）：1118-1122.

邓杰，2019. 1. 5T 磁共振-SWI 序列对高血压性脑微出血的诊断价值浅析[J]. 现代医用影像学，28（10），57-59.

丁鑫良，钟建，张兆金，2019. CT 在创伤性脾破裂中的临床诊断价值[J]. 中国当代医药，26（10）：175-177.

高鹏，李静，刘宇宏，等，2019. 类风湿关节炎患者骨髓水肿和骨侵蚀的 MRI 联合 CT 诊断情况及预后相关性[J]. 中国 CT 和 MRI 杂志，17（11），143-146.

葛建兵，王天乐，严松强，等，2020. Force CT Turbo Flash 模式在胸痛三联征中的应用[J]. 实用放射学杂志，36（4）：635-638.

何超雄，李胜华，2019. CT 尿路造影成像后行静脉肾盂造影对输尿管结石的诊断效果及 ESWL 术中结石定位分析[J]. 临床医学，39（6），32-34.

李渭征，张启华，2019. 胆总管结石的 CT 诊断在临床中的应用价值研究[J]. 农垦医学，41（2），133-134.

李晓冬，王钺，许晶晶，2019. MRI 和增强 CT 诊断急诊阑尾炎患者准确性比较[J]. 中国医疗设备，34（11），10-13.

吕文晖，夏菲，周长圣，等，2021. 深度学习胸部 CT 辅助诊断系统在急诊创伤人群中的应用[J]. 中华医学杂志，101（7）：481-486.

覃柳燕，黄永才，蒋妮，等，2010. 1989～2009 年中药材山豆根研究文献分析[J]. 广西农业科学，41（2），197-200.

孙德政，杨青，胡亚彬，等，2014. 足踝部 X 线表现阴性痛风性关节炎的 CT 与 MRI 表现对比研究[J]. 中国中西医结合影像学杂志，12（3）：26-29.

孙美玉，刘爱连，2019. 结肠憩室炎的 CT 研究进展[J]. 中国医学影像技术，35（2）：290-293.

王楠，刘爱连，李烨，等，2019. 基于单源双能 CT 平扫图像的纹理分析对肝脓肿和肝转移瘤的鉴别价值[J]. 放射学实践，34（11）：76-80.

王盛磊，朱幼玲，唐敏，2019. MR 灌注加权成像在急性脑梗死患者临床诊治中的应用研究[J]. 中国脑血管病杂志，16（5），274-277.

王艳，刘文亚，杨豫新，2019. 布鲁氏菌性睾丸附睾炎的临床与 MRI 诊断[J]. 中国中西医结合影像学杂志，17（4），369-371.

薛孟华，闫小龙，朱以芳，等，2019. 胸部钝性伤合并气管、支气管断裂的诊断与治疗[J]. 创伤外科杂志，21（9），33-36.

杨爱莲，2018. 螺旋 CT 用于急诊胸腹部创伤中的临床诊断价值[J]. 临床医学研究与实践，3（4），147-148.

杨博，张芳，杨宁，等，2019. 耳源性脑脓肿 14 例临床分析[J]. 中国耳鼻咽喉头颈外科，26（10），36-40.

杨文松，李琦，王星辰，等，2017. CT 平扫混合征和黑洞征及其联合征象对脑出血患者早期血肿扩大的预测价值[J]. 中国脑血管病杂志，14（11），561-565，579.

张会文，文建英，李婷婷，等，2019. CT、MRI 检查对急性颅脑损伤鉴别诊断及其临床应用价值分析[J]. 中国 CT 和 MRI 杂志，17（7）：26-28，34.

张昆，丁长青，杨峰，等，2019. MRI 在卵巢子宫内膜异位囊肿术前诊断中的应用价值[J]. 实用妇科内分泌电子杂志，6（17），10-12.

张明铭，2019. 创伤性颈动脉海绵窦瘘的诊疗[J]. 创伤外科杂志，21（11），880-881.

张伟，刘莉，田英，2019. 胆总管结石应用 CT、MRCP 和超声内镜诊断的临床价值对比研究[J]. 中国 CT 和
MRI 杂志，17（6），93-95.

张专昌，赵宏，2019. 多层螺旋 CT 血管造影对急性主动脉综合征诊断价值[J]. 中国 CT 和 MRI 杂志（9），80-83.

赵轶，席刚明，2019. DTI 对高血压性基底节区出血病人皮质脊髓束损伤程度评估的价值[J]. 中国临床神经外
科杂志，24（5），286-288.

中华医学会影像技术分会，2021. 急性胸痛三联征多层螺旋 CT 检查技术专家共识[J]. 中华放射学杂志，55（1）：
12-18.

ALLEN G M，JOHNSON R，2019. Radiographic/MR Imaging Correlation of the Elbow[J]. Magnetic resonance
imaging clinics of North America，27（4）：587-599.

AMRAMI K K，FRICK M A，MATSUMOTO J M，2019. Imaging for Acute and Chronic Scaphoid Fractures[J].
Hand Clinics，35（3）：241-257.

ARPITHA A，RANGARAJAN L，2020. Classification of Vertebral Fractures in CT Lumbar Vertebrae[J].
International Journal of Medical Engineering and Informatics，13（4）：279

ATSINA K B，ROZENBERG A，SELVARAJAN S K，2019. The utility of whole spine survey MRI in blunt trauma
patients sustaining single level or contiguous spinal fractures[J]. Emergency Radiology，26（5）：493-500.

AVCI A，ÖZYILMAZ SARAç E，EREN T Ş，et al，2019. Risk factors affecting post-traumatic acute respiratory
distress syndrome development in thoracic trauma patients[J]. Turk Gogus Kalp Damar Cerrahisi Dergisi-Turkish
Journal of Thoracic and Cardiovascular Surgery，27（4）：540-549.

BIN L R，GARBIN E，MAGRO-RNICA N，et al，2020. The role of computed tomography in zygomatic bone
fracture-A case report[J]. Annals of Maxillofacial Surgery，10（2）：491.

BONFANTE E，TENREIRO A，CHOI J，et al，2018. Thoracolumbar Spine Trauma：Pearls and Pitfalls of the Newer
Classification Systems[J]. Neurographics，8（2）：86-96.

BOUKOBZA M，CRASSARD I，BOUSSER M G，et al，2009. MR Imaging Features of Isolated Cortical Vein
Thrombosis：Diagnosis and Follow-Up[J]. American Journal of Neuroradiology，30（2）：344-348.

CANTIERA M，TATTEVIN P，SONNEVILLE R，2019. Brain abscess in immunocompetent adult patients[J]. Revue
Neurologique，175（7-8）：469-474.

CHEN L，YING Z，XING L，2020. Information Gain Regression Analysis of Diagnostic Value of CT in Severe Acute
Pancreatitis[J]. Journal of Medical Imaging and Health Informatics，10（1）：60-64.

CHIEN L C，HERR K D，ARCHER-ARROYO K，et al，2020. Review of Multimodality Imaging of Renal Trauma[J].
Radiologic Clinics of North America，58：965-979.

CHOI A Y，BODANAPALLY U K，SHAPIRO B，et al，2018. Recent Advances in Abdominal Trauma CT[J].
Seminars in Roentgenology，53（2）：178-186.

CLEVELAND C N，KELLY A，DEGIOVANNI J，et al，2020. Maxillofacial trauma in children：Association between
age and mandibular fracture site[J]. American Journal of Otolaryngology，42（2）：102874.

DANIELS A M，BEVERS M，SASSEN S，et al，2020. Improved Detection of Scaphoid Fractures with
High-Resolution Peripheral Quantitative CT Compared with Conventional CT[J]. Journal of Bone and Joint
Surgery-American Volume，102（24）：2138-2145.

DEARBORN M C，LISANTI C，CAHANDING N，et al，2019. CT Imaging of Renovascular Abnormalities[J].
Contemporary Diagnostic Radiology，42（1）：1-7.

DIEKHOFF T，FUCHS M，ENGELHARD N，et al，2019. Single-Source Dual-Energy Computed Tomography Detects
Disk Injury in Patients with Vertebral Fractures[J]. Seminars in Musculoskeletal Radiology，23（S01）：S1-S6.

DOGRUL B N，KILICCALAN I，ASCI E S，et al，2020. Blunt trauma related chest wall and pulmonary injuries：

An overview[J]. Chinese Journal of Traumatology，23（3）：125-138.

DOU L，YANG H，WANG C，et al，2019. Adhesive and non-adhesive internal hernia：clinical relevance and multi-detector CT images[J]. Scientific reports，9（1）：12847.

EDLOW J A，2020. Rules About Rules - The 6-h CT Rule for Subarachnoid Hemorrhage[J]. Journal of stroke and cerebrovascular diseases：the official journal of National Stroke Association，29（12）：105311.

EDWARDS A，HAMMER M，ARTUNDUAGA M，et al，2020. Renal ultrasound to evaluate for blunt renal trauma in children：A retrospective comparison to contrast enhanced CT imaging[J]. Journal of Pediatric Urology，16：557. e1-557. e7.

FALKOWSKI A L，KOVACS B K，SCHWARTZ F R，et al，2020. Comparison of 3D X-ray tomography with computed tomography in patients with distal extremity fractures[J]. Skeletal Radiology，49：1965-1975.

FARZANEH N，WILLIAMSON C A，JIANG C，et al，2020. Automated Segmentation and Severity Analysis of Subdural Hematoma for Patients with Traumatic Brain Injuries[J]. Diagnostics，10（10）：773.

FELFELI T，MIRESKANDARI K，ALI A，2020. Long-term outcomes of pediatric traumatic cataracts and retinal detachments due to self-inflicted injuries[J]. European Journal of Ophthalmology，31（1）：271-276.

FOKIN A A，HUS N，WYCECH J，et al，2020. Surgical Stabilization of Rib Fractures：Indications，Techniques，and Pitfalls[J]. JBJS Essential Surgical Techniques，10（2）：e0032-21.

FORBRIG R，INGRISCH M，STAHL R，et al，2019. Radiation dose and image quality of high-pitch emergency abdominal CT in obese patients using third-generation dual-source CT（DSCT）[J]. Scientific Reports，9：15877.

FRAZEE R C，MUCHA P，FARNELL M B，et al，2019. Volvulus of the small intestine[J]. Annals of surgery，208（5）：565-568.

FRICIA M，UMANA G E，SCALIA G，et al，2019. Posttraumatic Triple Acute Epidural Hematomas：First Report of Bilateral Synchronous Epidural Hematoma and a Third Delayed[J]. World Neurosurgery，133：212-215.

GAFFLEY M，NEFF L P，SIEREN L M，et al，2020. Evaluation of an evidence-based guideline to reduce CT use in the assessment of blunt pediatric abdominal trauma[J]. Journal of Pediatric Surgery，56（2）：297-301.

GEHRKE T，SCHERZAD A，HAGEN R，et al，2020. Cervical abscesses-analysis of 250 patients and proposal of a therapeutic algorithm for fulminant abscesses of the deep neck[J]. Laryngo-Rhino-Otologie，99（S2）：S68.

GIL H，TUTTLE A A，DEAN L A，et al，2020. Dedicated MRI in the emergency department to expedite diagnostic management of hip fracture[J]. Emergency Radiology，27（1）：41-44.

GOHAR A，JAMOUS F，ABDALLAH M，2019. Concurrent fusobacterial pyogenic liver abscess and empyema[J]. BMJ Case Reports，12（10）：1-5.

GÓMEZ ROSELLÓ E，QUILES GRANADO A M，ARTAJONA GARCIA M，et al，2020. Facial fractures：classification and highlights for a useful report[J]. Insights Imaging，11（1）：49.

HASEGAWA Y，NIIMI Y，KAMEI W，et al，2021. Lacrimal Duct Obstruction Caused by Nasomaxillary Fracture：A Retrospective Analysis of Consecutive 12 Patients by Computed Tomographic Dacryocystography[J]. Journal of Craniofacial Surgery，32（4）：1396-1399.

HEIMER J，GASCHO D，THALI M J，et al，2018. Thoracic trauma in fatal falls from height—Traumatic pneumopericardium correlates with height of fall and severe injury[J]. Forensic Science Medicine and Pathology，14（2）：188-193.

HEYE P，SAAVEDRA J S M，VICTORIA T，et al，2020. Accuracy of unenhanced，non-sedated MRI in the diagnosis of acute appendicitis in children[J]. Journal of Pediatric Surgery，55（2）：253-256.

HUANG Z X，DENG W M，ZHENG S L，et al，2021. Magnetic resonance imaging in ankylosing spondylitis：reduction of active sacroiliitis and hip arthritis during treatment with an adalimumab biosimilar[J]. Clinical Rheumatology，5：2099-2101.

KALANTAR S B，2013. Fractures of the C1 and C2 Vertebrae[J]. Seminars in Spine Surgery，25（1）：23-35.

KANNARI L, MARTTILA E, TOIVARI M, et al, 2020. Paediatric mandibular fracture—a diagnostic challenge[J]. International Journal of Oral and Maxillofacial Surgery, 49（11）: 1439-1444.

KEDIA S, DAS P, MADHUSUDHAN K S, et al, 2019. Differentiating Crohn's disease from intestinal tuberculosis[J]. World Journal of Gastroenterology, 25（4）: 418-432.

KLEIN A, OVNAT-TAMIR S, MAROM T, et al, 2019. Fish Bone Foreign Body: The Role of Imaging[J]. International Archives of Otorhinolaryngology, 23（1）: 110-115.

KOCIUCZUK U, SIEMITKOWSKI A, UKASIEWCZ A, 2018. MRI in diagnostic of diffuse axonal injury[J]. Polish Annals of Medicine, 24（5）: 753-765.

KOIKE Y, NAMKOONG H, OTAKE S, et al, 2020. Detection of the early stage of spontaneous hemopneumothorax by CT attenuation values[J]. Clinical Case Reports, 8（7）: 1-2.

LEHAR S C, ZAJKO A B, KONERU B, et al, 1990. Splenic infarction complicating pediatric liver transplantation: incidence and CT appearance[J]. Journal of Computer Assisted Tomography, 14（3）: 362-365.

LEONARD J R, MORAN C J, CROSS D T et al, 2000. MR Imaging of Herpes Simplex Type I Encephalitis in Infants and Young Children[J]. American Journal of Roentgenology, 174（6）: 1651-1655.

LIUA A A, PANKHANIA R, Hu L, et al, 2021. Isolated hyoid fracture as the result of judo practice: a rare cause of globus sensation in ENT outpatients[J]. BMJ case reports, 13（8）: e236109.

LUDWIG D R, RAPTIS C A, BRONCANO J, et al, 2020. Role of MRI in the Evaluation of Thoracoabdominal Emergencies[J]. Topics in Magnetic Resonance Imaging, 29（6）: 355-370.

LYU P, LIU X, ZHANG R, et al, 2020. The Performance of Chest CT in Evaluating the Clinical Severity of COVID-19 Pneumonia: Identifying Critical Cases Based on CT Characteristics[J]. Investigative Radiology, 55（7）: 412-421.

MATTEO B, RICCARDO V, FABIO L, et al, 2020. Accuracy of unenhanced CT in the diagnosis of cerebral venous sinus thrombosis[J]. La radiologia medica, 126: 399-404.

MAYUMI T, KENJI M, MASAFUMI H, 2020. Susceptibility-weighted MR sequence for the evaluation of ovarian masses with torsion[J]. The British journal of radiology, 93（1109）: 20200110.

MEGUID E A, 2020. Vertebral Artery Injury in Cervical Spine Fractures: A Cohort Study and Review of the Literature[J]. The Ulster medical journal, 89（2）: 89-94.

MILLER L A, MIRVIS S E, SHANMUGANATHAN K, et al, 2004. CT diagnosis of splenic infarction in blunt trauma: imaging features, clinical significance and complications[J]. Clinical Radiology, 59（4）: 342-348.

MORTANI BARBOSA E J, OSUNTOKUN O, 2019. Incidental findings in thoracic CTs performed in trauma patients: an underestimated problem[J]. European Radiology, 29（12）: 6772-6779.

MOSER T P, MARTINEZ A P, ANDOULSI S, et al, 2019. Radiographic/MR Imaging Correlation of the Wrist[J]. Magnetic resonance imaging clinics of North America, 27（4）: 601-623.

NANDI S, DOUGHERTY P, GRUEN G, et al, 2019. HIP Fracture Evaluation and Management[J]. Advances in Orthopedics, 2019: 1-2.

OISHI Y, NAKAMURA E, MURASE M, et al, 2019. Lower lumbar osteoporotic vertebral fractures with neurological symptoms might have two different pathogeneses according to early magnetic resonance images[J]. Acta Neurochirurgica, 161: 2211-2222.

PARAG P, HARDCASTLE T C, 2020. Interpretation of emergency CT scans in polytrauma: trauma surgeon vs radiologist[J]. African Journal of Emergency Medicine, 10（2）: 90-94.

PARRY J, 2020. Characterization and influence of ipsilateral scapula fractures among patients who undergo surgical stabilization of sub-scapular rib fractures[J]. European Journal of Orthopaedic Surgery & Traumatology, 31（1）: 429-434.

PRINS J, LIESHOUT E, REIJNDERS M, et al, 2020. Rib fractures after blunt thoracic trauma in patients with normal versus diminished bone mineral density：a retrospective cohort study[J]. Osteoporosis International，31（2）：225-231.

RADHAKRISHNAN G，HENDERSON D，2019. Injuries of the acromioclavicular joint[J]. Orthopaedics and Trauma，33（5）：276-282.

RUSCELLI P，GEMINI A，RIMINI M，et al，2019. The role of grade of injury in non-operative management of blunt hepatic and splenic trauma：Case series from a multicenter experience[J]. Medicine，98（35）：e16746.

SAWATARI Y，ALSHAMRANI Y，2019. Concurrent hyoid bone fracture associated with multiple facial fractures secondary to assault：Case report and review of literature[J]. Oral and Maxillofacial Surgery Cases，5（4）：100119.

SCHWEITZER M E，KARASICK D，2000. MR imaging of disorders of the Achilles tendon[J]. American Journal of Roentgenology，175（3）：613-625.

SFJA B，RI B，LW C，et al，2020. Feasibility of rapid magnetic resonance imaging（rMRI）for the emergency evaluation of suspected pediatric orbital cellulitis[J]. Journal of American Association for Pediatric Ophthalmology and Strabismus，24（5）：289，e1-289，e4.

SHEN C，YU N，WEN L，et al，2019. Risk Stratification of Acute Pulmonary Embolism Based on the Clot Volume and Right Ventricular Dysfunction on CT Pulmonary Angiography[J]. The Clinical Respiratory Journal，13：674-682.

SHTAYA A，HETTIGE S，2019. Cavum Septum Pellucidum Causing Obstructive Hydrocephalus in a Toddler[J]. Pediatric neurosurgery，54（6）：416-418.

SIMSIR B D，DANSE E，COCHE E，2020. Benefit of dual-layer spectral CT in emergency imaging of different organ systems[J]. Clinical Radiology，75（12）：886-902.

SONG S Y，LAN D，WU X Q，et al，2020. The clinical characteristic，diagnosis，treatment，and prognosis of cerebral cortical vein thrombosis：a systematic review of 325 cases[J]. Journal of Thrombosis and Thrombolysis，51：734-740.

SQUARZA S，UGGETTI C L，POLITI M A，et al，2019. C1-C2 fractures in asymptomatic elderly patients with minor head trauma：evaluation with a dedicated head CT protocol[J]. Radiologia Brasileira，5（2）：17-23.

SRIVANITCHAPOOM C，YATA K，2020. Suppurative cervical lymphadenitis in adult：An analysis of predictors for surgical drainage[J]. Auris Nasus Larynx，47（5）：887-894.

SU Q，ZHANG Y，LIAO S，et al，2019. 3D Computed Tomography Mapping of Thoracolumbar Vertebrae Fractures[J]. Medical science monitor：international medical journal of experimental and clinical research，25：2802-2810.

SUDHANTHAR S，GARG A，GOLD J，et al，2019. Parapharyngeal abscess：A difficult diagnosis in younger children[J]. Clinical Case Reports，7（1）：1218-1221.

TRESLEY J，SUBHAWONG T K，SINGER A D，et al，2016. Incidence of tendon entrapment and dislocation with calcaneus and pilon fractures on CT examination[J]. Skeletal Radiology，45（7）：977-988.

VARGAS C A，QUINTERO J，FIGUEROA R，et al，2020. Extension of the thoracic spine sign as a diagnostic marker for thoracic trauma[J]. European Journal of Trauma and Emergency Surgery，46：731-735.

WANG F，YANG N，WANG Z，et al，2019. Clinical Analysis of Denture Impaction in the Esophagus of Adults[J]. Dysphagia，35：455-459.

WANG I J，PARK S W，SEOK J，et al，2019. Life-threatening massive empyema：A novel complication of intrathoracic omental herniation[J]. American Journal of Emergency Medicine，37（8）：1600. e1-1600. e3.

WANG Z Y，WANG M，GUO J J，et al，2020. Acute bilateral cerebral infarction in the presence of neuromyelitis optica spectrum disorder：A case report[J]. Medicine，99（40）：e22616.

XIE C，ATHER S，MANSOUR R，et al，2020. Dual-energy CT in the diagnosis of occult acute scaphoid injury：a direct comparison with MRI[J]. European Radiology，31：3610-3615.

YOU T，MENG Y，WANG Y，et al，2022. CT Diagnosis of the Fracture of Anterior Nasal Spine[J]. Ear，Nose&，Throat Journal，101（1）：014556132094267.